COLLECTION MÉDECINE OUVERTE

DANS LA MEME COLLECTION

Docteur Aron-Brunetière : *La beauté et la médecine.*

Professeur Pierre Vellas : *Les chances du 3ᵉ âge.*

Professeur Pierre Passouant et Anne Rechniewski : *Le sommeil, un tiers de notre vie.*

Professeur André Jouve : *Ce cœur qui bat.*

Professeur Gilbert-Dreyfus : *Pourquoi l'on grossit et comment mincir, 15 entretiens sur l'obésité.*

DOSSIER CANCER

Du même auteur

Essais

LA SANTÉ EST-ELLE AU-DESSUS DE NOS MOYENS ? (avec Catherine Mathé), 1 vol., Paris, 1970, Plon.
LE TEMPS D'Y PENSER, 1 vol., Paris, 1974, Stock.

Ouvrage d'information publique

LE CANCER, 1 vol., Paris, 1967, Hachette.

Ouvrages scientifiques

LE MÉTABOLISME DE L'EAU (avec J. Hamburger), 1 vol., Paris, 1952, Editions Médicales, Flammarion.
ASPECTS HISTOLOGIQUES ET CYTOLOGIQUES DES LEUCÉMIES ET HÉMATOSARCOMES (avec G. Séman), 1 vol., Paris, 1963, Maloine.
L'APLASIE MYÉLOLYMPHOÏDE DE L'IRRADIATION TOTALE (avec J.-L. Amiel), 1 vol., Paris, 1965, Gauthier-Villars.
BONE MARROW TRANSPLANTATION AND WHITE CELL TRANSFUSIONS (avec J.-L. Amiel et L. Schwarzenberg), 1 vol., Springfield, 1971, C. C. Thomas.
LA CHIMIOTHÉRAPIE DES CANCERS (LEUCÉMIES, HÉMATOSARCOMES ET TUMEURS SOLIDES), Paris, 1re édition : 1966 ; 2e édition : 1969 ; 3e édition (avec Y. Kenis) : 1975, Expansion Scientifique Française.
CANCER CHEMOTHERAPY (avec A. Clarysse et Y. Kenis), 1 vol., Heidelberg-New York, 1976, Springer.
HISTOLOGICAL AND CYTOLOGICAL TYPING OF NEOPLASTIC DISEASES OF HAEMATOPOIETIC AND LYMPHOID TISSUES (avec H. Rappaport), 1 vol., Genève, 1976, O.M.S.
CLASSIFICATION HISTOLOGIQUE ET CYTOLOGIQUE DES MALADIES NÉOPLASIQUES ET DES TISSUS HÉMATOPOÏÉTIQUES ET LYMPHOÏDES (avec H. Rappaport), 1 vol., Genève, 1976, O.M.S.
CANCÉROLOGIE (A L'USAGE DU PRATICIEN ET DE L'ÉTUDIANT) (avec A. Cattan), 1 vol., Paris, 1976, Expansion Scientifique Française.
CANCER ACTIVE IMMUNOTHERAPY, IMMUNOPROPHYLAXIS AND IMMUNORESTORATION, *An introduction*, 1 vol., Heidelberg-New York, 1976, Springer.
IMMUNOTHÉRAPIE ACTIVE DES CANCERS, IMMUNOPRÉVENTION ET IMMUNORESTAURATION, *Une introduction*, 1 vol., Paris, 1976, Expansion Scientifique Française.

Georges Mathé

Dossier cancer

Stock

Cet essai est dédié à tous ceux qui d'une manière ou d'une autre, par leur aide importante ou modeste mais toujours nécessaire et moralement irremplaçable, ont contribué à l'équilibre du budget de l'Institut de Cancérologie et d'Immunogénétique que je dirige, et ont permis la naissance de la Fondation pour la Lutte contre les Maladies Sanguines, Immunitaires et Tumorales.

Qu'ils soient ici remerciés au nom des chercheurs qu'ils ont encouragés et des malades que leur aide a contribué à guérir.

Qu'ils soient persuadés surtout que leur contribution morale et matérielle a évité des larmes, des souffrances et du gâchis de vies humaines. C'est leur plus belle récompense, car elle est muette, et l'on ne fera pas le compte aujourd'hui des détresses épargnées.

Qu'ils soient encouragés dans leur effort plus que jamais indispensable.

On ne peut que mesurer le chemin qui reste à accomplir. Il est long, et les médecins et chercheurs se sentiraient bien seuls, face au terrible fléau du XXe *siècle, s'ils ne se savaient entourés par leurs amis, aidés dans leurs travaux par les soutiens nécessaires, et guidés par la conviction du succès qui tous nous rassemble.*

Le 1er octobre 1976.

Sommaire

Prologue

> « Il n'y a rien qui soit si loin de nous que nous ne puissions l'atteindre, ou si caché que nous ne puissions le découvrir. »
>
> DESCARTES.

On a rarement autant écrit que ces dernières années sur le développement des sciences biologiques et médicales. Le public ressent un besoin profond de connaître les racines de la vie, ce qui explique le succès d'ouvrages exposant les acquis de ces disciplines. Mais le progrès fait peur, et la découverte inquiète tout en suscitant l'espérance. Et dès lors se développent les controverses et le malaise. Les scientifiques ne sont pas en cause, même s'ils sont incompris, même s'ils deviennent les mal-aimés du monde moderne. Ce qui peut être nocif ou simplement inutile, ce ne sont jamais les inventions, ce sont leurs applications, dont les chercheurs ne sont pas responsables.

Longtemps les médecins ont échappé à cette suspicion. Depuis Ivan Illich qui a accusé la thérapeutique de mettre en danger la santé des hommes, et préconisé la « prévention », le corps médical est ravalé au rang commun des autres scientifiques.

L'effort d'information du public avait pourtant été entrepris. Il importait, en effet, d'expliquer à l'opinion ce qu'apporte la science et ce qu'elle pourrait donner encore s'il lui était demandé davantage. Certains biologistes et médecins l'ont fait avec bonheur, et selon des approches différentes. Les uns ont exposé lumineusement quelques concepts et réalisations de la biologie et de la médecine modernes. D'autres ont retracé l'histoire passionnante de certaines disciplines. On a également raconté le déroulement de recherches qui ont conduit à une découverte. Des théoriciens ont publié des essais pour présenter ou soutenir leurs thèses. Puis on a porté sur la biologie le regard critique nécessaire, démontrant qu'elle est faillible dans ses prédictions, et lente à progresser, mais qu'elle conditionne le futur de l'Homme.

Le doute est cependant aujourd'hui installé dans les esprits, et certains intellectuels se demandent même si la vie que la médecine peut offrir vaut la peine d'être vécue dans notre société morose.

Ma pratique m'a appris que les patients porteurs de cancer ne s'interrogent pas sur le type de vie, mais sur l'espérance de survie que je peux leur donner.

Il reste que la nécessité d'informer demeure, qui répond à l'appétit général de connaissances et remplit le devoir du chercheur à l'égard de la Cité.

Il a semblé aux Editions Stock que l'heure était venue de le faire pour ce qui concerne le cancer, et je m'y suis engagé à leur demande.

On ne trouvera pas ici de réflexion sociologique ou métaphysique extrapolée du spectacle du désordre dont le cancer est le modèle. Je ne me prononcerai pas non plus sur la querelle de l'« invariabilité » du capital génétique* [1] de la cellule « machine » en dehors des interventions du hasard, encore que les connaissances actuelles, quant au comportement de certains virus cancérogènes*, renouvellent singulièrement le débat.

Je constate plus simplement que la sécurité est devenue le souci majeur de l'homme moderne, alors que la

1. Les astérisques renvoient au glossaire, en fin de volume.

« nature » est source d'insécurité, et que cependant l'activité humaine multiplie les risques et crée des dangers infiniment plus graves que la « nature ».

Cette évolution pourrait être compensée par un surcroît d'effort de recherche en matière scientifique et médicale. Ce n'est pas le cas. Tout se passe comme si l'Homme renonçait à assurer la sauvegarde de sa descendance au moment où il multiplie les sources d'insécurité, et alors que la victoire sur le cancer pourrait probablement être assurée prochainement si l'on consacrait à son combat des moyens comparables, toutes proportions gardées, à ce qui a été consenti au « profit » de l'atome ou de la conquête spatiale.

A ceux dont dépend le budget de la recherche cancérologique et qui ignorent ou refusent de savoir ce que peut apporter à l'humanité le progrès de la Science Médicale, je me contenterai de rappeler le mot de Saint-Just : « Les malheureux sont les puissances de la terre. Malheur aux gouvernements qui les ignorent. »

Il reste à vaincre un fléau qui frappe chaque année plus de 160 000 malheureux dans notre pays, endeuille 100 000 familles, et ne peut être vaincu sans qu'un effort collectif soit entrepris, voulu et poursuivi par ceux avec lesquels les humbles ont passé contrat afin qu'ils fassent le choix des efforts de la nation.

Dès lors, mon approche se bornera à tenter d'exposer les principales données biologiques et médicales accumulées par la Science sur le cancer en général.

Je m'emploierai à démontrer que les connaissances acquises fournissent à l'Homme les moyens de se libérer, s'il le veut, de cette fatalité.

Les lecteurs ne trouveront pas dans ce livre les informations propres aux divers cancers, pour lesquelles je les renvoie à d'autres ouvrages, différents selon que ces lecteurs sont médecins (2 et 4)* ou non (1).

* Ces numéros renvoient aux références bibliographiques du Prologue. Ces références sont placées en fin de volume.

Les descriptions et explications seront simplifiées à l'extrême, quitte à ce qu'elles paraissent simplistes à certains. La liste des références bibliographiques a été limitée, à quelques exceptions près, à des ouvrages généraux. Un glossaire définit, à la fin de l'ouvrage, les termes marqués d'un astérisque.

1

De l'autonomie à l'interdépendance

« La composition des éléments dans le corps est organisée par des sentiments de désordre, et d'amitié ou d'harmonie. »

EMPÉDOCLE.

On considérait jusqu'à récemment que l'unité essentielle de la vie était la cellule*, unité suffisante dans le cas des êtres monocellulaires, tels que les microbes, unité intégrée dans deux autres unités structurales et fonctionnelles, les tissus et les organes dans le cas des êtres pluricellulaires. L'Homme compte quelque cinquante milliers de milliards de cellules.

Le cancer fut longtemps étudié en tant que maladie d'organes, de tissus et de cellules. Or, le choix de ces trois unités, pour réelles qu'elles soient, fut responsable, pendant des décennies, de la stagnation de la recherche sur les tumeurs.

Les études qui ont été menées à deux autres niveaux, ceux des molécules* et des organismes eux-mêmes, ont, au contraire, permis, au cours de ces vingt dernières années, un progrès décisif. Molécules et organismes sont en effet des unités de vie plus essentielles que les trois précédemment envisagées.

L'objet de ce chapitre introductif est d'exposer comment ces unités s'intègrent les unes dans les autres aux différents niveaux de la machine vivante, ce qui est nécessaire pour découvrir les différentes cibles des agents et facteurs cancérogènes*, analyser les différents dommages qu'elles peuvent subir et imaginer les réparations possibles.

A l'orée de la vie

Toutes les molécules présentes dans la biosphère* ne répondent pas à la définition de la vie donnée par l'unité type qu'est la cellule : l'aptitude à utiliser l'énergie, à l'autoreproduction, au changement et à la transmission des changements à la progéniture. Il en est cependant qui y correspondent pleinement. On les appelle « acides nucléiques* », parce qu'elles constituent le matériau majeur du noyau*, organite* important des cellules.

Nécessaires à la vie, puisque certaines de leurs lésions peuvent tuer les unités supérieures dans lesquelles elles sont intégrées, ces molécules sont aussi suffisantes, comme l'ont démontré les biochimistes moléculaires. En faveur de cette notion s'inscrivent les expériences des historiens de la vie, dont les données suggèrent que ces molécules existent sur terre depuis quelques milliards d'années, et qu'elles y apparurent bien avant les êtres unicellulaires et pluricellulaires qui datent respectivement de trois et d'un milliard d'années.

Si ces longues durées rendent moins perplexe devant les complexités de structures et de fonctions de ces unités de la vie, elles ne suffisent pas pour autant à expliquer leur formation : on admet que celle-ci eut lieu sur notre planète parce que se sont trouvées rassemblées, dans son atmosphère primitive, pour une raison inconnue, les conditions chimiques et physiques nécessaires à la construction des différentes pièces des machines vivantes elles-mêmes. Ces conditions n'ont pu d'ailleurs que varier avec le temps, les variations intervenant ici non seulement sur les types d'éléments, mais selon les périodes pendant lesquelles telle ou telle population d'éléments fut présente.

C'est ainsi qu'un des matériaux essentiels au fonctionnement des unités complexes de la vie d'aujourd'hui, pour l'utilisation de l'énergie et la réalisation du travail, est l'oxygène. Mais si l'oxygène libre avait existé au temps des premières unités simples de la vie (les premières molécules vivantes), celles-ci auraient disparu dès leur apparition, victimes de combustion.

L'oxygène n'a donc probablement existé à ce moment-là, dans l'atmosphère primitive, que lié à un autre élément, l'hydrogène, cette combinaison constituant des molécules d'eau. L'élément qui joua un rôle essentiel à un moment donné fut l'hydrogène, et il dut s'y trouver à une concentration telle qu'il s'est combiné à d'autres éléments de l'atmosphère, le carbone, l'azote et l'oxygène déjà mentionné, pour former les premières molécules faites de combinaisons d'éléments, molécules d'ammoniac, de gaz carbonique et d'eau, toutes sous la forme physique de gaz.

Parmi ces éléments fondamentaux que sont le carbone, l'azote, l'oxygène et l'hydrogène, le carbone est remarquable par sa capacité de se combiner à de multiples autres éléments selon de très nombreuses modalités, ce qui explique l'extrême diversité des molécules de la vie. Ces combinaisons résultent de réactions chimiques, qui, comme toutes les réactions chimiques, ne s'accomplissent que si elles sont activées par des énergies qui rapprochent les atomes* les uns des autres : les rayons ultra-violets* du soleil, les décharges électriques dans l'atmosphère ont pu fournir les énergies nécessaires à ces réactions.

Voici donc la terre entourée d'une atmosphère de vapeur d'eau contenant des molécules de composés carboniques. On suppose que la vapeur se condensa alors en eau liquide, ce qui forma les mers. Les gaz s'y dissolvèrent, et leurs composés, sous l'influence de l'énergie des rayons ultra-violets du soleil, se cassèrent en hydrogène, oxygène, carbone, azote..., qui se recombinèrent avec d'autres éléments, dont le phosphore, pour former diverses grosses molécules appartenant à trois grandes séries : les sucres*, les acides aminés*, composants des protéines*, et les nucléotides*, composants des acides nucléiques.

Si les multiples événements qui ont déterminé ces agrégations sont loin d'être expliqués, ils ont été reproduits au laboratoire par Calvin, à partir de molécules d'eau, d'oxyde de carbone, d'ammoniac, d'hydrogène, de phosphore, etc., sous l'influence d'énergies diverses (ultra-violets, autres irradiations*, décharges électriques).

Une série de réactions a été nécessaire, et chacune a demandé des millions d'années pour trouver l'occasion de se produire.

La cassure de l'eau en oxygène et hydrogène a dispersé l'hydrogène et permis à l'oxygène de former l'ozone* (0_3), qui a filtré les ultra-violets du soleil, protégeant d'eux les nouvelles molécules qui connurent désormais la stabilité et se dispersèrent de la profondeur des océans vers leur surface.

Ici se place une étape rassemblant des séries de processus indispensables à la formation des premiers organismes, et qui ont élaboré les premières molécules vivantes : les nucléotides ont constitué, en raison des complémentarités chimiques, des séquences dites « polynucléotides* », tandis que les acides aminés formaient aussi des séquences dites « protéines ».

L'étape majeure de la fin de cette période « prébiotique* » a, comme les précédentes, été simulée au laboratoire : les séquences de nucléotides qui composent un polynucléotide peuvent guider la formation, selon un mécanisme d'« appariement spontané* », d'un autre polynucléotide constitué des séquences complémentaires des éléments du polynucléotide primitif.

Le processus initial décrit plus haut fut certainement peu rentable et sujet à ratés et à erreurs, donc à changements portant sur les séquences et ne pouvant qu'être traduits au niveau des copies par des changements complémentaires ; il répond cependant à la définition donnée plus haut de la vie : aptitude à utiliser l'énergie, à l'autoreproduction et à la transmission des changements à la progéniture.

L'autonomie

L'étape ultérieure, accessible à la théorie, ne l'a pas été au laboratoire. Elle est considérée comme « plus romantique que scientifique » par certains biochimistes, dont David Green. Nous suivons ceux qui, tout en admettant qu'il y a un énorme fossé entre la « soupe prébiotique » plus ou moins simulée dans les éprouvettes des chimistes, et la première cellule, considèrent cette étape comme celle de l'émergence graduelle des systèmes téléonomiques* qui, autour des structures autoreproductives, ont abouti à la formation des premiers organismes.

Cela s'est donc passé il y a trois milliards d'années. Nous ne possédons comme informations sur les structures de ces premiers organismes que les aspects d'amas d'éléments arrondis que forment certains microfossiles de la période précambrienne*, découverts par les paléontologistes au Swaziland*, en Afrique du Sud. Nous pouvons les concevoir proches des organismes vivants les plus simples aujourd'hui, les bactéries*.

On atteint, avec ces organites, les cellules vraies, mais il en est deux types qui représentent probablement deux étapes de l'évolution : celle des cellules dites procaryotes*, dont le noyau est dépourvu de membrane (bactéries, algues bleues unicellulaires), celle des cellules dites eucaryotes*, dont le noyau est entouré d'une membrane et dont certaines constituent des organites autonomes (protozoaires, champignons), tandis que d'autres composent les êtres pluricellulaires.

La bactérie, imaginée par Pasteur et décrite par Hansen en 1874, nous servira d'exemple de cellule procaryote. Elle est entourée d'une paroi qui la protège des chocs et des pressions extérieures, et qui est formée de molécules de sucres et de polypeptides*. C'est au niveau de cette paroi qu'agit la pénicilline qui entrave sa fabrication. Une membrane semi-perméable entoure également la cellule bactérienne au-dessous de la paroi ; elle protège le cytoplasme* dans lequel baignent divers organites, dont le noyau qui, contrairement à celui des cellules eucaryotes, n'est pas un élément distinct et séparé du milieu cytoplasmique par une membrane, mais apparaît au microscope électronique comme un feutrage qui correspond à un filament d'acide nucléique dit « désoxyribonucléique » (A.D.N.*) pelotonné, circulaire (sans extrémité libre) : ce filament représente une molécule unique, longue de plus d'un millimètre, et de poids moléculaire* élevé (de deux milliards). Le cytoplasme contient encore d'autres organites, parmi lesquels les ribosomes* : ce sont des particules composées pour 50 % d'un autre acide nucléique, dit « ribonucléique* » (A.R.N.*), et pour 50 % de protéines. Elles servent de support à la fabrication de celles-ci. Le cytoplasme comporte également des éléments distincts du noyau et pourtant constitués comme lui d'A.D.N. ; on leur donne le nom de plasmides*.

Les recherches menées sur les bactéries ont permis d'avancer d'un pas décisif dans la connaissance de la génétique* des cellules (transmission du potentiel vital et fonctionnel de la cellule mère aux deux cellules filles qu'elle engendre lorsqu'elle se divise, potentiel intégralement similaire à celui de la cellule mère), et dans la compréhension des structures et fonctions non seulement de la cellule, mais de ses principaux organites.

Nous avons entrevu, dans la « soupe prébiotique », les acides nucléiques et les protéines, très grandes molécules constituées d'un nombre considérable d'atomes, ce qui explique leur grande diversité d'organisation. Ces molécules sont en fait des polymères* dans lesquels s'assemblent, en séquences linéaires, un grand nombre de petites molécules ou monomères, nucléotides dans le cas des acides nucléiques, acides aminés dans celui des protéines. Tandis que certains polymères de la matière organique, tels que la cellulose des plantes, se composent des mêmes monomères qui se suivent de façon monotone, les polymères spécifiques que sont les acides nucléiques et les protéines sont formés d'un grand nombre de monomères différents, se présentant selon des séquences très variées.

Ces séquences supportent les propriétés structurales et fonctionnelles des cellules dans le cas des protéines, contiennent et expriment l'information dans le cas des acides nucléiques. Ces séquences de monomères dans ces polymères chimiques peuvent être comparées aux séquences des lettres dans un langage.

L'alphabet des protéines se composent de vingt acides aminés différents, et une molécule protéinique peut en contenir des milliers. Chaque protéine se caractérise par une séquence singulière.

L'alphabet des acides nucléiques des deux types envisagés, l'A.D.N. et l'A.R.N., ne possède que quatre unités, quatre nucléotides, dont j'ai envisagé plus haut la genèse première et expliqué que chacun se composait d'une base*, d'un phosphate et d'un sucre, le désoxyribose* dans l'A.D.N. et le ribose* dans l'A.R.N. Sucre et phosphate forment la colonne vertébrale, et ce sont les quatre bases (adénine = A, guanine = G, cytosine = C et thymine = T dans le cas de l'A.D.N. ; A, C, T et uracile = U dans le cas de l'A.R.N.) qui, par leurs séquences, assurent la spécificité des informations.

Le bactériologiste Avery suggéra, dès 1944, que l'A.D.N. porte, dans la cellule, l'information génétique. Il observa en 1953 que cette substance, prélevée dans certaines bactéries, peut s'intégrer dans d'autres et leur conférer certaines propriétés des bactéries d'origine, propriétés que les récipiendaires transmettent à leur descendance.

C'est donc l'A.D.N. qui renferme l'information génétique, et non les protéines qui ne font que l'exprimer en structures et en fonctions, ce que Brachet et Caspersson avaient suggéré dès 1940. Cet A.D.N. est le constituant de l'unité génétique, ce gène* qu'un moine de Bohême, Mendel, a conçu il y a un siècle pour interpréter les modalités de la transmission de caractères des pois, observées dans les expériences d'hybridation qu'il conduisait sur ces papilionacées. Le gène est encore aujourd'hui conçu comme l'unité génétique qui se reproduit sous une forme identique à chaque division cellulaire.

L'A.D.N. détient le capital et la commande génétiques, et c'est essentiellement grâce à des travaux menés sur les bactéries que l'on a pu élucider sa réplication* et les étapes qui permettent à la cellule d'exprimer les spécificités de son information en spécificités de structures et de fonctions des protéines.

La continuité génétique au cours de la division cellulaire s'explique non seulement par la structure chimique déjà évoquée de l'A.D.N., mais par sa structure physicochimique révélée en 1954 par Watson et Crick : les nucléotides sont associés pour former une longue chaîne faite de deux brins polymériques enroulés en spirale l'un autour de l'autre, de façon hélicoïdale, formant une « double hélice ». La colonne vertébrale de chaque brin est constituée des groupes de phosphates qui alternent avec des molécules du sucre (désoxyribose) auxquelles sont rattachées les bases A, T, G et C, disposées en séquences variables. Mais les séquences des bases des deux brins étant complémentaires, comme il a déjà été dit (chaque G d'un brin est obligatoirement lié à un C de l'autre, et chaque A à un T), les deux brins d'une hélice ne sont pas indépendants l'un de l'autre. Lorsque intervient la réplication, les deux brins, qui portent chacun toute l'information sous forme de séquences de bases, se séparent. Chacun rend dès lors ses bases libres, qui peuvent attirer des bases des nucléotides complémentaires à chacune d'elles, servant de matrice pour l'élaboration d'un brin complémentaire. Une double hélice engendre ainsi deux doubles hélices par double copie, les deux étant identiques entre elles et identiques à l'originelle. Dans cette réplication, l'A.D.N. n'est que le moule : l'instrument qui assure le moulage est un de ces catalyseurs des réactions biochimiques que l'on nomme enzymes* ; celle qui dirige la réplication est appelée « A.D.N. - polymérase* ».

Le fonctionnement des gènes ne se limite pas à la duplication* de l'A.D.N. Il gouverne les fonctions des cellules, liées, comme on l'a vu, à la spécificité des protéines, c'est-à-dire aux séquences de leurs acides aminés constitutifs. La molécule d'A.D.N. ne sert pas directement de matrice pour la fabrication des protéines qui a lieu dans le cytoplasme, singulièrement au niveau des ribosomes, petits organites qui sont les mini-usines à protéines des cellules.

Les informations portées par l'A.D.N. sont transférées du noyau aux ribosomes par des A.R.N. dits « messagers », découverts par Spiegelman et par François Gros vers 1960. Elles passent donc d'abord de l'A.D.N. à ces A.R.N, et cette étape porte le nom de « transcription* ». Bien que ces A.R.N. ne soient constitués que d'un seul brin (ils sont dits « monocaténaires »), leur structure chimique est très voisine de celle de l'A.D.N. (à ceci près que la thymidine y est remplacée par l'uracile). Leur information génétique est contenue dans les séquences de leurs quatre bases, et leur fabrication est la conséquence de l'appariement de bases complémentaires à celle de l'A.D.N. Cette fabrication demande une enzyme, l'« A.R.N. - polymérase* ». Pour chaque gène, seule l'une des deux chaînes de l'A.D.N. est copiée.

Les acides aminés constitutifs des protéines ne se fixent pas, pour trouver leur séquence, directement sur les bases de l'A.R.N. messager. Celui-ci ne fait que diriger leur assemblage au cours d'un phénomène très complexe, la « traduction* », qui fait intervenir un autre type d'A.R.N., dit de « transfert » ou A.R.N.t *. Ce dernier joue un rôle d'adaptateur, sa molécule étant spécifique à la fois d'un acide aminé (AA) donné et d'un groupe particulier de trois nucléotides appelé codon* de l'A.R.N. messager (cette spécificité est donc portée par trois nucléotides). C'est au niveau du ribosome que le complexe A.R.N de transfert-acide aminé vient rencontrer l'A.R.N. messager. Celui-ci se fixe sur une partie du ribosome et y présente son premier triplet de nucléotides : ce dernier appelle le complexe acide aminé-A.R.N. de transfert, dont les trois nucléotides (anticodon) sont reconnus par ce triplet. L'A.R.N. messager avance au sein du ribosome et présente un second triplet, qui appelle un second complexe acide aminé-A.R.N. de transfert. Les deux acides aminés qui ont été amenés successivement s'unissent. Le phénomène se poursuit jusqu'à épuisement des triplets de l'A.R.N. messager, et tous les acides aminés apportés par les A.R.N. de transfert s'attachent dans l'ordre déterminé par l'A.R.N. messager pour former la protéine de séquence spécifique.

La règle qui fait déterminer par une séquence de nucléotides une séquence d'acides aminés est connue et porte le nom de « code génétique* », dont la description par Watson et Crick date de 1962. La cellule ne dispose que de quatre nucléotides dans l'alphabet de l'A.D.N. et dans celui de l'A.R.N., et elle utilise, pour fabriquer ses protéines, vingt acides aminés. On a vu que chaque acide aminé dans une protéine a été spécifié par un triplet de trois nucléotides (codon sur l'A.R.N. messager et anticodon sur l'A.R.N. de transfert). On connaît les correspondances entre les triplets de nucléotides et les acides aminés. Comme, dans un alphabet à quatre lettres, on peut former $4 \times 4 \times 4 = 64$ mots de trois lettres, et comme il n'y a à spécifier que vingt acides aminés, on en a déduit qu'il existe plusieurs notations différentes pour la plupart des acides aminés (on dit que le code est « dégénéré »). En revanche, trois triplets (U.A.A., U.A.G. et U.G.A.) ne portent pas de sens et jouent seulement un rôle de « ponctuation ».

On comprend qu'un changement dans une seule lettre d'un codon puisse reproduire un nouveau mot, représentant un acide aminé différent. Par exemple, U.G.U. représente la cystéine et U.G.G. le tryptophane (cystéine et tryptophane sont deux acides aminés). Une mutation*, ou changement brusque portant sur un seul nucléotide de l'A.D.N., peut donc modifier le type de protéines produites par la cellule.

Les protéines sont, par leurs séquences d'acides aminés, les supports structuraux des singularités cellulaires, non seulement directement en tant que matériaux, non seulement en tant qu'enzymes dont quelques exemples ont déjà été cités, mais encore en intervenant dans le fonctionnement spécifique de certains gènes.

C'est ainsi que tous les gènes sont loin d'être opérationnels. Ceux qui ne le sont pas sont réprimés* par des protéines du noyau, elles-mêmes sous le contrôle de gènes régulateurs* spécifiques pour chacune d'elles. L'exemple le plus connu concerne le cas du sucre de lait ou lactose. Une bactérie qu'on cultive dans un bouillon sans lactose ne fabrique pas l'enzyme, dite lactase, nécessaire à la désintégration, donc à l'utilisation, par elle, de ce sucre. Si l'on ajoute celui-ci au bouillon, la bactérie sécrète la lactase. Le mécanisme principal assumant cette adaptation est celui qu'ont proposé Jacob et Monod. Le gène responsable pour coder la production d'une enzyme est connu comme un gène de structure, et son expression est contrôlée par des gènes dits « régulateurs » et « opérateurs* ».

Un gène opérateur peut stimuler un ou plusieurs gènes structuraux. Il est situé dans le brin d'A.D.N., immédiatement avant eux.

Le gène régulateur gouverne la fabrication d'un « répresseur » spécifique pour son opérateur, qui empêche celui-ci de déclencher la production d'A.R.N. messager spécifique de l'enzyme (probablement en inhibant l'action de l'A.R.N. - polymérase au niveau des gènes concernés). L'action inductrice du lactose dans l'exemple cité (d'où le nom d' « inducteur » qu'on lui donne) réside dans sa combinaison avec le répresseur, ce qui libère l'opérateur, lequel déclenche automatiquement l'élaboration d'A.R.N. messager, et partant de l'enzyme.

Ce système empêche les bactéries de produire les très nombreuses enzymes qu'elles pourraient fabriquer, mais qui ne leur sont pas « nécessaires ». La plupart des gènes ne s'expriment donc pas : ils sont « réprimés » ; mais ils peuvent être « déréprimés * » par l'arrivée d'un substrat « utile » (le lactose dans l'exemple évoqué ci-dessus). Ils peuvent l'être aussi par une mutation, empêchant définitivement la cellule de produire l'enzyme, ou, au contraire, l'engageant dans une production permanente, incontrôlée c'est-à-dire excessive, ce qui n'est pas plus avantageux pour elle, car cela consacre son potentiel de fabrication des protéines à une production « inutile ». Ces deux éventualités placent sa descendance en mauvaise condition de compétition avec les bactéries normales et peuvent mener à sa disparition.

Ainsi se présente, très schématisé, le génome *, ensemble des gènes d'une bactérie, gouvernée, donc, par une monarchie démocratique. Démocratique, puisque le commandement du monarque, le génome, s'adapte pour répondre aux besoins de la cellule et à son environnement ; monarchie, car le potentiel de ce génome est considéré comme invariable sous l'influence de l'extérieur, sauf accidents, que l'on appelle mutations.

Cette faculté d'adaptation considérable, mais limitée, que donne le génome à la bactérie, explique la survie de l'immense majorité des espèces face aux variations des conditions de vie, notamment écologiques *, qu'elles ont rencontrées. Sa limitation fait comprendre que certaines espèces disparaissent cependant, seules ne survivant à une condition défavorable que celles qui, de par leur potentiel génétique, peuvent s'y adapter. Cela est en accord avec la théorie de la sélection naturelle * que Darwin * proposa il y a un siècle.

L'évolution des espèces dépend donc à la fois du milieu et de la faculté de leurs génomes ou génotypes * à exprimer les fonctions qu'ils possèdent, ces fonctions se rassemblant dans ce qu'on appelle le phénotype *.

On admet que si une mutation change un gène

suffisamment pour élever le niveau des erreurs de lecture, ce gène devient suppresseur. Mais ces erreurs de lecture ne sont pas toujours néfastes à la survie cellulaire : elles peuvent, dans certains cas, favoriser la survie des bactéries, et donc représenter un avantage du point de vue de la sélection naturelle.

Les facteurs de mutation qui font partie des conditions environnementales de la biosphère sont multiples : radiations ionisantes * et ultra-violets naturels et produits par l'Homme, agents chimiques naturels ou synthétisés par lui pour inhiber ou faciliter la vie des microbes, des végétaux, des animaux et de ses semblables, et virus qu'il nous faut maintenant approcher.

La dépendance

Il est une forme de vie, envisagée par Löffler et Frosh dès 1898 comme intermédiaire entre la cellule que forme la bactérie et les molécules d'acides nucléiques décrites ci-dessus : c'est celle des virus *, ces « moins que microbes » de Charles Nicolle, qui ne se voient au microscope électronique qu'avec des grossissements de plusieurs dizaines de milliers de fois (leurs tailles varient de 35 à 250 millimicrons*).

On serait tenté, en première approximation, de situer leur apparition, dans l'histoire du monde vivant, entre celle des molécules de la soupe prébiotique et celle des premières cellules. Ils possèdent, en effet, leur matériel propre de duplication, un acide nucléique. Celui-ci est entouré d'un ou de plusieurs manteau(x) de protéines *, et l'ensemble se traduit au microscope électronique par un aspect de particules. Mais ils ne peuvent se reproduire que dans des unités de vie plus achevées qu'eux : bactéries (ils portent, dans ce cas, le nom de bactériophages *), ou cellules végétales et animales, car il leur manque divers systèmes nécessaires à leur fabrication complète ; ils empruntent ces systèmes aux cellules qu'ils parasitent.

Aussi est-il raisonnable de concevoir qu'ils ne sont apparus sur la planète Terre qu'après les cellules, ou simultanément à elles, et il n'est pas déraisonnable d'imaginer qu'ils n'en sont, *stricto sensu*, que des pièces détachées.

Un virus ne possède qu'un seul type d'acide nucléique ; il en existe deux grandes familles : les virus à A.D.N. et les virus à A.R.N.

L'acide nucléique des virus contient, quel qu'il soit, l'information nécessaire à la fois à sa propre réplication et à la production par la cellule des protéines de son ou de ses manteau(x). Cela a pu être démontré en extrayant l'acide nucléique de virus, en le purifiant, et en l'ajoutant à des cellules en culture : cet acide nucléique nu est, très souvent, infectieux ; il se réplique et entraîne la formation de particules virales complètes, identiques à celles dont on l'avait extrait.

L'acide nucléique d'un virus à A.D.N. possède donc non seulement l'information pour se dupliquer *, mais également les informations qui lui permettent de donner naissance à l'A.R.N. messager ; ce phénomène est parfois catalysé par une A.R.N. - polymérase propre au virus et, dans la plupart des cas, empruntée à la cellule.

Les virus à A.R.N. se reproduisent de façon différente. Certains, comme le virus de la poliomyélite, se reproduisent très simplement : la particule pénètre dans la cellule, y fabrique l'enzyme qui préside à la reproduction de son génome, qui est donc ici son A.R.N. (lequel A.R.N. est en même temps messager), et l'information qu'il porte est directement traduisible en protéines spécifiques par les organites de la cellule parasitée.

Dans d'autres cas, comme celui du réovirus, le génome A.R.N. ne peut servir de messager (car il est à double brin, « bicaténaire », contrairement à celui, « monocaténaire », des autres virus à A.R.N. qui viennent d'être évoqués). Il induit, comme le ferait un virus à A.D.N., la production d'un A.R.N. messager (monocaténaire).

D'autres virus à A.R.N., et je reviendrai longuement sur eux au chapitre 4, font appel à des étapes biologiques encore plus complexes, récemment découvertes par Temin, Baltimore et Hill. Leur A.R.N., introduit dans la cellule parasitée, y crée un brin d'A.D.N. complémentaire de cet A.R.N. : cette étape, inverse de celle qu'empruntent les virus à A.D.N., porte le nom de rétrotranscription * et se produit grâce à une enzyme dite rétrotranscriptase * ou transcriptase inverse *, ou A.D.N. polymérase-A.R.N. dépendante, qui fait donc passer l'information de l'A.R.N. à l'A.D.N. L'A.D.N. complémentaire à l'A.R.N. viral peut ensuite servir de modèle pour la fabrication des doubles brins d'A.D.N., fabriquer davantage d'A.D.N. viral et même s'intégrer dans l'A.D.N., c'est-à-dire dans le génome, de la cellule parasitée. Cet A.D.N. viral extrait, purifié, peut faire engendrer, par des cellules, de nouvelles particules virales à A.R.N., comme l'ont montré Hill, Hillova et Dantchev à Villejuif.

L'interdépendance

Aussi passionnantes que soient les données scientifiques relativement simples qu'a fournies l'étude des bactéries, cellules indépendantes, il faut bien aborder le monde des cellules que Hooke observa à la loupe dès 1665 et appela « alvéoles » de nos tissus ; elles y vivent en sociétés et sont soumises aux lois de l'interdépendance.

Leur structure est nettement plus complexe que celle des cellules procaryotes, et leurs fonctions plus élaborées.

Elles appartiennent aux eucaryotes, puisque leur noyau, que décrivit Fontana en 1781, est individualisé par une membrane qui le sépare des autres constituants de la cellule rassemblés dans ce qu'on appelle le « cytoplasme », défini par Dujardin dès 1835.

En réalité, ce noyau n'apparaît au microscope, retranché derrière sa membrane, que lorsque la cellule n'est pas en train de se diviser : lorsqu'elle se divise, qu'elle est en « mitose * », terme proposé par W. Fleming en 1882, la membrane n'est plus visible, et des organites apparaissent, les chromosomes *, observés pour la première fois en 1888 par Waldeyer, qui portent en eux l'essentiel du contenu et des fonctions du noyau, les gènes et leurs messages. Chaque chromosome est formé de deux chromatides * qui se croisent en un point, le centromère *, pour former des bras courts et des bras longs. Le nombre et la forme des chromosomes varient avec les espèces, et une formule chromosomique caractérise chacune d'elles. Ils vont par paire. Leur nombre est de 46 chez l'Homme, dont 44, soit 22 paires, dits autosomes *, sont communs aux deux sexes, et 2, appelés X et Y, sont liés au sexe, puisque les cellules des femelles portent deux X, et celles des mâles un X et un Y.

L'organisation moléculaire des chromosomes est loin d'être élucidée. Selon certains, chacun représenterait une seule molécule d'A.D.N. entourée d'une gaine protéique, constituant ainsi une très longue chaîne plus ou moins repliée sur elle-même. On a, en revanche, beaucoup progressé dans l'établissement de la carte chromosomique de l'Homme, en faisant appel notamment à deux techniques : *a*) celle de l'hybridation cellulaire, phénomène imaginé par Hallion en 1907, analysé récemment par Barski, et qui permet de fusionner une cellule de Souris et une cellule d'Homme en une seule contenant les informations des deux, mais dont les descendants perdent, au fur et à mesure de leurs divisions, certains des chromosomes, voire tous sauf un ; *b*) celle qui consiste à mettre en évidence, par différentes méthodes, au sein des chromosomes, des bandes claires et sombres. Ces bandes servent de points de repère de « régions » de chromosomes, ce qui permet d'attribuer à telle région telle propriété de la cellule, définie par des analyses biochimiques.

Les chromosomes n'apparaissent que lorsqu'une cellule a dupliqué son stock d'A.D.N. et, bien sûr, les informations génétiques qu'il porte. Cette duplication se prépare pendant une phase dite G_1* (ou premier « gap »), elle s'accomplit pendant la phase intermitotique * dite « S », de synthèse de l'A.D.N. par copie de celui de la cellule mère, elle est séparée du début de la mitose par un second « gap », dit G_2*.

Pendant la période prémitotique, les chromosomes ne sont pas visibles. La cellule mère crée les matériaux nécessaires à la fabrication de l'A.D.N. et d'organites qui assureront la mécanique de la mitose, tels que le fuseau *. C'est donc au début de la mitose que surgissent, par condensation, les chromosomes. Ils se divisent en deux chromatides qui reçoivent chacun la moitié de l'ancien A.D.N. et la moitié du nouveau. Deux organites, dits centrioles *, apparaissent à deux pôles de la cellule mère, tandis que les chromosomes se placent dans le plan médian, sur un réseau de fibres auxquelles ils se fixent par leurs centromères et qui les relient aux deux centrioles. Les deux chromatides de chaque chromosome se séparent, par suite de la contraction des fibres qui tirent un chromatide de chaque chromosome à chaque pôle de la cellule. La cellule mère contient dès lors les chromosomes de deux cellules : chaque chromosome s'entoure d'une membrane, et l'on assiste à une coalescence des membranes de tous les chromosomes rassemblés à un pôle, processus qui forme la membrane des deux noyaux. La division du cytoplasme suit bientôt celle du noyau. Et deux cellules sont nées d'une cellule.

La duplication de l'A.D.N. au niveau des cellules eucaryotes n'est pas absolument similaire à celle de l'A.D.N. des bactéries, tout en en étant très proche.

Les gènes sont d'abord organisés en plusieurs chromosomes qui les comptent par milliers. La longueur de l'A.D.N. d'une cellule humaine est de l'ordre d'un mètre ; il contient 30 milliards de nucléotides (ou « lettres »), donc 3 milliards de « mots ». La longueur de l'A.D.N. du corps humain tout entier dépasse plusieurs milliers de kilomètres. Notre organisme fabrique 40 000 « lettres » par seconde. Il possède 50 000 types de protéines, ce qui fait appel à dix ou vingt fois moins d'informations que n'en contient cet A.D.N.

Ces connaissances ont amené à la notion de redondance *, selon laquelle les gènes sont répétés, contrairement à ce qui se passe chez les bactéries.

Les biologistes moléculaires qui ont eu le courage de s'attaquer aux cellules eucaryotes n'ont pu, par ailleurs, relever aucun argument prouvant l'existence d'opérons * et de gènes régulateurs. Ils sont donc amenés à supposer que la régulation se fait à d'autres niveaux. L'A.D.N. serait formé de régions qui commandent la formation d'A.R.N. messager *, et d'autres, plus nombreuses, qui interviennent uniquement dans des processus de régulation. De nombreux gènes ne sont pas transcrits dans certaines cellules, l'inhibition étant liée à certaines protéines du noyau. A sa naissance, l'A.R.N. messager pourrait notamment se présenter sous forme d'une molécule géante découpée en fragments, et dont certaines parties seraient transférées au cytoplasme. Ces fragments se combineraient à des protéines, formant des particules, les informateurs. La destruction partielle de l'A.R.N. géant, la formation de ces particules et d'autres actions de protéines plasmatiques aboutiraient à l'élimination de certains A.R.N. messagers qui ne peuvent être traduits. Ainsi, dans certaines cellules tout au moins, seul un nombre relativement très restreint d'unités génétiques qu'on appelle cistrons *, unités dont dépend une seule activité biologique, sont traduites en protéines.

Nous abordons, avec ces notions, la différenciation * des cellules des organismes multicellulaires, processus conçu par Raspail dès 1837, qui aboutit à leur évidente spécialisation, laquelle est indissociable de leur organisation socio-écologique. Cette différenciation et cette organisation s'expriment essentiellement par l'intermédiaire du corps de la cellule ou cytoplasme, dont je n'évoquerai ici que les structures et fonctions les plus importantes.

Ce cytoplasme comporte des organites. Certains lui permettent : *a*) d'établir des relations avec les autres cellules et les humeurs, de se nourrir en matériaux nécessaires à la production de ses constituants et de son énergie, et d'éliminer ses déchets : la membrane, observée par Ranvier en 1875, est une sorte de mosaïque fluide faite de molécules, de protéines, de sucres et de graisses ; *b*) de digérer : les lysosomes * contiennent des enzymes capables de dégrader les matériaux ingérés en molécules utilisables (que la cellule intègre) ou inutilisables (qu'elle rejette) ; *c*) de respirer : les mitochondries *, observées par Benda dès 1882, oxydent les matériaux dérivés des aliments, processus qui libère l'énergie qu'elles mettent à la disposition de la cellule sous forme de radicaux chimiques, riches en énergie qu'elle emploie pour ses mouvements et la création de molécules structurales ou fonctionnelles ; à noter que les mitochondries contiennent de l'A.D.N. dont les fonctions ne sont pas élucidées ; *d*) de fabriquer : les ribosomes sont, comme chez les bactéries, des micro-usines assumant les fabrications dont les spécificités sont dirigées par les A.R.N. messagers venus du noyau. Il convient de noter à ce propos qu'il existe, dans le noyau, un organite essentiellement constitué d'A.R.N., appelé nucléole, et identifié par Fontana en 1838.

Si ce plan d'ensemble est valable pour toutes les cellules eucaryotes, si toutes les cellules d'un organisme polycellulaire sont nées d'un œuf (ovule *), cellule maternelle, fécondé par un spermatozoïde * paternel, il est évident que les diverses cellules d'un individu présentent des différences considérables d'une famille tissulaire à l'autre, le processus qui les détermine portant le nom de différenciation.

Ce phénomène se développe d'ailleurs très tôt chez l'embryon, colonie de cellules qui résulte de la multiplication de l'ovule fécondé, puisque, dans l'embryon humain, l'on reconnaît déjà, quatorze jours après la fécondation, des vaisseaux sanguins et le cerveau. Puis apparaissent des cellules du sang, des muscles, des os... Les différences entre les cellules se multiplient et s'amplifient tout au long du développement embryonnaire puis fœtal, et elles s'accentuent encore après la naissance jusqu'à la mort. Elles concernent les aspects des cellules au microscope, leurs constituants chimiques, et, évidemment, leurs fonctions.

Or leurs gènes restent les mêmes au cours de la différenciation. Par ailleurs, l'acquisition des moyens nécessaires à l'exercice d'une ou de quelques fonctions par les cellules d'un tissu va de pair avec la non-acquisition des moyens nécessaires à l'accomplissement des autres fonctions.

Ainsi est-on amené à supposer que la cellule différenciée est réprimée dans ses possibilités quant aux fonctions qu'elle n'accomplit pas, possibilités que possédait son ancêtre à un stade antérieur du développement, alors qu'elle est déréprimée quant aux possibilités d'exercer les fonctions propres au tissu auquel elle appartient.

Les différences entre les cellules des divers tissus ne concernent pas que leurs fonctions et leurs structures : elles s'étendent à leur activité reproductrice. C'est pourquoi les cellules nerveuses cessent de se multiplier très tôt (un enfant de deux ans n'en produit plus de nouvelles), tandis que les cellules de la moelle osseuse fabriquent des cellules du sang jusqu'à la mort de l'individu. Pour un même tissu, les cellules les plus différenciées ont perdu la capacité de se reproduire, alors que certaines, dites « cellules souches », se multiplient, non seulement pour fournir des descendants différenciés, mais pour maintenir constant le « pool » de générateurs qu'ils constituent.

Cette notion de constance, qui porte le nom d' « homéostasie * », résulte d'une délicate balance entre les processus dirigeant respectivement la reproduction (commençant par la replication de l'A.D.N.) et la différenciation. Elle se retrouve au niveau de plusieurs processus chez les organismes pluricellulaires : les cellules souches de la moelle osseuse adaptent leur production de cellules différenciées, de façon à atteindre et à maintenir constant, sans les dépasser, leurs nombres totaux respectifs dans l'organisme et leurs concentrations dans le sang. De même les cellules différenciées adaptent leur production de substances chimiques, matériaux utilisés pour fournir l'énergie ou agents régulateurs ; c'est ainsi que le taux (glycémie) du sucre (glucose) dans le sang est constant, et que le sont aussi ceux des substances régulatrices, telles que les hormones.

Cette régulation des naissances cellulaires et de la production des substances structurales, énergétiques, ou elles-mêmes régulatrices, ne peut se concevoir sans l'existence de relations sociéto-écologiques entre cellules d'un même tissu et cellules de différents tissus ou organes.

Une première série de relations semble relever de contacts entre cellules. Leurs membranes possèdent des molécules (essentiellement protéiniques ou protéinosucrées) de haute spécificité structurale et fonctionnelle qui permettent à une cellule de reconnaître, à son côté, la présence d'autres cellules et leur nature. Et cette reconnaissance exerce même un rôle sur l'entrée en division de cette cellule : placée sur le fond d'un récipient dans lequel on lui offre un milieu nourricier adéquat, la cellule se divise en deux cellules, qui en donnent quatre, lesquelles en engendrent huit, etc. Mais la multiplication s'arrête lorsque le fond du récipient est entièrement recouvert de cellules : ce phénomène porte le nom d' « inhibition de contact * ».

Ce phénomène de reconnaissance qu'effectuent les cellules au niveau de leur membrane n'explique pas seulement le respect qu'elles peuvent avoir les unes à l'égard des autres ; il explique aussi leur fréquente agressivité mutuelle : c'est ainsi que les globules blancs nommés « lymphocytes * » distinguent des cellules étrangères à l'organisme, microbes ou cellules de tissus greffés provenant d'un donneur différent de lui, et les tuent. Les lymphocytes reconnaissent ces tissus, cellules et microbes, parce qu'ils portent, au niveau de leur membrane, des sites les rendant capables de reconnaître les constituants propres à chaque individu et à chaque espèce, caractères appelés « antigènes* ».

Mais ces relations de contact ne peuvent expliquer toutes les régulations et coordinations qui fondent l'organisation sociéto-écologique de nos organismes. Elles ne peuvent expliquer les influences évidentes qu'exercent certains tissus ou organes sur des cellules de tissus ou organes anatomiquement éloignés. Un des mécanismes essentiels utilisés consiste en la production et la libération de substances régulatrices ou coordonnatrices. On en a mis en évidence et isolé de nombreuses. Certaines de ces substances sont extraites d'organes dont rien, dans la connaissance qu'on a de ceux-ci, ne laissait prévoir le pouvoir régulateur d'un de leurs composants. C'est ainsi qu'on a extrait de glandes salivaires un facteur de différenciation des nerfs, et du rein, un facteur de différenciation des globules rouges. D'autres substances, au contraire, ont été extraites d'organes dont on savait qu'ils différenciaient telle ou telle cellule, et ces substances exercent, dans un tube à essais de laboratoire, le même effet que l'organe dans l'organisme ; c'est le cas de l'hormone récemment isolée du thymus *, la thymosine, qui différencie des lymphocytes prédestinés, en lymphocytes spécialisés dans certaines fonctions de l'immunité *, dites « thymodépendantes ». Nombreuses sont par ailleurs les hormones classiques sécrétées par des glandes endocrines, et qui exercent leur action sur des cellules cibles situées à distance de ces glandes.

Il est enfin deux autres machineries physiologiques de régulation de fonctions, les systèmes nerveux et neurovégétatif, qui recourent, pour la transmission des messages, à des phénomènes électrochimiques.

Si ces deux types de systèmes, endocrinien et nerveux, diffèrent pour le trajet et les modalités initiaux de leurs messages (circulation sanguine des hormones dans le premier cas, nerfs et changements électriques dans le second), ils ne diffèrent guère pour le trajet et les modalités terminaux : rien ne distingue fondamentalement, par exemple, les principes et actions des hormones de ceux de l'acétylcholine * et de la noradrénaline *, sécrétées aux terminaisons nerveuses du système neurovégétatif.

Il semble que beaucoup de ces messages intertissulaires transmis par des substances chimiques s'expriment, dans les cellules qui dépendent d'elles (et qui possèdent donc, au niveau de leur membrane, des récepteurs spécifiques), par le déclenchement de la formation de messagers intracellulaires polyvalents, dont l' « A.M.P. (adénosine monophosphate) cyclique », et qui dirigent, au sein de la cellule, une série d'événements spécifiques pour chaque famille de cellules, événements qui constituent le substrat de la réponse physiologique des cellules au messager intertissulaire.

Avec les glandes endocrines et les tissus nerveux, s'introduit une notion de hiérarchie dans la société de cellules qu'est l'organisme. C'est ainsi que beaucoup de glandes endocrines dépendent de l'une d'entre elles, l'hypophyse *, qui régularise, en produisant des « stimulines * » propres à chacune d'elles, leur nombre de cellules, donc les divisions de celles-ci, aussi bien que leurs fonctions. L'hypophyse reçoit d'ailleurs elle-même des messages de la partie du système nerveux qui lui est anatomiquement voisine, l'hypothalamus *. La production, par l'hypophyse, de chaque stimuline est elle-même freinée par l'hormone dont elle active la fabrication.

L'homéostasie des tissus et organes n'est pas seulement assurée par des coordinations et régulations intertissulaires dont les hormones constituent les principaux messagers. Elle est aussi assurée par une régulation intratissulaire, dont les messagers les plus intéressants sont les « chalones », substances non spécifiques d'espèce (comme les hormones), mais spécifiques de tissus (on ne peut les extraire que des tissus sur lesquels elles agissent), et dont le rôle semble être d'inhiber la production cellulaire au-delà d'un certain taux, taux de la constante de l'espèce dans les conditions de normalité, taux parfois plus élevé dans des conditions physiologiques ou pathologiques particulières. Ces substances, qui paraissent produites par des cellules d'une lignée, se comportent comme si elles freinaient selon un effet rétroactif, dit « en feed-back », la prolifération des cellules souches de cette lignée lorsque leur concentration atteint un certain taux.

Si ce concept des chalones est satisfaisant pour l'esprit, Irène Florentin et Nicole Kiger, qui les étudient, dans notre Institut, sur le remarquable modèle fourni par les lymphocytes, le considèrent comme une vue simpliste d'un ensemble, complexe, d' « inhibiteurs » physiologiques encore très peu connus de la prolifération des cellules normales.

Ces régulations intertissulaires et intratissulaires posent le problème fondamental du niveau cellulaire auquel elles s'exercent. Est-ce le génome, dont le modèle de régulation établi par les bactéries se prête à l'effet répresseur ou inducteur ? Ou sont-ce d'autres organites de la cellule ? Cela ne serait pas illogique dans le cas des messages qui modulent simplement une ou plusieurs fonction(s) d'une population de cellules et que celles-ci ne transmettent pas à leur descendance, ne serait-ce que parce qu'elles sont des cellules différenciées, ayant perdu la faculté de se multiplier.

On ne peut, en revanche, que situer au niveau du génome la réception des messages qui touchent à la multiplication cellulaire, tels que ceux des chalones, ou qui font prendre à la cellule un caractère qu'elle transmet à sa descendance, tels que ceux des hormones dans le cas de la stimulation de la prolifération.

En faveur de l'existence d'un double niveau d'action dans le cas des hormones, s'inscrit le fait que deux dérivés différents de l'hormone mâle, nés par sa métabolisation* dans la prostate, agissent respectivement sur la sécrétion et la prolifération des cellules de cet organe.

Mais rien ne nous autorise à concevoir une régulation (ne fût-elle que quantitative) de la production d'une protéine qui soit indépendante du génome. On ne saurait perdre de vue que les actions de celui-ci ne dépendent pas seulement des informations qu'il tient dans son A.D.N. Elles sont interdites ou autorisées, réprimées ou déréprimées par des protéines dont les relations intimes avec l'A.D.N. sont encore mal connues. Dans le cas des hormones, il est clairement établi que leur contrôle de la production protéique s'exerce au niveau de l'ensemble A.D.N.-protéines, plus précisément *via* des sites accepteurs des récepteurs d'hormones qui transfèrent l'hormone du cytoplasme au noyau dans un complexe récepteur-hormone activée.

« La règle sociale, a dit Lévi-Strauss, est restriction de la nature. » La sociéto-écologie des cellules nous apprend que la vie dans la nature est restriction du potentiel de celle-ci qui vit, comme nous l'avons déjà vu à propos de l'A.D.N. des cellules eucaryotes, très au-dessous de ses moyens. Cette restriction est une condition nécessaire à la survie de la société des cellules. Mais ne l'est-elle pas à la survie des autres sociétés ?

2

De l'interdépendance à l'autonomie

> « Non pas des versions, mais des perversions. »
> SAINT JÉROME.

Une des conditions de survie des organismes pluricellulaires réside donc dans la production de cellules qui renouvellent celles qui meurent, et cette production de cellules obéit à un certain « ordre ». Or, toutes les productions, même les plus parfaitement programmées, sont menacées d'accidents. Un accident survenant à une cellule qui se divise peut aboutir à la production, par celle-ci, d'une descendance qui n'obéit plus à l'ordre et engendre le désordre. Ainsi en est-il de la naissance d'un cancer, tissu sans loi, qui grossit plus ou moins rapidement selon le rythme de la division et selon les durées de survie des cellules « sauvages » qui le constituent.

Il n'est pas de spécialiste de la science biomédicale qui n'ait examiné des cellules cancéreuses.

Le désordre

C'est l'invention du microscope, au début du XVIIe siècle, qui permit à Johannes Müller de donner du cancer la première définition valable : « tumeur (qu'il avait vue formée de cellules) bouleversant la structure des tissus ». Les cellules peuvent présenter des anomalies de forme, mais si certaines sont plus ou moins spécifiques de certains types de cancers, aucune ne l'est du phénomène cancer.

Les cellules d'un tissu cancéreux apparaissent souvent moins différenciées que les cellules du tissu homologue normal dans lequel sont nés leurs premiers ancêtres. Ce sont en fait les tissus cancéreux, et non les cellules, qui sont moins différenciés que les tissus normaux (on dit qu'ils sont « anaplasiques * »), sans que ce caractère soit d'ailleurs constant. Les cellules cancéreuses progénitrices de la population des cellules d'une tumeur ne peuvent être, en effet, que peu différenciées, car la plupart des cellules très différenciées ont perdu la faculté de se diviser. Il est cependant deux sortes de cancers : ceux dont les cellules progénitrices produisent des cellules incapables de se différencier, dont les tissus apparaîtront peu différenciés, et ceux qui produisent des cellules qui se différencient normalement, ou plutôt subnormalement, et qui sont dits « différenciés ». La pauvreté de différenciation tissulaire est un caractère fréquent, mais non constant.

Il est exceptionnel, mais possible, que les cellules soient, ou plutôt apparaissent si peu différenciées que le microscopiste puisse être incapable de rattacher un cancer à la famille des « carcinomes », cancers des cellules spécifiquement constitutives des divers organes, ou à celle des « sarcomes », cancers des cellules des tissus de connexion.

Le principal caractère microscopique des cancers est donc le désordre tissulaire lié à l'envahissement non seulement de l'organe au niveau duquel il s'est développé, mais d'organes voisins et même distants. A la différence du désordre « relatif » des sociétés humaines, il s'agit du désordre absolu.

On attendait beaucoup d'une science microscopique de développement relativement récent, la cytogénétique, qui doit tant à deux Français, Lejeune et de Grouchy, et qui étudie morphologiquement les chromosomes. Un seul cancer présente une anomalie spécifique de l'affection et de la famille des cellules atteintes ; elle consiste en un remaniement qui raccourcit un des deux chromosomes portant, dans la classification de ces organites, le n° 22. Non congénitale, cette anomalie précède la maladie ; elle pourrait donc en être la cause plutôt que la traduction.

Il convient cependant d'opposer la fréquence des lésions visibles des chromosomes dans les cancers, et leur absence dans les tumeurs bénignes (à l'exception de l'une d'elles, le méningiome).

Les cytogénéticiens ont par ailleurs observé une foule d'anomalies non spécifiques du nombre et des formes des chromosomes. Elles sont cependant intéressantes, parce qu'elles traduisent et expliquent ce qu'on appelle l'évolution clonale * des cancers. Un clone * est la progéniture d'une seule cellule : une anomalie chromosomique donnée n'a de chance statistique élevée de n'atteindre qu'une seule cellule ; on présume donc qu'au cours de l'évolution des cancers, se surajoutent au processus cancéreux des lésions cellulaires qui, apparues dans une seule cellule et transmissibles à sa progéniture, peuvent affecter son génome, lui permettre de prévaloir dans un processus de sélection, et aggraver la maladie cancéreuse dont les cellules ont acquis davantage d'autonomie.

L'irrespect

Les cellules cancéreuses ne peuvent être définies de façon assez rigoureuse qu'en culture, car leur comportement « sauvage », selon le terme de MacGrady, y diffère de celui, « civilisé », des cellules normales. La prolifération de celles-ci dans un récipient cesse lorsque les cellules produites sont suffisamment nombreuses pour former une couche monocellulaire recouvrant tout le fond du flacon de culture : elles ne se superposent pas. Les cellules cancéreuses n'obéissent pas à ce phénomène : leur multiplication n'est pas ainsi limitée ; elles continuent à se diviser alors même qu'elles sont assez nombreuses pour se toucher toutes ; elles ne respectent pas l'« inhibition de contact » ; elles s'empilent parfois les unes sur les autres et forment des « foyers » caractéristiques pour le « cultivateur » de cellules.

Ce manque de respect des voisines que manifestent les cellules cancéreuses est lié à des anomalies de leur membrane. Des sites récepteurs ont été mis en évidence sur ces cellules qui fixent une protéine sucrée, extraite de graines de *Canavalia ensiformis**, la concanavaline A*, laquelle, lorsqu'elle est attachée à plusieurs cellules, les agglutine. Or elle n'agglutine que peu les cellules normales, sauf si on altère leur membrane par des moyens, singulièrement des enzymes, qui détruisent les protéines, ce qui conduit ces cellules ainsi traitées à se diviser comme des cellules cancéreuses.

Le changement d'identité

Les cellules d'un individu donné portent des caractères qui les font reconnaître par d'autres organismes comme étrangères à leur égard. Ces caractères sont appelés « antigènes de greffe ». J'expliquerai au chapitre 7 que ceux-ci sont reconnus, chez les sujets qui ne les possèdent pas, par certains globules blancs du sang, les lymphocytes, qui portent, au niveau de leur membrane, des sites de reconnaissance spécifiques. Lorsqu'ils ont reconnu un antigène de greffe, les lymphocytes se multiplient et détruisent les cellules porteuses de cet antigène, soit directement, soit par l'intermédiaire d'anticorps * qu'ils produisent.

On peut reconnaître que des cellules sont étrangères à un organisme donné, par ces réactions dites « immunitaires * ».

Or, lorsqu'on greffe les cellules cancéreuses d'une souris d'une lignée pure * donnée à des souris de la même lignée *, elles suscitent de telles réactions et peuvent être tuées par elles, tandis que des cellules ou tissus normaux, greffés de façon semblable, ne sont pas rejetés.

Les cellules cancéreuses portent donc, à leur surface, des caractères qui rappellent aux lymphocytes ceux des antigènes de greffe. On les nomme « antigènes associés aux tumeurs ». Ces antigènes sont multiples, et certains pourraient être des antigènes de greffe modifiés ou même des antigènes non exprimés dans les cellules normales et exprimés dans les cellules cancéreuses.

Des antigènes associés aux tumeurs ont été mis en évidence dans des constituants cellulaires autres que la membrane, notamment dans le cytoplasme et dans le noyau. Certains antigènes internes sont des antigènes que l'on trouve dans les cellules embryonnaires, et non dans les cellules d'individus adultes. Leur absence dans les cellules d'adultes suggère que leur fabrication est, chez ces derniers, réprimée ; leur production serait donc déréprimée dans les cellules cancéreuses.

L'usurpation d'identité

Nous avons vu, en considérant les aspects des cancers au microscope, qu'il en est dont les tissus constitutifs apparaissent différenciés. Leur étude physiologique a confirmé cette notion, en montrant que les cellules cancéreuses différenciées peuvent travailler comme leurs cellules homologues normales.

C'est ainsi que les cancers qui portent sur les lymphocytes producteurs des anticorps, et laissent la différenciation des cellules produites s'accomplir, sont constitués d'éléments au stade le plus avancé de cette différenciation, les plasmocytes *, qui non seulement fabriquent ces substances, mais les libèrent dans les humeurs de l'organisme. Les cellules du myélome *, cancer constitué de ces plasmocytes, excrètent en excès des anticorps. Et la quantité d'anticorps que contient dès lors l'organisme peut être si élevée qu'elle peut engendrer des troubles divers, dont l'excès de viscosité du sang. Ces anticorps peuvent être nuisibles selon un autre processus : les plasmocytes normaux d'un organisme produisent en effet des anticorps contre de très nombreux antigènes, dont ceux des principaux microbes avec lesquels il est en contact. Tous les plasmocytes du cancer qu'est le myélome produisent le même anticorps, et les plasmocytes normaux d'un sujet porteur de cette tumeur, « en compétition » avec les plasmocytes cancéreux, fabriquent moins d'anticorps contre les microbes, d'où une susceptibilité dangereuse à l'égard des infections.

Cette observation est d'une extrême importance : elle démontre que les cancers, non seulement obéissent à une évolution clonale, comme je l'ai dit ci-dessus, mais peuvent être constitués dès leur naissance d'une population de cellules monoclonales *, c'est-à-dire de la descendance d'une seule cellule.

S'il est des cancers dont les cellules travaillent, le plus souvent mal, mais travaillent, il en est qui ne font rien. Une des raisons peut résider dans le fait qu'elles manquent de certaines enzymes : l'absence ou « délétion* » de telle ou telle d'entre elles a été observée dans les tumeurs les plus diverses, sans qu'aucune de ces anomalies possibles ne soit spécifique du processus cancer.

Plus singulière est l' « usurpation d'identité » de certaines cellules cancéreuses. Ne voit-on pas des cellules de cancers pulmonaires, mammaires, intestinaux..., fabriquer une hormone qui stimule les glandes corticosurrénales et que seule produit l'hypophyse chez les sujets normaux ? Les cellules de certains cancers du sein ou du cervelet peuvent fabriquer en excès l'hormone responsable de la différenciation des globules rouges, et engendrer ainsi une forme de pléthore de ces cellules.

Cette anomalie évoque en première approximation un phénomène de dérépression * anormale : j'ai laissé entendre que toutes les cellules possèdent, dans leur noyau, les gènes capables de leur faire effectuer toutes les fonctions, mais que ceux-ci sont réprimés, à l'exception de ceux qui commandent les fonctions propres à la spécialisation déterminée par la différenciation. On peut donc évoquer à l'origine, aussi bien des délétions, un phénomène de répression anormale, qu'une perte de gènes.

Il est superflu d'analyser les nombreuses études conduites par les biochimistes à la recherche d'anomalies du génome des cellules cancéreuses, l'A.D.N. Cet A.D.N. devrait être perturbé, pour les raisons que l'on vient d'évoquer, au moins dans certains cancers. Il devrait même l'être dans tous les cancers, puisque l'anomalie cancéreuse se transmet des cellules mères aux cellules filles, ce qui ne peut avoir pour support que l'A.D.N.

Or, si des anomalies ont pu être mises en évidence dans le cas de certains cancers particuliers, par exemple ceux que provoquent des virus, aucune altération chimique ou physicochimique commune à toutes les tumeurs malignes n'a été décrite.

Les chimistes n'ont pas exclu de leurs analyses les molécules cellulaires autres que l'A.D.N., leur destin, leur interaction. Parmi les différences les plus marquantes entre cellules cancéreuses et cellules normales qu'ils ont pu déceler, on peut citer : *a*) leur contenu en A.R.N. souvent plus élevé ; *b*) la couche parfois plus épaisse des protéines sucrées qui recouvrent leur membrane ; *c*) l'absence possible de certaines enzymes, donc des réactions chimiques qu'elles catalysent ; *d*) la fréquence d'enzymes différentes des enzymes normales ; *e*) la tendance à consommer moins d'oxygène... Mais aucune de ces anomalies n'est commune à toutes les tumeurs malignes, donc spécifique du processus cancer.

L'étude fonctionnelle des cellules cancéreuses menée par des méthodes autres que biochimiques, a pu révéler des propriétés qui, sans être plus spécifiques que celles qui viennent d'être envisagées, n'en sont pas moins utiles à la compréhension du comportement du phénomène cancer dans son ensemble.

C'est ainsi que l'adhésivité mutuelle des cellules d'une tumeur maligne est apparue, au cours d'études faisant appel à des techniques de micromanipulations, généralement moindre que celle des cellules du tissu normal correspondant. Les adhésions entre cellules cancéreuses en culture sont également inférieures à celles des cellules normales homologues. La mobilité cellulaire s'en trouve augmentée. Voilà qui nous ramène aux anomalies de membrane dont on a déjà considéré plusieurs expressions. Les mécanismes intimes de ces propriétés, qui peuvent expliquer que le pouvoir d'invasion des cellules cancéreuses est supérieur à celui des cellules normales, sont loin d'être élucidés. La charge négative est due aux protéines sucrées de la membrane dont j'ai mentionné plus haut l'augmentation par rapport à celle des cellules normales : lorsqu'on détruit ces protéines par une enzyme du microbe du choléra, la neuraminidase, la charge négative des cellules cancéreuses ne diffère plus de celle des normales.

Au total, on sait que le « cerveau » des cellules cancéreuses, leur A.D.N., et leurs « sens » au niveau de leur membrane sont anormaux ; il est évident qu'entre eux, les divers messagers le sont aussi, mais la mise en évidence des perturbations est loin d'être complète. Les désordres décrits ne sont ni constants ni spécifiques du processus cancer.

L'observation clinique puis microscopique a d'ailleurs devancé de beaucoup toutes ces recherches, pour convaincre les médecins qu'il n'y a pas *un* cancer, mais de multiples types de cancers, notamment selon la famille cellulaire qui leur a donné naissance, et le degré de différenciation.

Ces paramètres interviennent autant que la localisation anatomique dans la détermination du comportement d'invasion des tumeurs malignes.

L'invasion est bien la propriété la plus commune à tous les cancers, visible dès le tout début de l'évolution au microscope, évidente au seul examen clinique du médecin lorsque la tumeur atteint une certaine dimension.

Cette invasion est déterminée par la modalité de croissance du cancer et par les routes anatomiques qui s'offrent à l'évasion des cellules de la tumeur selon la localisation de celle-ci.

La croissance des cancers est variable et l'on oppose les tumeurs malignes à croissance rapide et les tumeurs à croissance lente. La croissance de la tumeur est exponentielle *, encore que sa courbe puisse être différemment modifiée par l'influence, sur le potentiel prolifératif, des mauvaises conditions écologiques dans lesquelles vivent les cellules cancéreuses dès qu'elles atteignent un certain nombre, et par les pertes cellulaires par mort, sans division, des éléments differenciés.

De toute façon, cette perte cellulaire augmente avec le temps, tandis que se ralentit la prolifération quand la densité de la population devient élevée, et la croissance de la plupart des cancers peut être représentée par une courbe dite de Gompertz* qui caractérise beaucoup d'autres croissances biologiques (celle de l'embryon, par exemple) ou sociologiques (celle des populations d'individus). Cette courbe comporte un segment exponentiel initial, puis se casse pour se poursuivre avec un segment à peine ascendant qui peut tendre vers une asymptote * de croissance nulle. On exprime la croissance des tumeurs en « temps de doublement * ». Certaines ont donc un temps de doublement rapide et d'autres un temps de doublement lent ; le temps de doublement de la période de croissance exponentielle est rarement perçu, car cette période concerne le tout début de l'évolution : celui que mesurent et suivent les médecins est celui de la seconde période.

Ce ralentissement de la croissance globale de la tumeur n'empêche pas la population de ses cellules de demeurer autonome, et, si certaines sont incapables, pour des raisons diverses, notamment de situation anatomique ou de différenciation, de se diviser, si d'autres sont détruites, il en est encore assez qui peuvent proliférer, et cela toujours indépendamment des mécanismes de contrôle de l'organisme.

L'augmentation de volume, même à la seconde phase dite de « saturation » de la courbe de Gompertz, l'irrespect des lois sociéto-écologiques des tissus normaux, conditionnent l'invasion de ceux-ci par les cellules cancéreuses. Cette invasion s'accomplit en trois étapes, celle des tissus environnants, celle des vaisseaux et ganglions lymphatiques * satellites, et celle des tissus distants où, quelle que soit la voie que les cellules néoplasiques aient empruntée pour y arriver, elles forment de nouveaux foyers, les métastases *.

L'invasion peut se faire selon quatre modalités : *a*) envahissement de proche en proche des tissus avoisinants ; *b*) envahissement des ganglions satellites par les canaux lymphatiques ; *c*) colonisation des organes éloignés comme le poumon, le foie, le cerveau, les os..., par la voie sanguine ; *d*) essaimage dans les cavités de l'organisme (péritoine, plèvre, par exemple).

Il est des cancers qui ne suivent pas ces étapes : dans certains cas, notamment ceux des carcinomes * de la peau, les cellules ne quittent qu'exceptionnellement leur site d'origine ; dans d'autres, comme ceux des leucémies *, sarcomes * des cellules de la moelle osseuse, les cellules sont d'emblée disséminées dans tout l'organisme ; une des raisons de ce dernier comportement réside probablement dans le fait que les cellules qui se cancérisent lors de ces affections sont des cellules normalement circulantes.

3

« Des airs, des eaux et des terres »

« Rien n'est pratiquement au-dessus de tout soupçon. »
B. MacMahon.

Si l'écologie*, science des relations des êtres vivants entre eux et avec leur environnement, fut définie par Haeckel en 1876, la socio-écologie ne le fut que tout récemment, en 1973, par le Comité des Sages de la Délégation à la Recherche Scientifique et Technique ; celui-ci lança une action concertée au profit de cette discipline, qui est appelée à devenir une discipline majeure.

Il est vrai que les médecins n'avaient pas attendu l'époque industrielle pour redouter les incidences, sur la santé, des facteurs du milieu de vie, puisque leur célèbre ancêtre, Hippocrate, donnait déjà, vers l'an 400 avant J.-C., un enseignement intitulé « Des airs, des eaux et des terres ».

Mais si des cancers ont toujours existé et existent encore qui peuvent être assurément attribués à l'environnement naturel, il est vrai que le nombre des cancers liés à des facteurs socio-écologiques n'a cessé d'augmenter dramatiquement depuis que les hommes se sont lancés, irresponsables et inconscients qu'ils sont, dans la course à un « développement » incontrôlé. Nos chimistes nous font vivre immergés dans plus de 500 000 substances, dont la plupart sont inutiles, mais dont un bon millier au moins sont capables d'engendrer des cancers.

L'étude des agents et facteurs qui élèvent les risques du cancer, et celle des processus qui y conduisent, ont connu trois périodes contiguës dans le temps : celle d'observations de quelques cas chez des sujets exposés à un facteur environnemental ; celle de la reproduction du cancer chez des animaux de laboratoire, par l'agent que ce facteur écosociologique a dénoncé ; et celle d'enquêtes dites « épidémiologiques * », conduites dans l'immense laboratoire que constitue la biosphère, et qui amènent aujourd'hui à attribuer à l'environnement et aux comportements de l'Homme 80 % de ses cancers.

Les premiers cobayes

Le premier rapport sur les tumeurs malignes professionnelles fut celui de Ramazzini qui, dans son *Morbis artificum diatriba*, publié en 1713, attira l'attention sur la haute fréquence du cancer du sein chez les nonnes, cancer qu'il attribua déjà avec raison au célibat, décrivant ainsi les premiers cas de tumeurs malignes favorisées par un comportement sociologique particulier.

Dès 1775, Percivall Pott, s'intéressant au cancer du scrotum des petits ramoneurs, fut amené à soupçonner le rôle tumorigène de la suie et partant du goudron, décrivant ainsi les premières tumeurs malignes provoquées par des agents chimiques.

Hutchinson, lorsqu'il signala, en 1877, le premier cas de cancer survenu chez un malade traité pendant des années par la liqueur de Fowler, révéla non seulement la première tumeur maligne induite par l'arsenic, mais aussi le risque cancérogène des médicaments.

En 1902, sept ans après la découverte par Röntgen des rayons X *, un manipulateur d'une usine de tubes radiographiques, qui utilisait sa main comme objet d'épreuve, vit apparaître un cancer dans la région qu'il exposait : Frieben, son médecin, l'attribua au rayonnement.

C'est en 1905 que Gobel mit en évidence la corrélation entre les hautes fréquences du cancer de la vessie et d'une parasitose, la bilharziose, qui, en Egypte, affecte essentiellement cet organe, et attira l'attention sur le rôle des « irritations » chroniques.

La leucémie des poules fut soupçonnée très tôt d'être une maladie virale, en raison de son caractère contagieux et des recherches négatives de bactéries. Ellermann le démontra en 1908, en la transférant par des extraits de tissus passés à travers des ultrafiltres qui retiennent tous les éléments vivants (cellules et bactéries) sauf les virus. Il fallut cependant attendre 1964 pour qu'un virus soit accusé d'être à l'origine d'un cancer humain, la tumeur de Burkitt * ; celle-ci doit son nom au chirurgien anglais qui en observa le caractère endémique en Afrique centrale. Mais si un virus fut bien découvert par Epstein et Barr chez les victimes de ce cancer, et si des millions de dollars ont déjà été consacrés à son étude, son rôle, qui semble de plus en plus probable, ne saurait être aujourd'hui scientifiquement affirmé.

L'étude de cette tumeur, qui n'apparaît que dans des conditions climatiques particulières, précisément celles du paludisme, et l'étude de ce virus qui provoque par ailleurs, en Occident, une affection bénigne, la mononucléose infectieuse, ont amené à la notion selon laquelle les facteurs et agents cancérogènes sont si nombreux et universellement répandus que l'Homme ne peut prétendre leur échapper. Elle suggère aussi que la cancérisation résulte plus souvent de l'accumulation, voire de l'interférence de plusieurs facteurs et agents, que de l'exposition à un seul d'entre eux. Les chapitres 4 et 5, consacrés aux facteurs endogènes, conduiront à une hypothèse similaire sur le rôle essentiel de leur interférence entre eux et avec les facteurs exogènes.

Le laboratoire et les laboratoires

Les observations mentionnées ci-dessus ont été à l'origine d'innombrables recherches menées dans deux disciplines : la cancérogenèse expérimentale et l'épidémiologie. Les chercheurs soumettent, dans de multiples laboratoires, à des agents et facteurs suspects de provoquer ou de favoriser la cancérisation, des animaux ou des cellules en culture ; les épidémiologistes conduisent des enquêtes dans le grand laboratoire que constitue la biosphère, où vivent les cobayes qu'ont fait d'eux-mêmes les hommes, sur la fréquence des différentes tumeurs. Il va de soi que ces deux disciplines sont en permanente communication, puisqu'un résultat expérimental peut susciter une enquête, et qu'une notion épidémiologique peut inspirer une expérience.

Ces deux types de travaux donnent des résultats nombreux et intéressants, mais ils laissent, pour le scientifique, de nombreuses questions sans réponse.

La définition du terme cancérogène est déjà elle-même imprécise et variable selon les catégories de chercheurs.

Les épidémiologistes, qui ont parfois le premier mot, en ce sens que ce sont souvent leurs observations qui mènent à soupçonner une substance, ont le plus souvent aussi le dernier : ce sont leurs études qui confirment qu'on peut raisonnablement soupçonner un agent ou un facteur d'être cancérogène chez l'Homme.

C'est dire qu'ils ne doivent se prononcer qu'après avoir conduit des études permettant un tel jugement. Malgré toute la confiance qu'on peut porter à l'immense majorité d'entre eux, il convient que les pouvoirs publics et les citoyens auxquels ils annoncent peut-être que leur gadget préféré, éventuel témoin de leur ascension sociale, est cancérogène, prennent attentivement connaissance du mode d'étude qui a été employé. Les données simplement descriptives qui mettent en évidence, dans un groupe de population, soit une « grappe » de cas, soit un changement par rapport à la fréquence antérieure, soit une différence, comparativement à un autre groupe de la même population, de la fréquence de tel ou tel cancer, n'ont évidemment qu'un intérêt d'alerte, mais aucune valeur conclusive. Les études rétrospectives sur les antécédents des cancéreux, leur profession, le contact avec tel ou tel agent, et leur comportement, sont plus valables si leurs résultats sont comparés à ceux qui sont recueillis sur des témoins non cancéreux, mais ces déductions ne sauraient prendre valeur de conclusions que si plusieurs enquêtes, permettant, par leur diversité, d'éliminer les biais, vont dans le même sens. Seules sont évidemment scientifiquement satisfaisantes les études prospectives : on divise la population se prêtant à l'expérience en groupes, parmi lesquels les sujets sont répartis par tirage au sort. On laisse les divers groupes se soumettre à des degrés et à des durées différents d'exposition à l'agent (ou au facteur soupçonné), qui vont du risque présumé nul à un risque présumé « fort ». Il va de soi que, si cette méthode répond aux règles de la science, elle ne répond guère à celles de l'éthique. C'est dire que beaucoup de données épidémiologiques ne sont tirées que d'études rétrospectives.

A l'opposé des épidémiologistes, se situent les cultivateurs de cellules. Leur technique se prête à la méthode scientifique la plus rigoureuse, mais l'organisme vivant n'est pas un récipient de culture. Il modifie, en particulier, les molécules qui sont donc loin de parvenir toujours sous leur forme originelle aux cellules cibles. Certaines, cancérogènes sous cette forme, sont dégradées par l'organisme en molécules non cancérogènes. D'autres, qui ne l'étaient pas, le deviennent. Et puis les tests (perte de l'inhibition de contact et formation de foyers...) n'apportent pas la preuve directe que les cellules seraient cancéreuses chez un hôte vivant. D'ailleurs, les chercheurs, prudents, parlent de « transformation » cellulaire et non de « cancérisation ».

Entre les épidémiologistes et les cultivateurs de

cellules, les spécialistes de la cancérogenèse expérimentale administrent les agents suspects à des animaux de laboratoire, ou soumettent ceux-ci à des conditions soupçonnées de favoriser l'apparition de cancers. Ils ont induit des tumeurs malignes chez des souris, des rats, des hamsters, des singes..., avec des centaines d'agents ou de combinaisons d'agents.

Cette dernière modalité de cancérisation est importante, car elle a amené les expérimentateurs à distinguer les agents et facteurs cancérogènes qui provoquent, chez leurs cobayes, des tumeurs malignes lorsqu'ils sont administrés isolément, et des cocarcinogènes, qui augmentent la fréquence de ces tumeurs quand ils sont appliqués en même temps que les premiers mais n'en induisent pas lorsqu'ils sont administrés seuls.

Ils ont également montré que deux agents ou facteurs peuvent additionner leurs effets, les potentialiser (c'est-à-dire multiplier les risques de cancérisation qu'induit chacun), ou même les inhiber.

Il va de soi qu'il demeure délicat de conclure qu'un agent qui a cancérisé des animaux ou qu'un facteur qui a favorisé une cancérisation animale soit dangereux pour l'Homme. Il faut cependant souligner le fait que l'immense majorité des agents et facteurs dont la cancérogénicité est certaine chez l'Homme se sont montrés capables de provoquer des cancers chez l'animal.

Certes, il est des agents plus cancérogènes chez l'Homme que chez l'animal (l'arsenic, par exemple) ; il en est qui provoquent des cancers différents chez l'animal et chez l'Homme (la benzidine donne des tumeurs du foie chez le rat, de la vessie chez l'Homme) ; il est des cancers, notamment celui du poumon, qui, fréquents chez l'Homme, sont assez difficiles à produire chez les animaux.

C'est dire la nécessité de confronter les résultats des méthodes expérimentales et épidémiologiques avant de tirer les conclusions scientifiques sur la cancérogénicité des agents et facteurs suspects, ce qui ne saurait empêcher les pouvoirs publics de prendre des mesures destinées à protéger les populations à l'égard d'agents et facteurs seulement suspects.

Je reviendrai sur ces mesures et sur les problèmes qu'elles posent dans le chapitre 9 consacré à la prévention, et dans lequel les cancérogènes seront envisagés selon les vecteurs environnementaux qui les mettent au contact de l'Homme. Je m'en tiendrai ici à une première approche plus simple de la cancérisation, celle des agents et facteurs classés selon leur nature. Ils peuvent être physiques, chimiques, complexes.

Des agents physiques

Les agents physiques cancérogènes peuvent appartenir : *a)* aux rayonnements* ou radiations*, qui peuvent être corpusculaires (rayons alpha * et bêta *) ou non rayons X* et gamma*), ionisants* (ce qui est le cas des précédents) ou non (rayons ultraviolets*) ; et *b*) aux matières chimiquement inertes (ou supposées telles).

Les radiations ionisantes sont l'un des facteurs exogènes les plus anciennement connus de la cancérogenèse.

Elles peuvent provoquer l'apparition de tumeurs faciles à rattacher aux antécédents d'exposition à ces agents. C'est le cas des tumeurs survenant dans les zones exposées ; la fréquence de ces cancers augmente avec la dose reçue localement. Elle n'est pas diminuée par la protection d'une autre partie du corps. Les tumeurs cutanées survenant chez les radiologues en sont les exemples les plus frappants.

Les irradiations ont également pu être incriminées chez l'Homme dans le cas de diverses leucémies résultant d'expositions à des doses modérées, mais étendues ; on connaît la fréquence relativement élevée de celles-ci chez les radiologues, chez les survivants des bombardements de Nagasaki et d'Hiroshima, chez les patients irradiés sur la colonne vertébrale pour rhumatisme, chez les enfants irradiés dans l'utérus de leur mère à l'occasion d'une radiographie pelvienne de celle-ci. L'étude des cancers induits par ces irradiations prénatales met en évidence une relation linéaire entre la dose et la fréquence des tumeurs. Quant à l'existence d'une dose seuil au-dessous de laquelle aucun cancer n'est induit, elle est très discutée.

Les rayons ultraviolets (U.V.) diffèrent des rayonnements mentionnés ci-dessus : ils n'induisent pas d'ionisations *, et ils ne pénètrent guère au-delà de 2 mm dans la matière vivante (leur pénétration est moindre que celle des radiations ionisantes, car leur longueur d'onde est plus grande). Il n'est donc pas surprenant qu'ils soient surtout responsables de cancers de la peau. Un comité *ad hoc* de l'Académie nationale (américaine) des sciences a récemment estimé que l'exposition aux U.V. du rayonnement solaire était responsable de 80 % des carcinomes et de 40 % des tumeurs noires (ou mélanomes *) de la peau.

Des cancers ont été provoqués expérimentalement aux sites d'implantation de matériaux divers : Selye a placé, sous la peau de rats, des petits objets en verre, de formes diverses, et enregistré, dans l'année qui a suivi, l'apparition de cancers dont la fréquence a varié de 5 à 75 % avec la forme des objets. Cette observation est à rapprocher de la connaissance de cancers qui surviennent en des zones de l'organisme qui sont l'objet de traumatismes répétés, ou au niveau d'une cicatrice de brûlure ou d'une ulcération chronique, conditions qui ont en commun de produire ce que Virchow considérait comme le facteur commun à tous les cancérogènes, l'« irritation ».

Des agents chimiques

Plus de 1 000 agents chimiques que les hommes mangent, boivent, respirent et dans lesquels ils baignent, pourraient être des cancérogènes potentiels. Ils appartiennent à toutes les classes chimiques. Ne pouvant tous les envisager, ni même les citer, je me limiterai à des exemples.

Les hydrocarbures dits polycycliques * furent les premiers étudiés, après la découverte, en 1775, du rôle de la suie, donc du goudron qu'elle contient, à l'origine du cancer des ramoneurs.

Quarante ans plus tard, Yamagiwa et Itchikawa ont réussi à reproduire, chez des lapins, des cancers de la peau par badigeonnage avec du goudron. Chez l'animal, de même que chez l'Homme, les tumeurs ne surviennent qu'après des mois ou des années d'exposition, et l'on observe un long temps de latence, pendant lequel les applications doivent être répétées, avant l'apparition du cancer.

Il convenait de découvrir quel était, dans le goudron, mélange de nombreux corps chimiques, le détenteur de cette propriété. On a observé d'abord que les goudrons obtenus par chauffage du charbon à 1 200 °C ne sont pas cancérogènes, tandis que ceux produits par l'industrie du gaz d'éclairage à partir de charbon seulement chauffé à 800 °C le sont hautement. La distillation du goudron à des températures variables permit de déterminer le pouvoir cancérogène de différentes fractions, et d'étudier sa corrélation avec leur contenu et leurs divers composants. On fut ainsi amené à accuser certains hydrocarbures, et l'on put extraire du goudron l'un d'entre eux, le benzopyrène. D'autres carbures furent préparés par synthèse ou isolés à partir de goudrons eux-mêmes préparés par synthèse. Le composé de base de ces carbures cancérogènes est l'anthracène, dont la formule chimique comporte trois noyaux de benzène. Le dibenzanthracène, un des carbures cancérogènes les plus puissants, est, comme son nom l'indique, un dérivé de ce benzanthracène auquel sont adjoints deux noyaux benzène en des positions particulières. Ces carbures cancérogènes actuellement reconnus dangereux dans le milieu industriel et familial de l'Homme, et utilisables dans les laboratoires de cancérologie pour induire à volonté des tumeurs expérimentales, sont légion. Le méthylcholanthrène est l'un des plus utilisés au laboratoire par les chercheurs.

Certains dérivés chlorés auxquels appartiennent le tétrachlorure de carbone, le chloroforme, l'heptachlore, divers pesticides dont le D.D.T. et le dieldrine, se sont aussi révélés cancérogènes expérimentalement. Enfin, le chlorure de vinyle*, monomère utilisé pour fabriquer les plastiques qui en sont des polymères, peut cancériser le foie des humains et des rats.

Certains dérivés azotés sont particulièrement redoutés. Les amines * sont les plus étudiées. On sait, en effet, depuis la fin du siècle dernier, que des dérivés de l'aniline, amine* aromatique*, provoquent des cancers du tractus urinaire, notamment de la vessie ; le plus dangereux à cet égard est la naphtylamine. Un autre dérivé de l'aniline, la phénacétine, utilisée comme antalgique en thérapeutique, a été soupçonné d'être tumorigène à la lumière de plusieurs observations de patients qui l'avaient consommé très largement, longtemps avant de présenter une affection tumorale.

Plus récemment, on a montré le pouvoir cancérogène de composés N-nitroso, et leur formation possible dans l'estomac de rats à qui l'on a fait absorber des nitrites et certaines amines ou amides. Or les nitrosamines* s'inscrivent parmi les plus puissants cancérogènes de nos laboratoires.

Diverses substances organiques de synthèse, aussi différentes que des composés utilisés dans la chimiothérapie des cancers pour empêcher les cellules de se diviser, certaines hormones dont les cibles sont les organes sexuels et sur lesquelles je reviendrai au chapitre 7, sont apparues, au cours d'enquêtes et/ou d'expériences, être des cancérogènes certains. Parmi ces composés, s'inscrit un produit abandonné en thérapeutique, mais très utilisé en laboratoire, l'uréthane.

On connaît aussi le rôle cancérogène : *a*) de substances organiques d'extraction de plantes ou produites naturellement par elles, notamment des tanins et certains alcaloïdes * : la réserpine, employée pour ses propriétés antihypertensives, et suspectée à la suite de plusieurs travaux, dont celui, récent, d'Armstrong, de pouvoir exercer un effet cancérogène pour le sein chez la femme ; *b*) de substances produites par des champignons, dont l'aflatoxine, libérée par une moisissure des tourteaux d'arachide, et la substance responsable du jaunissement du riz, de structure chimique inconnue, mais dont le champignon producteur est identifié ; *c*) de composés produits par des bactéries, dont l'éthionine que sécrètent les colibacilles. Il n'est pas jusqu'aux substances minérales qui ne soient en cause : l'amiante au tout premier rang, le chrome, le nickel, le cadmium, le cobalt, le plomb, l'étain, le fer, l'arsenic...

Des agents complexes

Il est enfin des matériaux cancérogènes qui portent en eux un ou plusieurs agents actifs ou suspects, ou apportent avec eux, dans l'organisme, en plus de ce ou de ces agents, des facteurs eux-mêmes suspects.

Le rôle du tabac à l'origine de plusieurs tumeurs de l'Homme est absolument démontré par de nombreuses enquêtes épidémiologiques conduites dans presque tous les pays (tableau I), le cancer le plus fréquent étant, comme chacun sait, celui du poumon. Le risque de ce cancer est corrélé au nombre de cigarettes consommées.

Cette multiplicité des cancers provoqués par le tabac et leurs différences de fréquences respectives, de même que les différences considérables enregistrées dans les fréquences du cancer du poumon selon que les sujets étudiés ont fumé la pipe, le cigare ou la cigarette, suggèrent clairement l'existence de plusieurs agents introduits avec la fumée du tabac (goudrons, hydrocarbures, nicotine, matériaux solides...), et de plusieurs facteurs (pénétration dans les cellules de substances chimiques cancérogènes, lésions inflammatoires chroniques produites par elles et par les parties solides...)

Il convient d'ailleurs de signaler ici que sont ajoutés à certains tabacs des additifs, tels que la N-nitroso-diéthylamine, eux-mêmes soupçonnés d'être de puissants cancérogènes.

On rapprochera des cancers des fumeurs ceux de l'antre maxillaire si fréquents chez les Bantous, et liés à l'habitude de priser le « snuff », qui contient des métaux cancérogènes (dont le nickel, le chrome et le zinc).

Les boissons alcoolisées peuvent être considérées comme d'autres exemples de facteurs complexes, car elles ne sont pas bues sous forme d'alcool éthylique* pur, mais elles contiennent d'autres produits de distillation et des additifs, parmi lesquels des hydrocarbures polycycliques, des nitrosamines, de l'aflatoxine, etc. L'alcool est, par ailleurs, un excellent solvant de certains de ces agents, et son rôle à l'origine de l'inflammation des muqueuses des cavités digestives supérieures est évident.

Les cancers produits par l'alcool sont un peu moins nombreux que ceux que produit le tabac, mais ils sont multiples. C'est ainsi que le risque de présenter un cancer de la cavité buccale est multiplié, chez les alcooliques (par rapport aux non-buveurs), par un facteur pouvant dépasser 5 pour les tumeurs de la bouche, 10 pour celles du larynx, 17 pour celles de l'œsophage. Le rôle de l'alcoolisme à l'origine du cancer de ce dernier organe est remarquablement illustré par la quasi-identité, démontrée par Lasserre, de la distribution géographique, en France, de cette tumeur et de celle des cirrhoses du foie.

L'élévation du risque cancérogène induit par l'alcool est également démontrée au niveau du sein, de la glande thyroïde et pour les mélanomes ou tumeurs noires malignes de la peau ; celle du risque au niveau de l'estomac, du pancréas et de la prostate est soupçonnée, mais non prouvée ; au niveau du rectum, elle est seulement certaine chez les buveurs de bière.

TABLEAU I

RAPPORT ENTRE LA MORTALITE PAR DIVERS CANCERS CHEZ LES FUMEURS ET CELLE DES NON-FUMEURS

Le tabac élève le risque de plus de dix variétés de cancers. (American Cancer Society Survey, HAMMOND E. C. *Nat. Cancer Inst. Monogr.*, 1966, *19*, 127)

	Sujets âgés de :	
Ages	45 à 64 ans	65 à 79 ans
Non-fumeurs	1	1
Fumeurs		
Tous cancers	2,14	1,76
Poumon	7,84	11,59
Bouche, gorge	9,90	2,93
Larynx	6,09	8,99
Œsophage	4,17	1,74
Vessie	2	2,96
Pancréas	2,69	2,17
Foie et annexes	2,84	1,34
Rein	1,42	1,57
Estomac	1,42	1,26
Leucémies	1,40	1,68

Ce n'est que récemment que certains épidémiologistes ont accusé le café, sur des documents épidémiologiques sérieux, d'être à l'origine de certains cancers, notamment de la vessie (il serait responsable, selon Cole, d'environ 29 % des tumeurs malignes de cet organe chez l'homme, et de 49 % chez la femme). Il s'agit, là encore, d'un agent complexe, apportant au moins un alcaloïde, la caféine, mutagène connu des biologistes, et des goudrons et hydrocarbures produits par la torréfaction.

Plus complexe encore est l'influence, sur la cancérisation, de la nutrition, dans laquelle les parts respectives de divers facteurs quantitatifs et qualitatifs sont très difficiles à déterminer.

L'association de la haute fréquence de divers cancers, et notamment de tumeurs autres que celles du système digestif, et de l'obésité est démontrée chez l'Homme. Une excellente corrélation entre la richesse du régime alimentaire en calories et la fréquence des cancers du sein chez la femme a été établie : aux extrêmes, la fréquence est très supérieure à la moyenne mondiale chez les Américaines, et très inférieure chez les Japonaises. Des rats soumis à un régime pauvre en calories présentent trois fois moins de cancers que ceux soumis à une ration riche.

Un régime surdosé en protéines augmente, chez le Rat, la fréquence des tumeurs provoquées par un cancérogène chimique ; un régime pauvre réduit, dans cette même espèce, la fréquence de tumeurs provoquées par une nitrosamine.

L'action de tels régimes peut être au moins partiellement indirecte : le contenu en protéines du régime alimentaire modifie l'activité des enzymes du foie, lesquelles ont la capacité de transformer en cancérogènes, comme on le verra au chapitre 7, des substances qui ne le sont pas, et inversement.

Certains composants des protéines, les acides aminés, peuvent exercer un rôle singulier : ainsi l'adjonction de tryptophane au régime augmente la fréquence des cancers du foie produits par une nitrosamine.

Le contenu en corps gras du régime est important : une corrélation entre leur quantité ingérée et la fréquence des cancers du sein chez la femme a été démontrée. On a observé chez le Rat que la richesse en graisses des aliments détermine non seulement la fréquence globale des tumeurs, mais leur localisation : un régime riche en corps gras élève, dans cette espèce, le risque des tumeurs mammaires et diminue celui des cancers des yeux. Le fait que divers cancérogènes soient solubles dans les graisses explique sans doute partiellement ces notions.

Des agents vivants

Des organismes vivants, aussi différents que certains vers, des bactéries et des virus, peuvent jouer un rôle majeur dans la production des cancers.

L'exemple le plus dramatique de parasite responsable de tumeurs malignes est celui de certaines bilharzies, vers qui provoquent, selon leur espèce, des lésions viscérales diverses, singulièrement des cystites en Egypte. Or ces cystites se compliquent très fréquemment de cancers de la vessie qui représentent la tumeur maligne de très loin la plus fréquente en ce pays ; c'est à la bilharziose et à son cancer que l'on attribue l'espérance de vie, encore basse (50 ans), des Egyptiens. On évoque ici un mécanisme indirect, celui de l'inflammation, celle de la vessie n'étant pas le seul cas d'inflammation chronique qui fait le lit du cancer.

Il n'est pas *a priori* déraisonnable de rechercher des relations entre, d'une part, la présence, la quantité et l'équilibre de diverses bactéries dans l'organisme ou dans certains de ses sites anatomiques, et, d'autre part, la fréquence de divers cancers. On a amassé des documents suggérant une influence possible de l'état de la flore intestinale sur les risques de cancer, non seulement du gros intestin, mais aussi du sein, et un rapport entre la présence d'une infection urinaire et le risque de cancer de l'estomac. On pense, dans le premier cas, à la production éventuelle, par les bactéries intestinales, de cancérogènes à partir de produits de l'alimentation et de composants de la bile, et, dans le second cas, à la conversion, par les microbes, de nitrates en nitrosamines.

Si ce sont des observations de pathologie écologique qui ont ouvert les deux chapitres de la radio et de la chimiocancérogenèse, cela avant la naissance officielle de l'épidémiologie, cette discipline en est encore, après plus de dix ans d'existence et d'intensif développement, soixante-treize ans après que Borrel ait proposé sa théorie virale de la genèse des tumeurs, à la recherche des preuves que les candidats viraux à la responsabilité de la cancérisation chez l'Homme sont réellement en cause.

Il n'en reste pas moins que l'on peut affirmer : *a*) que certains virus de provenance animale ou humaine sont de puissants cancérogènes chez des animaux de diverses espèces ; *b*) que des virus jouent un rôle majeur dans la cancérogenèse spontanée dans ces espèces et chez d'autres ; et *c*) qu'il est raisonnable de présumer que des virus jouent un rôle non moins fondamental dans la cancérogenèse humaine. Mais les seules données bien établies sur la cancérogenèse virale ne concernent encore que l'expérimentation.

L'avance de la recherche expérimentale sur la recherche clinique est donc ici considérable, puisque la découverte du premier virus cancérogène connu, celui de la leucémie des poules, remonte au début du siècle.

Certains virus sont des agents producteurs de tumeurs spontanées, la plupart malignes, d'autres bénignes (dites « fibromes* » et « papillomes »), les unes survenant chez des animaux non sélectionnés génétiquement*, les autres essentiellement chez des animaux de lignées pures (cancers mammaires et leucémies de la Souris). Leur action a été révélée par l'administration d'ultrafiltrats* de matériaux tumoraux à des animaux vierges de la maladie. Cette administration n'est cancérogène qu'après une période de latence plus ou moins longue. Elle est, dans certains cas, efficace quel que soit l'âge du receveur. Dans d'autres, notamment celui de la leucémie spontanée de la Souris, elle ne l'est que lorsqu'elle est effectuée à la naissance. Cette observation expérimentale a conduit à la notion selon laquelle existent deux types de transmission des virus cancérogènes : la transmission horizontale*, assurée par des vecteurs divers, efficaces quel que soit l'âge du receveur et, pour certains virus, quelles que soient les relations donneur-receveur ; la transmission verticale* ne s'exerçant que sur le receveur nouveau-né ou fœtal ; ses vecteurs seraient le sperme, l'ovule et le lait.

D'autres virus ne semblent pas se comporter en agents cancérogènes naturels. Ils ont été isolés d'animaux d'espèces diverses qui les hébergent naturellement, mais dans lesquelles ils n'exercent aucune cancérisation, en tout cas spontanée ; ils se révèlent cancérogènes dans d'autres espèces que celles qui les hébergent, notamment ou singulièrement chez le Hamster, lorsqu'ils sont inoculés, là encore, le jour de la naissance.

Le virus dit d'Epstein-Barr (V.E.B.*) concerne l'Homme. Il est responsable, dans les pays développés, d'une maladie bénigne, la mononucléose infectieuse. Virus ubiquitaire, il se transmet horizontalement, et presque toute la population adulte présente des anticorps contre ce virus. Son intérêt particulier réside dans le fait qu'il est étroitement associé à deux affections malignes humaines, la tumeur de Burkitt (sarcome des lymphocytes) en Afrique, et le cancer du nasopharynx* en Extrême-Orient. En culture, le V.E.B. « transforme » des lymphocytes humains normaux ; les cellules infectées deviennent capables de se multiplier indéfiniment. Enfin, ce virus provoque un cancer qui est également un lymphosarcome, très semblable à la tumeur de Burkitt, chez le singe marmouset.

Deux virus cancérogènes ont été isolés de tumeurs du Singe. Le premier a été obtenu à partir d'un cancer d'un singe laineux (*Wooly Monkey Simian Sarcoma Virus* *) ; en culture, il provoque la formation de foyers de « transformation » sur des cellules embryonnaires et, injecté au singe marmouset, il induit des tumeurs. Le second a été obtenu par Kawakami à partir de cellules leucémiques du gibbon ; on l'appelle *Gibbon Ape Leukemia Virus* (G.A.L.V.*). Les génomes de ces deux virus ont la particularité de ne présenter aucune homologie démontrable par hybridation avec l'A.D.N. des cellules normales de singe, ce qui pose le problème de leur origine. Ont-ils infecté le singe en provenant d'une autre espèce ?

Les divers virus cancérogènes sont étudiés et répertoriés quant à d'autres caractères que leur seul pouvoir de provoquer des tumeurs. Parmi ceux-ci, s'inscrit la constitution chimique de leur génome.

Cette dernière permet de les classer dans les deux grandes catégories des virus à A.D.N. et des virus à A.R.N., catégories qui se divisent elles-mêmes en plusieurs groupes.

Ces virus cancérogènes ont été vus, au microscope électronique, sous forme de particules d'aspects différents selon que leur génome est l'A.D.N. ou l'A.R.N.

Un certain nombre de notions concernant leurs différences, leurs similitudes et leurs relations, méritent d'être indiquées.

Les unes sont fournies par leur comportement et leur morphologie, certains caractères étant liés à leur constitution chimique, tandis que d'autres en sont indépendants. Les virus à A.D.N. (A.D.N. à double chaîne) sont capables soit de détruire, soit de « transformer * » les cellules qu'ils infectent. En règle générale, dans les cellules transformées, la duplication du virion cesse (ces cellules ne produisent pas de virus infectieux), et la présence de l'information virale ne se traduit que par l'acquisition de nouveaux antigènes (codés* par le génome viral). Les divers groupes de virus cancérogènes à A.D.N. diffèrent notablement entre eux dans leurs aspects morphologiques.

Les virus à A.R.N. (A.R.N. monocaténaire*) se comportent différemment : ils ne détruisent pas la cellule ; ils peuvent la transformer ou non. Quoi qu'il en soit, le cycle de replication virale peut se poursuivre continuellement et indépendamment de la division cellulaire, et aboutir à la production de particules virales complètes. Le pouvoir cancérogène des virus à A.R.N. est habituellement assez faible, celui des sarcomes étant cependant plus élevé que celui des leucémies. Contrairement aux virus cancérogènes à A.D.N., les virus à A.R.N. sont assez semblables entre eux en microscopie électronique : on distingue cependant, avec Wilhelm Bernhard, trois types de « particules » : A, B, et C, qui traduisent les aspects sous lesquels les montre cette microscopie. On a d'abord cru qu'elles représentaient respectivement trois stades successifs de maturation. En fait, si c'est le cas pour les particules A (intracytoplasmiques*) et B, qui correspondent aux formes successives de maturation du virus de la tumeur mammaire de la Souris, les particules dites C des leucémies et sarcomes n'ont aucun lien de parenté avec les deux précédentes.

Dans les deux cadres respectifs des virus à A.D.N. et des virus à A.R.N., certains présentent la caractéristique d'être défectifs*, c'est-à-dire de ne pouvoir aboutir à la production de particules virales complètes. Certains virus à A.R.N., notamment ceux qui produisent des sarcomes, ont besoin d'un virus auxiliaire (dit « helper* »), singulièrement le virus leucémogène ; celui-ci fournit certaines sous-unités de l'enveloppe du virus sarcomatogène*.

Ces notions générales évoquent la masse de travaux qui ont été consacrés aux virus cancérogènes. Un seul agent a été cité comme responsable présumé de cancers humains : le virus d'Epstein et Barr. Il est cependant d'autres virus, classés ou non parmi les virus cancérogènes types, dont le rôle possible dans la cancérogenèse humaine mérite d'être considéré. Je les classerai selon leur génome à A.D.N. ou à A.R.N., et selon leur origine humaine ou animale.

Dans le cadre des virus à A.D.N., parmi les virus d'origine humaine, le candidat n° 1 de la cancérogenèse humaine, le virus d'Epstein-Barr (V.E.B), appartient à la famille des virus herpès*.

Les soupçons sont nés lorsque ce virus a été identifié dans des cellules de tumeur de Burkitt en culture. On a recherché et trouvé des anticorps à un taux élevé dans le sang de la plupart des sujets porteurs de cette maladie en Afrique. On a, plus récemment, mis en évidence, dans l'A.D.N. des cellules de la tumeur, l'A.D.N. du virus, tandis qu'on avait démontré que ces cellules portaient divers antigènes déterminés par lui. Ces travaux sont, pour la plupart, dus à George Klein de Stockholm.

Les malades porteurs de cancers du nasopharynx, en Orient, présentent également des taux élevés d'anticorps contre ce virus, comme l'a montré de Thé, et la présence d'antigènes liés à celui-ci a été révélée sur les cellules cancéreuses, lesquelles ne sont pourtant pas ici des lymphocytes, la tumeur étant un carcinome.

Si ces deux conditions tumorales sont toujours accompagnées du V.E.B., elles ne sont cependant pas les seules : ce virus engendre dans nos pays, au moment de l'adolescence, une affection bénigne, la mononucléose infectieuse, au cours de laquelle le taux des anticorps à son égard monte très haut, puis redescend rapidement. D'ailleurs, la plupart des sujets de tous les continents présentent, à des titres faibles, de tels anticorps, ce qui signifie qu'ils ont rencontré ce virus.

Si l'on peut donc supposer que le virus d'Epstein-Barr est cancérogène chez l'Homme, le fait qu'il soit ubiquitaire conduit à admettre que la cancérisation par ce virus demande une condition surajoutée à sa présence. La correspondance géographique, en Afrique, entre les zones de paludisme et celles de la tumeur de Burkitt a amené à soupçonner un rôle complémentaire de la malaria*.

Le virus d'Epstein-Barr n'est pas le seul virus de la famille herpès que l'on soupçonne d'être à l'origine de cancers humains. Le virus dit « herpès simplex n° 2 », responsable de l'herpès génital, a été isolé en culture de cellules du cancer du col de l'utérus ; on a trouvé des taux élevés d'anticorps contre ce virus dans le sang de patientes porteuses de ce cancer, même à un stade initial, et, à l'inverse, on voit apparaître plus de cancers au niveau de ce site chez des femmes présentant de tels anticorps que chez celles qui n'en présentent pas. A noter que ce virus transforme des cellules normales de hamster en culture, et provoque des cancers du col utérin chez le singe rhésus.

Pour en terminer avec les virus herpès, je citerai l'hypothèse résultant d'une étude épidémiologique, selon laquelle l'infection par la varicelle durant la grossesse pourrait élever le risque de cancer chez l'enfant.

Parmi les autres virus à A.D.N. d'origine humaine, trois groupes méritent considération : les adénovirus*, les papovavirus*, et le virus de l'hépatite B*, ou « antigène Australia » : *a*) les adénovirus humains cancérisent les hamsters, mais aucune étude concernant leur recherche ou celle d'anticorps à leur égard chez les patients porteurs de cancer ne permet de formuler la moindre accusation ; *b*) les papovavirus sont connus pour provoquer des verrues, mais aucune donnée ne permet de penser avec certitude qu'ils cancérisent notre espèce ; *c*) le virus de l'hépatite B, enfin, a été soupçonné d'être à l'origine de cancers du foie en Afrique (où son antigène est plus souvent mis en évidence chez les sujets porteurs de ce cancer que chez les autres), mais non dans les autres continents ; on l'a également soupçonné d'être à l'origine de leucémies, qui pourraient être ainsi associées à la persistance du virus transmis le plus souvent par des transfusions de sang ; il convient de rappeler ici que l'hépatite virale peut se compliquer d'une autre maladie de la moelle osseuse, l'aplasie ou disparition des cellules productrices du sang, et que cette maladie, elle-même, se complique parfois de leucémie.

Parmi les virus à A.D.N. d'origine animale, trois doivent être considérés quant à leur rôle possible dans la cancérogenèse humaine, le papovavirus simien S.V. 40*, le poxvirus simien Yaba* et l'herpès virus aviaire, agent de la maladie de Marek*, maladie de la Poule ressemblant à la tumeur de Burkitt humaine.

On s'est inquiété du risque cancérogène éventuel chez l'Homme, induit par le S.V. 40, lorsqu'on s'est rendu compte que les premiers lots du vaccin contre la poliomyélite étaient contaminés du fait que le virus vaccinal avait été produit par des cellules de singe en culture. Les enfants vaccinés ont donc été suivis avec la plus grande attention et, bien qu'ils aient présenté des anticorps à l'égard de ce virus S.V. 40, aucun cancer n'est apparu à l'origine duquel celui-ci puisse être accusé. La question n'est cependant pas close, car une étude rétrospective a révélé un taux anormalement élevé de tumeurs du cerveau chez les enfants dont les mères ont été vaccinées pendant leur grossesse, et une étude australienne a montré une fréquence plus élevée de cancers chez les enfants vaccinés contre la poliomyélite que chez les enfants non vaccinés. A noter que le S.V. 40 transforme des cellules humaines en culture.

Le virus Yaba produit de petites tumeurs appelées « histiocytomes* » chez le Singe, et il en a produit de transitoires chez l'Homme.

Quant au virus de la maladie de Marek, qui pourrait contaminer les travailleurs de la volaille et les aliments qui en proviennent, on ne lui a découvert aucune association avec une tumeur humaine.

Quelques virus à A.R.N. d'origine humaine ont attiré l'attention des épidémiologistes ou des biologistes. On s'est, par exemple, demandé si un myxovirus*, celui de l'influenza*, n'augmente pas, lorsqu'il infecte le fœtus dans l'utérus, les risques de l'enfant d'être ultérieurement victime d'un cancer, singulièrement d'une leucémie.

Mais on s'est surtout acharné à rechercher des virus cancérogènes à A.R.N. dans le cas des tumeurs humaines correspondant aux trois types de cancers provoqués par de tels agents chez la Souris et dans d'autres espèces, les leucémies, les sarcomes et les cancers mammaires.

On a d'abord trouvé au microscope électronique des particules de type C* dans des cellules de leucémies. On a recherché des antigènes sur les cellules tumorales, mais les données concernant leur spécificité n'ont jamais été convaincantes.

Deux tests biochimiques ont suscité récemment un intérêt plus sérieux, sans avoir cependant résolu le problème. L'un consiste à rechercher, dans des préparations d'origine cellulaire, un A.R.N. de grande taille, caractérisé par sa constante de sédimentation* (A.R.N. 70 S*), associé à l'enzyme transcriptase inverse, dont j'ai dit, au chapitre 1, qu'elle assurait la fabrication d'un A.D.N. qui peut faire produire, par les cellules, de nouvelles particules virales à A.R.N. L'autre recourt à la méthode de l'hybridation, qui permet de rechercher, dans l'A.D.N.

cellulaire, des séquences homologues à celles de ces virus ; cette méthode est fondée sur l'interaction spécifique entre deux chaînes de polynucléotides dont les bases, si elles sont complémentaires, s'apparient.

Grâce à ces techniques, dont l'intérêt avait été prouvé dans des modèles expérimentaux par Harel Huppert et Fanny Lacour, diverses équipes, notamment celles de Spiegelman, de Mak et de Gallo, aux Etats-Unis, et en France celles de Boiron et Tavitian ont pu démontrer l'existence de « particules » 70 S avec transcriptase inverse dans diverses leucémies humaines. Or, ces particules, trouvées dans des cellules tumorales de notre espèce, présentent des séquences communes avec deux virus cancérogènes de singe, dits V.M.S.S.V. et G.A.L.V., et avec les virus leucémogènes de souris.

Enfin, la mise en évidence dans le lait de femme à haut risque de tumeur du sein (secte Parsi de Bombay*), d'une part, par Moore, de particules B semblables à celles responsables des tumeurs mammaires de la Souris, d'autre part, par Spiegelman, d'une transcriptase inverse, laisse espérer de rapides progrès dans la connaissance de la genèse virale des cancers du sein humains. Des antigènes entièrement ou partiellement semblables à ceux des tumeurs mammaires d'origine virale de la Souris ont été trouvés dans le lait humain riche en particules et porteur de l'enzyme mentionnée ci-dessus ; cette observation, avec les premiers résultats d'études faisant appel à la méthode d'hybridation d'acides nucléiques, laisse à penser que les tumeurs mammaires humaines pourraient être provoquées par un virus à A.R.N., parent du virus responsable de telles tumeurs chez la Souris.

On n'avait d'ailleurs pas attendu d'avoir acquis ces notions sur les parentés possibles entre virus à A.R.N. humains et animaux pour conduire des études épidémiologiques à la recherche d'un éventuel rôle cancérogène, chez l'Homme, de tels virus de l'animal. On a examiné plusieurs centaines de vétérinaires ayant soigné des chats atteints de leucémie, dont on sait que le virus responsable est un virus à A.R.N. qui peut se transmettre de chat à chat horizontalement, et qui peut transformer des cellules humaines en culture : les données de l'enquête sont négatives. Il en est de même des résultats de travaux menés sur les virus cancérogènes à A.R.N. de souris, de bovins et de poules.

4

Les « agents doubles »

« Hors ces forces et ces substances nocives, tout dans nos maladies relève de l'action d'agents vivants. »
CHARLES NICOLLE.

De nombreux agents et facteurs exogènes peuvent donc « transformer » des cellules humaines en culture, et peuvent ou pourraient provoquer des cancers chez des humains. Aussi nombreux et puissants soient-ils, ils ne résument pas les causes connues ou suspectées des tumeurs malignes. Nous allons voir au chapitre 5 le rôle non moins démontré de facteurs endogènes, génétiques notamment. Il n'y a d'ailleurs pas, entre les deux, de discontinuité. Certains virus se comportent en effet comme des agents à la fois exogènes et héréditaires.

Des virus héréditaires

Les virus à A.R.N. dont je viens d'envisager le rôle cancérogène à propos des agents exogènes, peuvent, dans le cas des leucémies du Chat et de la Poule, se transmettre horizontalement. Ils méritent cependant d'être encore considérés comme des facteurs endogènes, car, dans la plupart des circonstances naturelles, ils se transmettent verticalement, de parents à enfants, à travers les cellules germinales*. Enfin, ces virus ne joueraient pas qu'un éventuel rôle cancérogène ; ils pourraient interférer avec l'évolution, le développement et la différenciation « normaux », et assurer le transfert, entre espèces, d'informations génétiques liées à des processus de la vie normale.

J'ai évoqué leur découverte par Ellerman et Bang, en 1908, qui les ont décrits comme responsables de la leucémie des poules. Trois ans plus tard, Rous les accusait d'être à l'origine d'un sarcome aviaire, dont l'agent causal deviendra célèbre tant il est de laboratoires qui l'utilisent aujourd'hui comme outil d'étude de la cancérogenèse et de la biologie moléculaire.

En 1947, Claude, un chercheur belge immigré aux Etats-Unis, vit ce virus au microscope électronique sous forme de particules C.

Rous et Claude ont récemment reçu le prix Nobel de physiologie et de médecine. Mais c'est surtout après la découverte de Gross, en 1951, que ces virus reçurent tout l'intérêt qu'ils méritent. Ce chercheur travaillait sur la leucémie spontanée de la Souris, qui survient chez 90 % des animaux d'une lignée pure, dite « AkR », et pas ou peu dans les autres lignées. Cette leucémie était donc considérée comme héréditaire ; personne n'accusait le moindre agent viral d'être à son origine, car on ne pouvait la transmettre par les ultra-filtrats (contrairement à la leucémie des poules et au sarcome de Rous) à des animaux qui n'appartenaient pas à la même lignée ; on ne pouvait pas non plus démontrer sa transmission à des animaux de cette lignée AkR, puisque tous étaient condamnés à la présenter. Gross parvint à la transmettre par des ultrafiltrats à des animaux d'une lignée très proche au point de vue de sa constitution génétique, mais légèrement différente de la lignée AkR, la lignée dite « C_3H », à condition qu'il injectât les matériaux de transmission le jour de la naissance.

Personne ne réussit à confirmer cette transmission pendant plusieurs années, mais on s'aperçut qu'elle ne réussissait en fait que sur une seule lignée C3H, celle sur laquelle Gross avait travaillé. Depuis, on a pu adapter le virus de Gross à d'autres lignées, y compris, à l'une d'entre elles qui est lointaine de l'AkR quant à sa constitution génétique. Ce virus se présente, au microscope électronique, semblable à celui de Rous, sous forme de particules C.

Gross imagina que, si toutes ou presque toutes les souris de la lignée AkR étaient condamnées à la leucémie spontanée, c'est que toutes portaient le virus. Or, au moment de leur naissance, leur mère n'était pas encore atteinte de leucémie. Les cellules tumorales ne pouvaient donc être le seul vecteur et la seule source du virus. C'est ainsi qu'il fut amené à imaginer et à démontrer que les particules de celui-ci sont transmises par les cellules germinales, aussi bien les ovules (œufs) maternels que les spermatozoïdes paternels.

Ce phénomène biologique qu'est la présence de virus à A.R.N., visibles sous forme de particules C, est aujourd'hui largement confirmé. Des particules ont été observées chez des mammifères de dix-sept espèces, y compris l'Homme, et chez le Faisan, les serpents et les poissons, et chez des animaux porteurs de tumeurs aussi bien que chez les non-porteurs, chez des animaux âgés aussi bien que chez des jeunes.

Bien qu'elles partagent, dans tous les cas, beaucoup de caractères communs, notamment leur morphologie et la dimension de leur A.R.N., les particules de certaines espèces ou groupes d'espèces présentent des particularités, en particulier quant à leurs antigènes et aux séquences des bases de leurs génomes (A.R.N.). Il convient de souligner que les particules C n'ont été découvertes chez l'Homme que par la microscopie électronique, notamment dans notre Institut, par Séman, qui fut le premier à les observer. Or, cette méthode, isolée, est insuffisante pour affirmer scientifiquement que ces particules traduisent des virus ; dans le cas de la leucémie aiguë (myéloïde) humaine, elles ont été étudiées par Gallo avec toutes les méthodes disponibles, mais un doute demeure encore quant à leur éventuelle nature simienne*. Ce doute ajoute en fait, comme on le verra plus loin, à leur intérêt fondamental.

Tandis que de nombreuses observations confirmaient l'importance biologique de ces virus, une découverte allait souligner celle-ci, en éclairant non seulement leur mode de reproduction, mais le mécanisme selon lequel ils cancérisent les cellules.

Temin et Baltimore ont démontré que ces virus possèdent une enzyme, dite rétrotranscriptase ou transcriptase inverse ou A.D.N. polymérase-A.R.N. dépendante, qui peut faire produire à ces cellules un brin d'A.D.N. complémentaire à l'A.R.N. viral. Cet A.D.N. peut servir de modèle pour la fabrication d'un double brin d'A.D.N., qui peut s'intégrer dans l'A.D.N. de la cellule parasitée. Cet A.D.N. est considéré par Temin comme un « provirus * ». Les cellules le contenant le transmettent à leurs descendants lorsqu'elles se divisent. Des particules n'apparaissent que lorsque l'A.D.N. correspondant à ce provirus est transcrit. Celui-ci peut demeurer latent pendant longtemps ; il peut le rester jusqu'à la mort de la cellule, ou être « activé », et induire alors la formation de particules.

Hill et Hillova ont, à Villejuif, isolé l'A.D.N. de cellules transformées par un virus de type C aviaire (du sarcome de Rous *), et démontré qu'une copie A.D.N. de l'A.R.N. viral était bien associée à l'A.D.N. des cellules, même si celles-ci ne produisent pas de particules. Ils ont « infecté » en culture des cellules normales de poulets, dites « fibroblastes * », par de l'A.D.N. extrait de cellules transformées par le virus à A.R.N. du sarcome de Rous évoqué plus haut, et vu apparaître, dans ces cellules, des particules de type C.

Divers travaux ont amené à distinguer, chez la Souris, deux classes de virus endogènes de type C. L'une concerne ceux qui ont été découverts chez beaucoup de souris sauvages, les plus naturelles : on nomme cette classe écotropique* (de *ecos*, environnement, et de *tropikos*, qui tourne), car ses virus ne sont acceptés que par les cellules de l'espèce dans laquelle ils ont été découverts, et ils ne sont reproduits que par ces seules cellules. Le virus de Gross fait partie de cette classe. L'autre classe compte des virus qui infectent des cellules d'espèces étrangères à celles qui sont leurs hôtes normaux, et qui ne se reproduisent que dans ces cellules étrangères : on leur a donné le nom de virus xénotropiques (de *xenos*, étranger) ; ils se distinguent des virus de la première catégorie, non seulement par le caractère mentionné ci-dessus, mais aussi par certains antigènes.

Il semble que la résistance que possèdent certaines cellules à l'égard de ces virus dépend non seulement de phénomènes de surface (récepteurs), mais aussi de processus internes à la cellule. Il est probable, selon Jay A. Levy, que toutes les cellules de souris possèdent les génomes de ces virus, et qu'elles peuvent soit produire spontanément les particules, soit supprimer leur expression.

Chaque espèce animale pourrait posséder ses virus xénotropiques propres. On en a découvert chez des chats et des babouins. Certains ont été mis en évidence dans des cellules de cobayes et de porcs, qui ne sont pas infectieuses pour les cellules de ces espèces respectives. Des virus de ce type ont été révélés chez des embryons et des fœtus de souris. Des particules de type C, qui pourraient être de tels virus, ont été trouvées dans des placentas humains normaux, des globules blancs de sang cultivés, et d'autres tissus d'humains normaux.

Le cancer dans l'ordre des choses

On a vu, au précédent chapitre, à la lumière de nombreuses expériences, que ces virus à A.R.N. et à particules de type C sont cancérogènes.

On est amené, avec Jay A. Levy, à supposer que les

deux types de virus diffèrent en ce qui concerne leur rôle dans la cancérisation.

Tous les virus écotropiques ne sont pas cancérogènes. Les tumeurs induites n'apparaissent, par ailleurs, que longtemps après l'apparition du virus (5 à 8 mois dans le cas de la leucémie spontanée de la Souris).

Enfin, on trouve des particules dans les cellules de nombreux tissus, alors qu'un type de virus donné ne cancérise généralement que les cellules d'un seul tissu. Aussi se demande-t-on si certaines activités cancérogènes de ces virus ne dépendent pas des cellules dans lesquelles ils se trouvent. Des recombinaisons génétiques* pourraient fournir un exemple d'événement qui permettrait au génome* des virus de type C d'intégrer le caractère cancérogène.

Les virus xénotropiques peuvent, quant à eux, cancériser des cellules d'une espèce étrangère à celle qui les produit naturellement, et chez laquelle ils ne sont pas capables d'être tumorigènes. Il est possible qu'ils infectent leurs hôtes hétérologues, se disséminent dans leurs cellules et, grâce à leur transcriptase inverse, intègrent leur copie A.D.N. dans le génome de ces cellules, y compris les cellules germinales. Dès lors, un virus xénotropique étranger pourrait être transmis verticalement et apparaître comme un virus endogène écotrope dans des espèces récemment infectées. Cette hypothèse, si elle se vérifiait, expliquerait la double transmission horizontale et verticale de la leucémie des chats, provoquée par un virus de type C apparemment écotrope : en effet, ce virus, bien qu'infectieux pour les chats, est différent, par les caractères de ses antigènes et de sa transcriptase inverse, du virus endogène xénotropique du Chat. Les virus du Gibbon et du Singe laineux, dont les acides nucléiques respectifs ne présentent pas d'homologies * (décelables par la méthode d'hybridation *) avec l'A.D.N. de leurs hôtes, pourraient aussi être des virus xénotropiques provenant d'autres espèces, peut-être de rongeurs.

Au-delà du cancer

Si les théories considérées ci-dessus expliquent le pouvoir cancérogène des deux classes de virus à A.R.N. de type C, la connaissance des virus xénotropes a amené certains biologistes, notamment Jay A. Levy, à considérer la possibilité selon laquelle ces virus pourraient exercer d'autres effets biologiques. Ceux-ci viennent à l'esprit du seul fait que ces virus sont présents dans toutes ou presque toutes les cellules normales, comme dans les cellules cancéreuses, et que l'immense majorité des types tissulaires de ces cellules normales, embryonnaires aussi bien que postnatales, ne sont, ne seront pas et ne peuvent être cancérisés par eux.

Et Jay A. Levy d'envisager des effets pathologiques, des effets sur les processus vitaux normaux, y compris l'embryogenèse*, enfin des effets sur l'évolution des espèces. Il faut noter que la nature, non finaliste, ne distingue pas entre ces trois types d'effets, la pathologie étant naturelle, ainsi que l'évolution, qui dépend de la possibilité des organismes vivants, modifiés ou non dans leur génome, de vivre ou de survivre dans les conditions que leur offre la biosphère, elle-même soumise à des changements naturels ou provoqués par l'Homme. Cette possibilité dépend encore de leurs moyens d'adaptation (dont on a vu des exemples à propos des bactéries), et des interactions compétitives ou passivement coopératives entre ces organismes.

J'appellerai cependant « pathologique » la fabrication, par les cellules que parasitent ces virus, d'antigènes dont la production est induite par leur génome ou les relations entre celui-ci et celui des cellules. Celles-ci peuvent, en effet, dès lors qu'elles portent des antigènes, être reconnues comme « étrangères » par l'organisme, dont certaines réactions entraînent des maladies dites « auto-immunitaires » (car dirigées apparemment contre ses propres cellules). Ces antigènes, circulant dans le sang, y rencontrent éventuellement des anticorps dont ils ont suscité la production, pour former avec eux des complexes dits « immuns* », qui risquent de se déposer au niveau des reins et de les léser.

De plus, comme ces virus de type C peuvent migrer de cellule à cellule dans un même organisme, on est amené à considérer qu'ils puissent se comporter en agents transducteurs * de mutations somatiques *. On revient d'ailleurs au risque cancérogène de ces virus, en évoquant un mécanisme inquiétant : des virus écotropiques peuvent se comporter en virus xénotropiques. Ils acquièrent alors un pouvoir infectieux pour d'autres espèces que celle qui les a conçus. Leur intégration dans les génomes de cellules de telles espèces devient dès lors possible. Leur rôle dans la cancérisation humaine ne saurait donc être exclu, et la découverte, dans des tumeurs humaines, d'A.D.N. qui hybridise* avec de l'A.R.N. des virus leucémogènes de souris soutient cette hypothèse inquiétante.

Ainsi, la connaissance de ces virus fragilise-t-elle la notion si classique de l'intégrité du « moi biologique ».

De plus, la présence de leur génome dans celui des cellules pourrait, sans pour autant être cancérogène, modifier l'expression des antigènes* cellulaires ainsi que d'autres protéines fonctionnelles des cellules et, partant, changer certains comportements de celles-ci.

L'induction d'antigènes par ces virus peut rendre les cellules plus étrangères par rapport aux organismes hôtes : cela ne doit pas être considéré comme obligatoirement défavorable pour ces cellules, ni même pour les cellules d'un embryon à l'égard de son hôte au second degré qu'est la mère. N'a-t-on pas observé que, plus un embryon est différent de la mère qui le porte, plus il a de chances de survivre ? Certains mécanismes apparaissent, qui permettront d'expliquer ce processus lorsqu'on aura abordé, au chapitre 7, les phénomènes immunitaires* : on y verra que des anticorps*, moyen de l'immunité dite « humorale », ou des complexes anticorps-antigènes, peuvent protéger contre l'attaque, par l'immunité dite « à médiation cellulaire * », de cellules qui portent les antigènes.

Et si les antigènes sont définis comme des caractères des cellules qui les rendent reconnaissables par les lymphocytes des hôtes qui ne les portent pas, il est bien évident qu'ils peuvent, en tant que molécules, jouer d'autres rôles que celui de marqueurs d'une singularité d'espèce ou d'individu. Il ne faut pas être l'esclave de la linguistique au point de confondre définition et fonction.

Nous définissons souvent des matériaux par des caractères qui n'ont rien à voir avec leurs fonctions. Aussi, ces molécules induites par ces virus et qui viennent se placer à la surface des cellules, les rendant reconnaissables, au point que nous les mettons en évidence par ce procédé si commode qui fait appel à leur antigénicité, peuvent exercer des fonctions autres qu'immunologiques.

Mieux encore, si nous n'abandonnons pas cette façon de reconnaître les molécules de surface par leurs caractères antigéniques, nous observons que la présence de virus dans des cellules, donc d'antigènes « viraux » à leur surface, est capable de réduire l'expression d'autres antigènes, par exemple d'histocompatibilité* (ou de greffe), d'identité donc de la cellule.

Nous avons devant nous un immense champ d'hypothèses sur les interférences de ces virus sur les fonctions cellulaires, hypothèses dont peu, il faut le souligner *a priori*, sont étayées sur des faits, mais dont beaucoup vont attirer les chercheurs.

Commençons par la vie embryonnaire. La seule présence de tels virus dans les tissus normaux, les embryons et le placenta autorise à supposer qu'ils interviennent dans l'embryogenèse*, le développement ultérieur, la différenciation et les réparations cellulaires. Ils pourraient, selon Jay A. Levy, jouer un rôle dans l'implantation de l'embryon, par exemple en « encourageant » les interactions cellulaires. Dans les cellules embryonnaires, ils pourraient stimuler la multiplication cellulaire ; Macieira-Coelho a, en effet, montré, dans notre Institut, que le virus du sarcome de Rous stimule, en culture, les divisions de cellules conjonctives, dites « fibroblastes ».

Nous n'avons aucune raison de limiter à l'embryon l'effet probable de ces virus sur les interactions cellulaires autres qu'immunitaires. Rien ne nous interdit de supposer qu'ils modulent les divisions cellulaires, stimulant certaines, inhibant d'autres : ils exercent à cet égard des effets sur la prolifération des lymphocytes, comme le font d'autres agents d'origines les plus diverses, dont ceux qu'on appelle « mitogènes * » et ceux qu'on appelle « adjuvants de l'immunité * », et sur la prolifération des cellules souches *, comme le font ces derniers. On sait que ces deux types de cellules sont des cibles de ces virus pour la cancérisation qui donne, lorsque leur prolifération devient désordonnée, des leucémies. Si elles sont de telles cibles pour le processus de prolifération désordonnée, il y a une bonne raison de penser que ces cellules pourraient être sensibles à l'effet de ces virus sur la prolifération ordonnée, comme elles le sont à d'autres messagers, les hormones par exemple, pour les deux types de prolifération.

On peut, bien sûr, encore moins résister à invoquer le rôle possible des virus xénotropiques dans le processus de l'évolution phylogénétique *. En passant d'une espèce à l'autre, ils peuvent acquérir, dans certaines, des informations génétiques et les transférer à d'autres. Cette hypothèse est déjà étayée par des observations expérimentales. C'est ainsi que Shoyab a montré que des virus aviaires de type C, qu'il avait transmis à des rats, peuvent acquérir des informations génétiques de rat. Et chacun sait que les spécialistes de l'ingéniérie génétique fondent leurs espoirs sur l'emploi de virus pour transférer des caractères génétiques d'individu à individu.

Les notions concernant : *a*) la transcription inverse, qui intègre dans l'A.D.N. de nos cellules des informations transportées par des virus à A.R.N. ; *b*) la naissance endogène de ces virus à A.R.N. ; *c*) leur possible transmission verticale, héréditaire ; *d*) leur présence dans presque toutes les cellules, non seulement cancéreuses ou cancérisables mais aussi non cancérisables ; *e*) et leur transfert horizontal possible d'individu à individu et d'espèce à espèce, non seulement fournissent des méthodes et des moyens précieux pour rechercher, identifier et suivre de nouveaux virus cancérogènes, notamment chez l'Homme, mais elles bouleversent les dogmes du transfert de l'information génétique et offrent matière à réflexion sur l'évolution.

Elles nous éloignent du temps pourtant si proche du *Hasard et de la Nécessité*. Parlant de la traduction de la séquence des nucléotides du génome en séquences d'acides aminés, Monod écrivait : « Le mécanisme est strictement irréversible. Il n'est observé ni d'ailleurs concevable que l'information soit jamais transférée dans le sens inverse (...). Il n'existe aucun mécanisme concevable par quoi une instruction ou information quelconque pourrait être transférée à l'A.D.N. (...). Le système tout entier est par conséquent totalement, intensément conservateur, fermé sur soi-même, et absolument incapable de recevoir quelque enseignement que ce soit du monde extérieur. » Et le célèbre biologiste de conclure, de cette notion de l'« irréversibilité du transfert d'information » et de l'« invariabilité de l'A.D.N. », que « le système est foncièrement cartésien * et non hégélien * » et que « la cellule est une machine ».

Les seules altérations ne pouvaient provenir, selon Monod, que de mutations, altérations de l'A.D.N. qui ont lieu au hasard.

Or, si l'on peut encore concevoir que le génome de nos cellules est bien soumis aux agents mutagènes et/ou cancérogènes tels que les radiations solaires et certaines substances chimiques naturelles, selon le jeu du hasard, c'est-à-dire comme à des événements dépendant de la seule loi des probabilités, on doit désormais tenir compte, pour formuler un concept sur l'évolution, de l'intégration par la rétrotranscriptase d'informations génétiques sous forme d'A.D.N. apportées dans le génome des cellules par des virus à A.R.N. Ainsi sont inversées deux notions qui fondaient le raisonnement de Monod : l'information peut être transférée dans le sens inverse à celui qu'il considérait comme unique ; l'A.D.N. n'est pas invariable, des informations venues d'êtres vivants et ubiquitaires sont intégrées en son sein.

Certains phylogénéticiens aimeraient ici reprendre la défense de Lamarck pour qui le milieu jouait un rôle positif dans la sélection, alors que la théorie du néodarwinisme, généralement admise, n'accorde au monde vivant que des variations innées, même si elles surviennent à l'occasion de changements de ce milieu; d'autres, plus philosophes, reprendraient la défense du « dynamisme » de Leibniz, voire du « vitalisme » de Hegel et de Bergson aux dépens du « machinisme » de Descartes repris par Monod.

Plutôt que de jouer à louer ou à critiquer des théories en fonction de données non disponibles à l'époque de leur conception, théories dont les heurs et malheurs montrent surtout combien l'« ironie » de Socrate à l'égard de « ceux qui savent » était justifiée et le demeure, il me semble plus utile et urgent de tirer quelques conclusions pratiques. Des agents universellement répandus, qui font partie des gènes de beaucoup de cellules, cancéreuses ou apparemment normales, peuvent être à la fois héréditaires et contagieux. Ils peuvent transférer ainsi, verticalement et horizontalement, des informations qui sont intégrées dans les génomes. Ils donnent aux cellules, tissus, individus, espèces, les moyens de transférer de cellule à cellule, de tissu à tissu, d'individu à individu, et d'espèce à espèce, des informations génétiques. Ils représentent donc un biosystème d'interpénétration qui possède l'ampleur des autres écosystèmes dans lesquels les divers organismes vivants exercent des influences réciproques les uns sur les autres. Mais son importance est plus lourde que celle des autres écosystèmes, car, contrairement à ce qui se passe dans ceux-ci, les influences dans le système « virus à A.R.N. - autres êtres vivants » affectent les génomes et peuvent donc influencer leur évolution.

On se demande si, lorsque seront connus les caractères que ces agents transfèrent et peuvent transférer, l'Homme ne sera pas tenté par leur emploi. Comme dans le cas de l'énergie atomique, on imagine assez facilement leur éventuelle utilisation maléfique ; à l'opposé, il n'est pas interdit de concevoir le transfert de caractères « utiles ». Ces interventions génétiques ne sont évidemment pas pour demain, mais elles seront possibles un jour.

Et les chercheurs qui travaillent sur ces virus, dans des laboratoires et sur des matériaux dans lesquels ils sont très concentrés, doivent réfléchir aux risques qu'ils prennent et font prendre à leurs collaborateurs ; ils doivent les considérer d'autant plus gravement qu'ils travaillent sur des matériaux humains, et avec une grande attention car l'incubation d'éventuels cancers induits par des virus peut s'étendre sur plusieurs années.

5

Le destin originel

« On n'évite pas l'avenir. »
OSCAR WILDE.

Nous avons abordé déjà, avec les virus endogènes, le domaine de l'hérédité * et, en envisageant les changements qu'ils induisent dans les génomes cellulaires, celui de la génétique.

Les facteurs génétiques, héréditaires ou non, exercent donc un rôle beaucoup plus important dans la survenue des tumeurs qu'il n'est habituel de le dire, bien que la notion de « cancer héréditaire » soutenue par Maud Sly remonte à 1914.

Des facteurs génétiques héréditaires

La fréquence des tumeurs spontanées en général, de même que celle des tumeurs particulières, varie considérablement selon les espèces et, à l'intérieur des espèces, selon les races et, comme on l'a vu, les lignées. L'importance de la constitution héréditaire est, en effet, clairement apparue chez la Souris, grâce à l'obtention, dans cette espèce, d'individus génétiquement identiques, membres de la même lignée. Le rôle de cette constitution n'est pas seulement net pour les cancers spontanés ; il l'est aussi pour les tumeurs provoquées au laboratoire par des cancérogènes.

La fréquence comparée des cancers chez les jumeaux humains semblables, donc « monozygotes * », confirme ces notions. Le taux de concordance dans les types de cancers chez ces jumeaux est au moins le double du taux observé chez les jumeaux non semblables, « dizygotes * » (seuls témoins valables pour éliminer le rôle des facteurs environnementaux), dans le cas des cancers de l'estomac, du sein, de l'intestin, et très supérieur dans celui des leucémies.

Une étude japonaise a démontré le risque de cancer lié à la consanguinité ; l'âge d'apparition des leucémies est apparu plus précoce dans les familles de leucémiques quand les parents étaient cousins que lorsqu'ils étaient génétiquement plus distants.

Certains pedigrees* de sectes*, notamment celui des Parsis mazdéistes hindous, déjà cités, sont également très suggestifs du risque attaché à la consanguinité.

Un simple antécédent de cancer dans la famille peut doubler au moins le risque des sujets reliés génétiquement au malade d'être un jour atteints d'une tumeur maligne et, qui plus est, du même type que ce cancer. Le plus haut risque concerne les femmes préménopausiques parentes de patientes atteintes du cancer du sein avant la ménopause, et dont les mères furent aussi victimes de la maladie. La prédisposition héréditaire est également observée dans les cas des tumeurs malignes du gros intestin et de l'estomac, de la maladie de Hodgkin * et de certaines leucémies. Ainsi les membres d'une même famille génétiquement reliés et atteints développent-ils le plus souvent un cancer des mêmes organes ou tissus.

Non moins frappant est le fait que la fréquence des cancers primaires multiples * est très supérieure à la fréquence générale, chez les patients appartenant à des « familles à cancers » : elle est multipliée par un facteur 5 dans le cas du cancer du sein, par un facteur 7 dans celui du mélanome ou tumeur noire de la peau, et par un facteur 27 dans celui du rétinoblastome*, ou cancer de la rétine. Enfin, les tumeurs survenant dans les familles de patients cancéreux apparaissent généralement à un âge plus précoce que leur âge de survenue habituelle.

L'étude des pedigrees permet d'éprouver les hypothèses génétiques concernant les transmissions du risque par les gènes.

Knudson a proposé un modèle selon lequel tous les cancers dont chacun provient, je l'ai dit au chapitre 2, d'une seule cellule, sont la conséquence de deux mutations. La première serait prézygotique *, c'est-à-dire apparue dans une cellule germinale, ou postzygotique*, c'est-à-dire apparue dans une cellule somatique*. La seconde est toujours postzygotique. Lorsque la première est prézygotique, elle est portée par toutes les cellules du sujet résultant du zygote * ; elle est donc héréditaire *, c'est-à-dire présente chez ses descendants. Le porteur du gène muté peut développer une ou plusieurs tumeurs selon la loi de Poisson. Lorsque la première mutation est postzygotique, le cancer n'est pas héréditaire. Puisque, dans le type héréditaire, la première mutation est présente dans toutes les cellules de l'organisme, une seule seconde mutation suffit à provoquer la tumeur. Les cancers héréditaires ont donc beaucoup de chances d'apparaître plus tôt que les cancers non héréditaires, et d'être multiples. Les cancers non héréditaires, au contraire, résultant d'événements mutationnels * donc rares, ont toutes chances d'être plus tardifs et plus de chances d'être uniques.

Ce modèle s'applique parfaitement au cancer qui représente l'exemple classique de tumeur héréditaire, le rétinoblastome, dont la prédisposition est liée à un seul gène autosomique * dominant *.

Une anomalie génétique se traduit d'ailleurs éventuellement par une lésion visible d'un chromosome. Le rétinoblastome fournit encore un exemple pour illustrer ce phénomène. Cette tumeur peut être en effet un des composants de l'affection dite « syndrome 13q * » (car elle comporte des anomalies du chromosome 13) ; elle intéresse d'autant plus les généticiens qu'elle associe au risque de rétinoblastome celui de multiples malformations, chacun des risques, notamment celui du cancer, ayant pu être rattaché à certaines parties du chromosome.

Parmi les autres anomalies chromosomiques qui illustrent leur éventuel rôle prédisposant au cancer, s'inscrit la trisomie 21 *, dont les sujets porteurs, les mongoliens *, présentent un risque d'être atteints de leucémie (aiguë) vingt fois plus élevé que celui de la population normale. Dans le cas évoqué ci-dessus, l'anomalie chromosomique, prézygotique, porte sur toutes les cellules de l'organisme et est héréditaire.

Les lésions chromosomiques visibles ne constituent pas les seuls « marqueurs » génétiques du risque cancérogène. Des caractères héréditaires tels que certains groupes ou antigènes de globules rouges, cellules sans noyau, ou certains groupes de cellules à noyau, révélés par l'étude d'autres antigènes portés par les globules blancs, d'où le nom de H.L.-A.* (« human leukocyte-antigens »), peuvent être associés au risque élevé de certains cancers : on sait que celui de l'estomac est, chez l'Homme, notablement plus fréquent chez les sujets porteurs du groupe sanguin A que chez les porteurs des autres groupes ; on soupçonne la maladie de Hodgkin d'être plus fréquente chez les humains porteurs du « groupe » dit « H.L-A.5 ». L'influence, chez la Souris, des groupes dits H-2, homologues des groupes H.L.A. chez l'Homme et décrits bien avant ceux-ci, est d'ailleurs connue depuis longtemps : les lignées dites « C_{57} » ne présentent pas le même gène H-2 que les lignées dites « C_3H » ; les tumeurs qui apparaissent spontanément ou qui sont induites au laboratoire diffèrent notablement dans ces deux lignées.

Des facteurs génétiques non héréditaires

Des lésions chromosomiques non héréditaires, car postzygotiques, peuvent également présenter un facteur de risque de cancer : j'ai cité la délétion du chromosome 22, observée dans les cellules de la leucémie dite « myéloïde chronique* » ; elle n'est pas congénitale, mais elle a été trouvée avant l'apparition de la leucémie, dans les cellules homologues des cellules tumorales. Lorsqu'un seul des deux jumeaux monozygotes est atteint de la maladie, le frère sain ne porte pas l'anomalie chromosomique.

Une récente étude de Mitelman a montré que les anomalies des chromosomes observées sur un grand nombre de cancers ne sont pas réparties au hasard sur toutes les paires, mais affectent essentiellement les chromosones 7, 8, 9, 14, 17, 20, 21 et 22.

Une mentalité constitutionnelle ?

Certains philosophes situent, comme les généticiens, le cancer dans le cadre d'une destinée humaine. C'est notamment le cas de Hagnel qui admet l'existence d'une unité psychosomatique de l'être et avance que les femmes qui ont été atteintes de tumeurs malignes seraient plus extraverties ou « substables » que les autres. Greer a trouvé, au contraire, une certaine corrélation entre la fréquence des cancers du sein et un caractère marqué par le « self-control », le sérieux, la sobriété et la diligence.

Plusieurs écoles s'efforcent, aujourd'hui, d'établir des profils psychologiques utilisant des tests et des questionnaires susceptibles d'être chiffrés. Cette approche ne me paraît pas plus naïve que les autres, mais si elle détermine un jour des profils plus fréquents que d'autres chez les patients porteurs de cancer, ils n'auront que valeur

de marqueurs phénotypiques*, qui peuvent constituer soit un intermédiaire entre un gène et le cancer, soit tout simplement un caractère déterminé, comme le cancer, par ce gène, donc associé à lui sans en être responsable pour autant.

6

Le grand dérèglement

« Toute théorie n'est bonne que si elle permet non le repos, mais un plus grand travail. »
ANDRÉ GIDE.

J'ai exposé les multiples agents et facteurs de la cancérogenèse, sans préjuger de leur mécanisme d'action. Ils ont été, pour la clarté, analysés individuellement, mais, dans la réalité, il est fréquent que l'on mette en évidence l'intervention de plusieurs d'entre eux pour un même cancer.

Les exemples mentionnés ci-dessus et les notions qu'ils étayent indiquent que tous ces facteurs n'agissent pas au même moment, au même niveau des structures de l'organisme et selon un même mécanisme : un seul et même facteur peut agir à divers moments, à divers niveaux, et selon divers mécanismes.

Les stades sont les suivants : *a*) la cancérisation ou « transformation* » d'une cellule ; *b*) la prolifération, favorisée par divers événements, de cette cellule qui va constituer un clone ; cette phase porte le nom de promotion*.

Les champs d'action sont la cellule qui se cancérise et l'organisme dans lequel naît et se développe le cancer.

L'étude des mécanismes intimes des effets des divers facteurs, qu'ils soient uniques ou multiples pour un même cancer, montre par ailleurs que certains de ces effets sont directement responsables du phénomène de la transformation, tandis que d'autres n'agissent qu'indirectement, favorisant ou défavorisant la transformation ou la promotion.

Pour la clarté de l'exposé, ces deux temps de la cancérisation, que représentent la transformation et la promotion, seront envisagés successivement, et, à l'occasion de leur étude, je tenterai de préciser les niveaux et les mécanismes d'action des divers facteurs dans la formation de diverses variétés de cancers.

La distinction des deux effets respectifs des facteurs cancérogènes sur la transformation et la promotion est théoriquement possible grâce à l'étude de la transformation en culture. Ce phénomène signifie l'acquisition, par des cellules normales cultivées, des caractères et propriétés des cellules cancéreuses, parmi lesquels la perte de l'inhibition de contact et la formation de foyers sont les plus caractéristiques.

Cette transformation en culture, découverte par Carrel dès 1924, a été confirmée par de très nombreuses études sur la cancérisation par plusieurs types de virus à A.D.N. (polyome*, S.V. 40 et adénovirus), et pour les virus sarcomatogènes à A.R.N. Elle a aussi été réalisée avec des cancérogènes chimiques, spécialement des hydrocarbures, et avec des radiations.

On pourrait donc conclure à l'effet transformant direct de ces trois types d'agents si l'on n'avait observé que la transformation maligne en culture peut survenir spontanément, dans le cas de cellules animales. On s'est certes demandé si les milieux de culture, ou les cellules, n'étaient pas, en pareil cas, contaminés par un des agents cancérogènes cités ci-dessus (virus, substances chimiques...), ou par un agent cancérogène inconnu.

On s'est aussi demandé si les conditions artificielles de la culture et du milieu où manquent les médiateurs de l'homéostasie des organismes ne suffisent pas à cette transformation. On a enfin retrouvé certains facteurs favorisant ou défavorisant celle-ci, qui agissent donc, eux aussi, au niveau cellulaire, notamment les facteurs génétiques : une culture de cellules de Hamster ou de Rat est plus longue à se transformer qu'une culture de cellules de Souris. Des cellules conjonctives, dites fibroblastes, provenant de sujets porteurs d'anomalies chromosomiques sont, lorsqu'on les cultive, plus susceptibles d'être transformées par un virus cancérogène que des fibroblastes normaux.

Au total, la transformation maligne en culture ne permet pas d'élucider simplement, clairement et totalement les rôles respectifs des divers facteurs qui en sont responsables. Elle n'en a pas moins joué un rôle majeur dans l'élucidation des connaissances et hypothèses actuelles concernant les phénomènes responsables de cette étape.

Les caractères et propriétés de la cellule transformée se transmettent à sa descendance. C'est donc au niveau du génome qu'il convient de chercher les désordres possibles, définissant le caractère malin des cellules, qu'il soit unique ou multiple. C'est donc par l'intermédiaire d'un effet sur ce génome qu'il faut expliquer ou tenter d'expliquer la transformation par les divers facteurs, dans les divers types de cancérisation.

C'est probablement l'effet direct des radiations ionisantes qui induit, entre autres altérations, celles du génome, c'est-à-dire de l'A.D.N., dans le cas des cancers provoqués dans une zone anatomique donnée après irradiation locale, comme dans le cas de certains cancers de la peau et des os. La lésion évoque une mutation somatique. En fonction de sa dimension, elle peut se traduire par une anomalie chromosomique.

C'est probablement leur effet direct sur l'A.D.N. qui explique, de même, les actions cancérogènes de certains composés chimiques qui sont des mutagènes* au même titre que les radiations ionisantes. On a montré des ressemblances de structures chimiques de certains hydrocarbures (tel le dibenzopyrène) avec celle de quelques parties de la molécule d'A.D.N., ce qui pourrait expliquer des liaisons entre eux.

Il va de soi que de nombreuses études sont encore nécessaires pour analyser les faits revenant, pour chaque cancérogène, à chacun de ces mécanismes, démontrés ou supposés, et les possibilités de leur combinaison.

C'est aussi par leur effet sur le génome de la cellule que l'on s'accorde à expliquer le pouvoir transformant des virus cancérogènes.

Les travaux menés sur les petits virus cancérogènes à A.D.N. (polyome et S.V. 40) ont montré que la transformation cellulaire par ces virus comporte deux étapes : la première est celle de l'intégration de l'A.D.N. viral dans l'A.D.N. de la cellule (le nombre de molécules d'A.D.N. viral y est assez restreint) ; la seconde est celle de l'expression des fonctions virales transformantes : il faut noter que les fonctions de quelques gènes seulement du virus sont transcrites dans l'A.R.N. messager. La question capitale est évidemment la suivante : des quelques gènes viraux exprimés dans les cellules transformées, quel est (ou quels sont) le(s) gène(s) responsable(s) de la transformation elle-même, qui empêche(nt) désormais les cellules d'être sensibles aux facteurs de l'environnement contrôlant la multiplication et la différenciation des cellules normales ? Il n'a pas encore été possible d'identifier la (ou les) fonction(s) génétique(s) virale(s) responsable(s). Deux d'entre elles semblent cependant très importantes : celle qui détermine les changements physiologiques de surface (changements constants dans les cellules transformées), et celle qui induit, dans les cellules au repos, la duplication de l'A.D.N.

Avec les virus cancérogènes à A.R.N., la situation paraît, *a priori*, très différente : il n'existe aucune nécessité d'une quelconque association entre l'A.R.N. viral et les composants cellulaires ; la permanence de l'association cellule-virus ne semble assurée que par les deux multiplications (d'ailleurs indépendantes) de la cellule et de l'A.R.N. viral. Celui des virus cancérogènes est monocaténaire, de poids moléculaire élevé ; il contient un plus grand nombre de gènes qu'un petit virus à A.D.N. tel que le polyome, et sa complexité génétique est beaucoup plus grande.

Aussi n'est-il pas possible d'en appeler à un mécanisme aussi direct que dans le cas des virus à A.D.N., et ce n'est que tout récemment que les découvertes évoquées antérieurement ont permis d'étayer l'hypothèse satisfaisante d'un mécanisme, indirect cette fois, de l'intégration, dans le génome cellulaire, d'informations fournies par le virus.

Cette intégration de la copie A.D.N. de l'A.R.N. viral dans l'A.D.N. de la cellule a été décrite aux chapitres 1 et 4, quand furent exposées les découvertes de Temin et de Baltimore sur la transcriptase inverse, et celles de Hill et Hillova sur la faculté de faire produire du virus à des cellules normales que leur confère, en culture, l'A.D.N. de cellules transformées par ce virus. Ces chercheurs de notre Institut ont d'ailleurs « transformé » des cellules normales avec un tel A.D.N.

Deux théories au moins ont été proposées pour expliquer le mécanisme intime de la « transformation » cellulaire par ces virus à A.R.N. : celle de Temin, dite du « protovirus* », et celle de Huebner, dite de l'« oncogène* ».

Selon le premier, toutes les particules C à A.R.N. proviennent de la copie d'un segment du génome cellulaire, donc A.D.N., en A.R.N. qu'il appelle « protovirus » en raison de son éventuel caractère « infectieux » à l'égard d'autres cellules. Mais ce protovirus, parce qu'il possède une rétrotranscriptase, est capable non seulement d'aboutir à l'intégration d'une copie A.D.N. de son A.R.N. dans le génome d'autres cellules (ce qui explique l'ubiquité de ces virus dont j'ai souligné l'importance au chapitre 4), mais aussi de multiplier son information à l'intérieur du génome d'une même cellule (phénomène d'amplification génétique). Les virus à A.R.N. portant un pouvoir cancérogène seraient apparus au cours de l'évolution des particules C dérivées des protovirus, l'information génétique transformante ayant été acquise au niveau du génome d'une cellule maligne, ou par « mutation » directe du génome viral. Dans cette théorie, c'est le cancer qui produit les virus cancérogènes.

Dans la théorie de Huebner, toutes les cellules portent en elles, sous la forme du provirus de Temin, l'information génétique complète d'un virus à A.R.N. cancérogène ; mais ce provirus est conçu comme formé de multiples gènes codant respectivement la formation de l'acide nucléique des particules virales, la fabrication de leurs autres constituants, notamment antigéniques*, enfin la « transformation ». Huebner appelle « virogène* » et « oncogène » les gènes codant respectivement la production de virus et la transformation maligne cellulaire. Dans cette théorie, cette transformation n'est donc possible que lorsqu'il y a expression de l'oncogène, laquelle ne se produit que sous l'influence de divers facteurs, notamment les agents et facteurs cancérogènes autres que ces virus à A.R.N.

S'il est une quatrième série de facteurs dont l'action puisse se situer directement au niveau du génome, ce qui n'exclut pas des actions indirectes, c'est bien celles des facteurs qui ont été consignés, dans un précédent chapitre, comme génétiques, qu'ils soient héréditaires ou non, congénitaux ou non. Nous avons déjà évoqué l'exemple le plus frappant, le chromosome Philadelphie* (PH_1), et, parmi les facteurs congénitaux génétiques traduits également par une anomalie chromosomique, la trisomie 21 qui caractérise le mongolisme, maladie dont les victimes présentent un risque de leucémie vingt fois plus élevé que celui de la population normale. D'autres facteurs génétiques ne portent aucune traduction visible au niveau des chromosomes : j'en ai pris comme illustration la base génétique de la prédisposition au rétinoblastome chez l'Homme, qui semble portée par un seul gène. On se demande, bien sûr, en pareil cas, si l'anomalie du génome est le facteur direct de la cancérogenèse, ou si elle favorise seulement l'action d'autres facteurs, notamment celle de virus : or la validité de cette dernière hypothèse a été démontrée en culture de cellules. On remarquera qu'à l'inverse, les radiations ionisantes, aussi bien que les virus cancérogènes, peuvent induire des désordres chromosomiques.

Les hormones, enfin, agissent-elles sur l'appareil génétique de la cellule ? De récentes recherches le laissent penser, qui ont montré, par exemple en ce qui concerne l'hormone mâle, que la prostate, un de ses organes cibles, la transforme, comme on l'a vu au chapitre 1, en deux composés, l'un capable d'induire la fonction, et l'autre la prolifération cellulaire : s'il était difficile d'accepter l'idée selon laquelle une seule hormone puisse agir au niveau du génome sur deux fonctions aussi différentes, le concept fourni par cette récente notion est très acceptable.

Tels sont les divers facteurs qui semblent capables de transformer les cellules : radiations, certaines substances chimiques, virus, désordres du génome, hormones... Est-ce à dire qu'il y a cinq variétés de cancers au moins, selon le type d'agent transformant ? Ou les tumeurs malignes sont-elles induites par un seul et même mécanisme, singulièrement l'intégration de virus, qu'on ne peut jamais éliminer complètement lorsqu'on « transforme » des cellules par les autres agents cancérogènes ? Il a été montré que les leucémies provoquées par irradiation totale chez des souris de la lignée C_{57} Bl_{6} sont transmissibles par un virus. On a observé que l'expression de la transformation par des virus cancérogènes à A.D.N. exige certaines conditions cellulaires : *a*) l'une est que l'A.D.N. cellulaire soit dans un état duplicatif*, état qui peut faciliter l'intégration de l'A.D.N. viral dans l'A.D.N. cellulaire : ainsi s'expliquent sans doute non seulement le rôle de facteurs cancérogènes (notamment les hormones), dont l'action réside essentiellement dans un stimulus de la prolifération du tissu cible, mais aussi celui de certains agents destructeurs de cellules (radiations par exemple), car l'appauvrissement qu'ils provoquent est suivi par une prolifération compensatrice ; *b*) l'autre semble résider dans le fait que l'intégration de l'A.D.N. viral dans l'A.D.N. cellulaire demande des cassures de celui-ci, car l'on sait que les agents qui provoquent des lésions de l'A.D.N. élèvent la probabilité de transformation : parmi ces agents s'inscrivent les radiations et certains cancérogènes chimiques. On sait aussi que les cellules de certaines maladies génétiques présentent une prédisposition à la transformation.

On parvient donc à la notion selon laquelle les multiples facteurs connus de la cancérogenèse provoquent communément ce qu'Oberling appelait « une atteinte d'un mécanisme fondamental de la vie », et qui ne peut être, à la lumière de la génétique moléculaire, que l'altération du génome cellulaire qu'ils portent ou qu'ils provoquent. Induisent-ils individuellement des anomalies de fonctions génétiques semblables, ou des anomalies diverses aboutissant à la même altération fonctionnelle ? Ou bien l'altération responsable de la transformation est-elle la prérogative des virus, les autres facteurs ne faisant que favoriser l'intégration, dans le génome de la cellule, de l'A.D.N. viral ou de l'A.D.N. copie de l'A.R.N. viral ? Si de plus en plus d'arguments s'inscrivent en faveur de cette théorie uniciste, elle ne peut aujourd'hui avoir que la valeur d'une simple hypothèse.

Cette théorie uniciste a d'ailleurs été dépassée par Huebner, qui en a proposé une autre selon laquelle tous les cancers spontanés seraient dus à des virus à A.R.N. transmis verticalement (c'est-à-dire de parents à enfants, comme cela a été démontré chez la Souris pour la leucémie spontanée et pour le cancer mammaire), et sous une forme réprimée. L'auteur de cette théorie fait remarquer que beaucoup de virus à A.D.N. connus pour être cancérogènes en laboratoire (adénovirus, polyome), ne provoquent pas de cancers spontanés, probablement parce que leur transmission horizontale suscite des réactions immunitaires. Il souligne le fait que des particules connues pour traduire morphologiquement, en microscopie électronique, les virus cancérogènes à A.R.N., ont été trouvées dans de nombreuses espèces, chez des animaux normaux aussi bien que chez des cancéreux, dans des cellules normales aussi bien que dans des cellules cancéreuses. Différents degrés d'expression du génome viral en fonction du temps ont été révélés chez la Souris : la présence d'antigènes spéciaux dans les cellules de souris apparemment indemnes d'affections malignes, et au niveau desquelles la microscopie électronique ne permet pas de déceler des particules virales ; la présence de particules du type C dans des cellules non transformées et chez des animaux indemnes de leucémie ou de sarcome. Selon Huebner, non seulement une des expressions du génome de ces virus à A.R.N., l'« oncogène » pourrait induire la transformation cellulaire, mais cette transformation serait toujours induite par ces virus à A.R.N., les autres facteurs, notamment les autres virus, ne feraient que la favoriser ou « déréprimer » l'expression du génome viral présent dans la cellule. La transmission verticale, sous forme d'A.D.N., la duplication apparemment synchrone avec le matériel chromosomique cellulaire de cette information virale, justifient le terme d'oncogène choisi par ce chercheur.

Cependant, cette théorie, comme celle de Temin, reste à prouver. On lui reproche en particulier l'absence ou la rareté, jusqu'à présent du moins, dans certaines espèces (Chien), de virus décelables : la signification des particules observées est par ailleurs souvent discutée. De plus, le fait de les mettre en évidence au microscope électronique ou de les déceler par la révélation d'antigènes ne prouve pas leur rôle cancérogène. Enfin, pour certains, si les virus à A.R.N. étaient des cancérogènes ubiquitaires responsables d'affections mortelles, ils auraient un grand désavantage sélectif qui s'opposerait à leur persistance phylogénétique.

Cependant, de récentes observations de Stehlin apportent un soutien puissant à la théorie de Huebner :

ce chercheur a isolé, dans des cellules transformées par un virus sarcomatogène aviaire, une séquence d'A.D.N. spécifiquement associée au sarcome* et qu'il appelle gène « sarc. » ; il a observé que cette séquence est aussi présente dans les cellules normales de poules, mais n'est pas transcrite en A.R.N. ; en revanche, lorsqu'il provoque une tumeur par un cancérogène chimique, les cellules tumorales de l'animal transcrivent ce gène « sarc. ».

Une toute récente observation de Azzarone, selon laquelle des cellules (fibroblastes) du tissu conjonctif cutané d'hommes porteurs de cancer du poumon se transforment spontanément en culture, alors que les fibroblastes de sujets non porteurs de tumeurs ne le font pas, relève peut-être d'un phénomène voisin.

7

Les forces de l'ordre abusées

« La maladie et l'état de santé sont régis par les mêmes lois. »

CLAUDE BERNARD.

Nous avons assisté jusqu'ici à la « transformation » en cellule cancéreuse, « sauvage », d'une cellule normale, capable de capter les messages venus d'autres cellules et de leur obéir au service de l'interdépendance. Cette transformation a porté sur le génome puisque l'anomalie, qu'elle soit unique ou multicaractérielle, est transmise aux cellules filles qui forment un « clone » autonome. Nous avons vu, en étudiant les chromosomes, qu'une ou plusieurs cellules de ce clone peuvent subir des remaniements secondaires dans leurs propres génomes, remaniements qu'elles transmettent également à leurs descendants et qui peuvent aboutir à la disparition de ceux-ci s'ils les défavorisent dans la compétition cellulaire, ou, au contraire, à leur prééminence s'ils les favorisent, ce qui peut conduire à la composition prédominante ou totale de la tumeur par cette branche de la descendance, par ce (ou ces) nouveau(x) clone(s), encore plus autonome(s) que le premier.

Des messages abusifs

Nous rencontrons ce phénomène d'« évolution clonale » dans la genèse de cancers produits par des anomalies endocriniennes* ; certains cancers naissent dans des tumeurs d'abord dépendantes de certaines hormones, singulièrement de leur excès de stimulation, ce dont témoigne l'arrêt de leur croissance si cette stimulation cesse, puis autonomes, leur prolifération se poursuivant en dépit de l'arrêt de la stimulation.

J'ai cité, au chapitre 2, les hormones, substances sécrétées par les glandes endocrines, comme les messagers essentiels de l'interdépendance cellulaire, et distingué les glandes qui commandent à des organes non endocrines de celle, supérieure dans la hiérarchie (l'hypophyse), qui commande en plus à d'autres glandes de ce type. J'ai dit que les stimulations peuvent s'exercer sur le fonctionnement et sur la prolifération des cellules cibles. On comprend donc que ce dernier processus puisse, si la stimulation est excessive, aboutir à la formation d'une tumeur.

Je dis bien « tumeur », car l'excès de cellules est dépendant, dans un premier temps, de l'hormone stimulante. Il régresse si la stimulation excessive cesse. Ce n'est que si la tumeur persiste après suppression de la stimulation qu'elle est considérée comme autonome, donc cancéreuse.

Cette stimulation excessive peut être obtenue chez l'animal ou chez l'Homme par l'injection d'hormones. Lacassagne démontra le phénomène en 1936, en provoquant des cancers mammaires chez des rats mâles castrés, auxquels il injectait certaines hormones femelles dites œstrogènes*. Récemment, des médecins anglais ont publié le cas de cancers du sein à évolution extrêmement rapide observés chez des travestis qui avaient été castrés, puis surtraités de façon chronique par des doses considérables d'hormones femelles.

L'excès de stimulation peut être intrinsèque et provoqué, au niveau des glandes endocrines elles-mêmes, par un dérèglement de l'équilibre hormonal. L'hypophyse, chef de l'orchestre endocrine, produit des « stimulines », qui mettent en action, comme je l'ai dit plus haut, fonctions et prolifération au niveau des autres glandes. Sous cette influence, celles-ci produisent et libèrent des hormones qui vont exercer leur action au niveau des organes cibles ; elles sont partiellement éliminées dans l'urine et partiellement détruites à chaque passage dans le foie, ce qui influence la production de la stimuline hypophysaire correspondante : leur taux sanguin élevé freine cette production, leur taux bas la libère. D'où cette tendance à la constance des fonctions qu'on appelle l'homéostasie.

Retirons les deux ovaires d'une ratte et implantons l'un d'eux dans sa rate ; la circulation veineuse de cet organe passant par le foie, les hormones que l'implant libère sont détruites par les cellules de cet organe ; leur taux est donc trop bas dans le sang qui parvient à l'hypophyse pour réduire à un taux « normal » la production des hormones stimulant les ovaires ; ces hormones sont dès lors produites en excès, et l'ovaire, implanté dans la rate, forme une tumeur, d'abord réversible par ablation de l'hypophyse, puis irréversible, cancéreuse.

Dans le cas de ces anomalies fonctionnelles intertissulaires, c'est la reconnaissance des messages et l'obéissance des cellules tumorales à leurs « ordres » qui est en jeu : elles expliquent en partie le désordre, et surtout l'indifférence de ces cellules en prolifération au regard des processus de contrôle.

La merveilleuse participation de toutes les cellules d'un organisme normal au « bon » fonctionnement de leur société est rompue par l'insoumission d'une seule d'entre elles, qui la rend d'autant plus menaçante pour cette société que ses descendants vont partager cette insoumission. Ils héritent de son insoumission et vont même l'aggraver, en formant des bandes (clones) de plus en plus sauvages.

Mais toute société bien organisée (et celle que forme notre corps est remarquable à cet égard, sinon ses ancêtres n'auraient pas franchi des milliers de générations) ne fait pas seulement appel au processus de l'obéissance aux règles qui la gouvernent. Elle dispose de forces de l'ordre qui excluent physiquement de la population les éléments qui, pour une raison ou pour une autre, ne participent pas ou plus à son fonctionnement et sont capables de l'entraver.

Nos organismes disposent de telles forces qui assurent leur immunité.

*L'immunité non immunologique**

Je prendrai d'abord le terme au sens large. L'organisme élimine certaines molécules dont certaines seraient nuisibles à son fonctionnement, ces molécules qui résultent de la cuisine interne, dite « métabolisme* » à laquelle il se livre pour se nourrir, se libérer des déchets et maintenir sa forme. Avant de les éliminer, il peut les casser en plus petites molécules (dont il peut d'ailleurs réutiliser certaines parties), ou, au contraire, les conjuguer avec d'autres molécules pour en former de plus complexes qui sont plus rapidement rejetées par ses organes épurateurs. Il modifie également et élimine les molécules qui lui sont étrangères, par exemple les médicaments, et, ce qui nous intéresse ici particulièrement, les cancérogènes chimiques. Mais il peut faire aussi l'inverse : remanier une molécule étrangère ou normalement présente en lui, et construire, à partir de celle-ci, une molécule toxique, cancérogène, par exemple. Nos microbes saprophytes peuvent combiner deux molécules non cancérogènes, un nitrite* et une amine, pour fabriquer une molécule plus complexe, dite nitrosamine*, cancérogène.

L'organisme n'est donc pas finaliste*. Beaucoup d'espèces ont survécu jusqu'au temps de Darwin parce qu'il s'est trouvé qu'elles détruisaient et/ou éliminaient les substances qui les auraient empoisonnées mortellement si elles les avaient conservées. Nous avons survécu jusqu'à aujourd'hui, parce que nous détruisons et/ou éliminons tous les matériaux qui nous auraient empoisonnés si nous les avions conservés.

Notre faculté d'éliminer des poisons s'est étendue, s'étend et s'étendra à des substances nouvelles, en partie grâce aux enzymes d'adaptation* dont j'ai donné en exemple, au chapitre 1, la lactase* des bactéries. Il est également des agents chimiques, tels que les barbituriques*, qui peuvent stimuler le foie dans la production de ces enzymes d'adaptation. Mais cette stimulation peut agir dans les deux sens : elle peut être bénéfique en cassant des molécules cancérogènes en molécules non toxiques ; elle peut être maléfique en produisant des cancérogènes à partir de matériaux eux-mêmes anodins à cet égard.

Ce pouvoir de « métabolisation* » des molécules est probablement, dans l'ensemble, bénéfique pour la survie de l'Homme et des autres espèces. Mais il n'est pas évident qu'il en sera toujours ainsi. Des espèces se sont évanouies depuis Darwin, et le nombre qui en disparaît va croissant (une espèce d'oiseaux s'éteint chaque mois). Il n'est donc pas garanti que l'Homme survivra beaucoup de milliards d'années, surtout si les chimistes l'exposent à un nombre, en croissance exponentielle, de molécules nouvelles. La peuplade des Hunzas, qui vit sur les hauts plateaux de l'Himalaya au Karakoram, ne connaît pas le cancer. La fréquence de cette maladie est, dans l'Etat de l'Utah, inférieure de 22% à celle de la population blanche américaine. Or les mormons y représentent 72% de la population et y mènent une vie aussi « naturelle » que possible.

L'immunité immunologique

Le terme d'immunité en est venu, avec le temps, à désigner les aptitudes que possèdent les organismes situés au-dessus des échinodermes* dans l'échelle phylogénétique, de reconnaître et de détruire les molécules, cellules, tissus et organes qui ne présentent pas la même constitution génétique que les leurs, et qui ont pénétré en eux ou s'apprêtent à le faire, étant entendu que chaque individu qui n'appartient pas à une lignée pure ou n'a pas de jumeau univitellin est unique dans sa constitution.

On a longtemps considéré que les cellules cancéreuses, parce qu'elles sont nées d'une cellule de l'organisme, possédaient la même constitution génétique que les cellules normales et, partant, ne suscitaient aucune réaction immunitaire.

Mais Foley, en 1953, démontra que ce concept, établi *a priori*, ne résistait pas à l'expérience. Il provoqua un cancer chez une souris par le méthylcholanthrène* ; il observa qu'après ablation de cette tumeur, sa réimplantation chez le même animal était suivie d'un rejet, tandis qu'après prélèvement et réimplantation, un tissu normal survit aussi longtemps que l'organisme.

Confirmée et étendue par Prehn et par George Klein, cette découverte majeure a suscité d'innombrables travaux qui ont permis d'établir les notions suivantes : *a*) tandis que les antigènes que l'on dit, selon la réserve d'usage, « associés aux tumeurs », et, dans le langage courant, « tumoraux », apparaissent singuliers à chaque tumeur dans le cas des cancers provoqués par des agents chimiques, même dans le cas de deux tumeurs induites chez le même animal par le même agent, ils sont, dans le cas des cancers provoqués par des virus, semblables dans tous ceux qu'induit un même virus, même chez plusieurs animaux de lignées ou d'espèces différentes ; *b*) ces antigènes sont multiples et siègent sur ou dans des organites divers des cellules, ce qui amène à distinguer des antigènes de la membrane (responsables du rejet immunitaire qui est essentiellement un phénomène de membrane), du cytoplasme et du noyau ; *c*) certains antigènes associés aux tumeurs provoquées par les virus (et pour certains auteurs, tous) ne sont que des antigènes viraux ou induits par le virus ; *d*) certains antigènes cytoplasmiques des cellules tumorales sont des antigènes absents dans les cellules normales d'adultes normaux, mais présents dans les cellules d'embryons, d'où leur nom d'« antigènes cancéro (ou carcino) embryonnaires* » et le mécanisme de dérépression de la production d'une molécule normalement réprimée dans les cellules normales d'individus adultes normaux est ici évidemment évoqué ; *e*) Marie-Claire Martyré et Olga Halle-Pannenko ont pu, dans notre laboratoire, extraire et caractériser physicochimiquement certains antigènes tumoraux de membranes, et montré qu'ils sont constitués de protéines sucrées, d'un poids moléculaire d'environ 50 000 ; *f*) certains antigènes tumoraux ont été mis en évidence dans quelques cancers humains, ceux de la tumeur de Burkitt par George Klein à Stockholm, et de certaines leucémies humaines par Doré et Catherine Guibout dans notre Institut.

Dès lors que les cellules cancéreuses peuvent être antigéniques à l'égard de l'organisme qui les porte, et rejetées par lui, on est amené à admettre qu'existent, entre ces cellules et la machinerie immunitaire de cet organisme, des relations du même ordre que celles qui ont été démontrées entre les microbes ou les greffons* génétiquement différents d'un organisme et la machinerie immunitaire de celui-ci. On est donc conduit à se demander pourquoi se développent des cancers, pourquoi ils ne sont pas rejetés dès la transformation de la première cellule, ou au début du développement de sa descendance.

Pour tenter de répondre, ne fût-ce que très partiellement, à ces questions, non point seulement de pathologie*, mais de biologie fondamentale, il me faut décrire le concept actuel de la machinerie immunitaire des organismes pluricellulaires, analyser les relations possibles entre cette machinerie et les cellules cancéreuses, et proposer des hypothèses tentant d'expliquer pourquoi le cancer échappe à ce que MacFarlane Burnett a appelé la « surveillance immunitaire ».

Nos connaissances modernes sur la machinerie immunitaire ont débuté avec la distinction de deux types d'immunité. L'un est dit « à médiation humorale », car porté par les anticorps, molécules de haute spécificité qui leur permet de reconnaître l'antigène et d'interagir avec lui, et qui circulent dans le sang et les autres humeurs ; on appelait jadis cette forme d'immunité l'« hypersensibilité immédiate * », car lorsqu'on administre à un organisme un antigène à l'égard duquel il possède déjà, à la suite d'un premier contact, des anticorps, on assiste à une réaction biochimique immédiate entre les deux, et à d'éventuels accidents cliniques, non moins immédiats, dont le type est l'anaphylaxie *, décrite par Charles Richet en 1902. On donnait, en revanche, le nom d'« hypersensibilité retardée* » à ce qu'on appelle aujourd'hui l'« immunité à médiation cellulaire », quels que soient les mécanismes moléculaires qu'elle met en jeu, car une des manifestations les plus typiques qu'elle détermine est la réaction à l'égard d'antigènes (par exemple la tuberculine* dans le cas de la « cuti-réaction* ») qui, après leur pénétration dans la peau, y provoquent l'apparition d'une induration facilement identifiée à la palpation et se traduisant au microscope sous la forme d'amas de cellules. Ces nodules et amas ne se produisent qu'après deux jours, d'où le qualificatif de « retardée » qu'on donne à cette réaction.

Ces deux types de réactions n'ont lieu que chez des sujets qui ont été sensibilisés par l'antigène, c'est-à-dire qui ont identifié celui-ci au cours d'une première rencontre. On peut transférer le potentiel de réactivité d'un individu sensibilisé à un individu n'ayant jamais rencontré l'antigène, par l'injection de sérum (partie liquide du sang) dans le premier cas, tandis qu'on ne peut le transférer que par celle de lymphocytes, variété de globules blancs, comme l'ont montré Landsteiner et Chase en 1924, dans le second cas ; d'où les deux dénominations modernes d'« immunités à médiations humorale et cellulaire ».

Quarante ans plus tard, les travaux de Jacques Miller ont mis en évidence que les lymphocytes qui interviennent dans ces réactions se répartissent en deux familles. Les deux sont également issues du tissu qui fabrique les cellules sanguines, la moelle osseuse. L'une intervient dans l'immunité à médiation cellulaire ; elle est conditionnée, pour cette fonction, par le thymus, probablement par son hormone, la thymosine * ; cette famille de lymphocytes thymodépendante est désignée par la lettre « T ». L'autre produit les anticorps ; elle est conditionnée, chez les oiseaux, par un autre thymus qui, contrairement au premier, n'est pas situé dans le thorax, mais près du cloaque, et est appelé bourse de Fabricius ; ces lymphocytes non thymodépendants sont conditionnés, chez les mammifères, dans la moelle osseuse elle-même (d'où leur désignation par la lettre « B », de *bone marrow :* moelle osseuse). On trouve en effet les anticorps à la surface de ces lymphocytes dans ce tissu. Ces derniers peuvent non seulement porter les anticorps à leur surface, mais les libérer dans les humeurs, après s'être transformés en « plasmocytes », cellules possédant l'organite de stockage et d'excrétion, l'ergatoplasme*.

Si les lymphocytes acquièrent respectivement leurs fonctions dans la moelle osseuse et le thymus, c'est essentiellement au niveau des ganglions, de la rate et de divers tissus dits « périphériques » qu'ils les exercent. Les microscopistes reconnaissent d'ailleurs, dans les ganglions et la rate, des zones où sont logés les lymphocytes T (zones dites « T-dépendantes »), et d'autres où sont situés les lymphocytes B (zones dites « B-dépendantes »).

Une troisième famille de globules blancs intervient encore dans les processus réactionnels immunitaires, celle des « monocytes * ». Ces cellules naissent, elles aussi, dans la moelle osseuse, circulent dans le sang, vont dans les tissus où elles exercent leurs fonctions et au niveau desquels on les nomme « histiocytes * ». Ces fonctions sont multiples, mais la plus caractéristique réside dans la phagocytose* (du grec *phaghein :* manger), qui leur permet d'avaler et de digérer les éléments détruits par les anticorps ou par les lymphocytes, ou encore par elles-mêmes. Lorsqu'elles ont accompli cette fonction, on les nomme « macrophages * ».

Lymphocytes B et T et monocytes, partagent la propriété d'être des cellules à noyau rond ou contourné, mais non divisé en lobes comme les polynucléaires *. Ces trois types d'éléments ne résument pas les globules blancs intervenant dans l'immunité : il en est un quatrième, dont les cellules ne sont ni des lymphocytes B, ni des lymphocytes T, ni des monocytes, et que l'on appelle « cellules nulles ». Elles pourraient représenter des cellules souches ou progénitrices de tous les éléments sanguins, ou encore des lymphocytes B ou des monocytes pas assez différenciés pour être identifiables.

Il convient, avant d'envisager le rôle de chacune de ces cellules dans les réactions à l'égard des cancers, de résumer nos concepts actuels concernant ces réactions et leurs modalités d'action générale. Les lymphocytes T et les lymphocytes B identifient les antigènes, molécules « étrangères » à celles de leur organisme et différentes d'elles, qu'ils soient libres ou portés par des cellules, ces dernières fussent-elles la progéniture de cellules de l'organisme, ce qui est le cas de cellules cancéreuses ou des cellules cibles des maladies dites « auto-immunes * ». Cette identification est assurée par des sites de reconnaissance que portent les lymphocytes à leur surface, anticorps ou molécules apparentées à ceux-ci. Selon une des théories de MacFarlane Burnet, théorie dite « clonale », les organismes posséderaient au moins autant de lymphocytes spécifiques qu'il existe de possibilités antigéniques dans la nature, chacun « attendant » l'antigène auquel il est prédestiné ; ils en possèdent peut-être davantage, la nature vivant, on l'a vu, très au-dessous de ses moyens. Lorsqu'un lymphocyte rencontre « son » antigène, il passe de l'état de G_0* dans le cycle*, et prolifère, formant une descendance ou clone, dont la fonction consiste à « réagir » contre cet antigène. Le lymphocyte prend, en cette circonstance, l'aspect d'une grande cellule, dite « immunoblaste * », que caractérise sa richesse en ribosomes, ces usines à fabriquer des protéines.

Les immunoblastes B * peuvent former un « ergastoplasme », sac dans lequel les plasmocytes qu'ils sont alors devenus stockent les molécules ou anticorps qu'ils fabriquent, et qu'ils peuvent libérer (« excréter »).

La structure des anticorps est relativement connue. Ils comportent, à l'une de leurs extrémités, un site qui les fixe sur « leur » antigène par un processus de complémentarité chimique rappelant celui que j'ai évoqué à propos de la structure de l'A.D.N. et de sa réplication ; ils présentent, à l'autre bout, un site qui fixe une molécule circulant dans le sang, qui porte le nom de « complément * » ; ce dernier est un poison universel, qui tue les cellules portant les antigènes, mais seulement si les anticorps l'amènent à elles.

La fonction des lymphocytes T n'est pas complètement élucidée. Les immunoblastes T * issus de leur transformation peuvent tuer les cellules porteuses de l'antigène selon des processus inconnus, mais liés au contact direct entre leurs récepteurs de l'antigène et celui-ci. Ils produisent et libèrent par ailleurs des molécules dites « lymphokines * », qui se partagent diverses actions, stimulant la prolifération des lymphocytes, attirant et retenant ceux-ci au niveau du champ de bataille avec l'antigène, ainsi que les macrophages et les autres globules blancs dits « polynucléaires ».

On distingue, parmi les lymphocytes T, diverses catégories, au moins fonctionnelles : l'une collabore avec les lymphocytes B pour la formation des anticorps (on nomme ces lymphocytes *helper :* qui aident) ; l'autre freine la prolifération des immunoblastes lorsque leur population est assez amplifiée, limitant ainsi l'intensité et la durée des réactions immunitaires ; les lymphocytes de cette catégorie sont appelés « cellules T suppressives ».

Il s'agit là d'un autre exemple de modération, donc de régulation, selon un processus de rétro-action (dit de « feed-back* »), des fonctions de l'organisme, modération qui, ici, semble éviter les réponses immunitaires excessives, et explique, aux yeux des darwinistes, que les organismes n'aient pas disparu de la biosphère en se faisant « hara-kiri » au cours de telles réactions.

Il est aussi des cellules suppressives dans la population des macrophages. Ces derniers ont été longtemps considérés comme des éléments accessoires des réactions immunitaires, car leur intervention n'est pas spécifique de l'antigène : mis en fonction par la réaction spécifique des lymphocytes à l'égard d'un antigène, ou par l'action complémentaire d'agents qui stimulent de façon non spécifique ces réactions et qu'on appelle « adjuvants de l'immunité », les macrophages peuvent en effet intervenir dans les effets contre un antigène autre que celui qui a sensibilisé spécifiquement les lymphocytes et déclenché la réaction initiale.

Ils s'affairent dans toutes les phases des actes immunitaires, concentrant l'antigène au profit des lymphocytes, le « modifiant » par « digestion partielle » comme pour le rendre plus propre à atteindre ces cellules, intervenant directement dans sa destruction ou dans celle des cellules qui le portent.

Au terme de ces explications, simplifiées à l'excès, la curiosité des immunologistes est satisfaite, mais non saturée. Depuis 1970, ils connaissent, grâce à MacLennan et aux Perlmann, une autre catégorie de cellules, dites K* (de *killer :* tueur), qui appartiennent probablement à la population des cellules appelées « nulles », car ne portant ni les caractères des lymphocytes T ni ceux des lymphocytes B. Elles pourraient être des précurseurs des lymphocytes B ou des monocytes. Elles ne se définissent que par leur fonction : la capacité de détruire des cellules cibles antigéniques recouvertes d'anticorps spécifiques, et cela sans l'intervention du complément. Bien que présentes chez des animaux non immuns*, ces cellules n'exercent que des réactions spécifiques, car limitées aux cellules cibles recouvertes de l'anticorps particulier à leur antigène.

Nous voici notablement éloignés des notions, qui nous paraissent bien naïves, de l'immunité telle que la concevaient ses découvreurs. Voilà qui doit rendre prudents ceux qui voudraient fixer, pour les générations à venir, en une théorie digne de la relativité d'Einstein, les mécanismes assurant l'intégrité des organismes.

Une surveillance ?

Dans la série des livrets dont sir Mac Farlane nous a fait don, celui dont le titre fait de lui plus qu'un scientifique, un philosophe, plus qu'un philosophe, un moraliste, plus qu'un moraliste, un optimiste, nous démontre que notre machinerie immunitaire, tel un service de contre-espionnage, exerce en nos organismes une « surveillance immunitaire » à l'égard du cancer.

Bien que cette théorie ait le grand avantage de rassurer ceux qui craignent trop cette affection, je ne la discuterai pas au niveau métaphysique, car nulle question de biologie ne se pose sérieusement, pour moi, à ce niveau, et je la ramènerai à la seule question que le scientifique puisse discuter : comment, en présence de cette machinerie, les cancers peuvent-ils s'établir et se développer ?

Dans diverses circonstances, des cancers compatibles quant à leur constitution génétique avec les receveurs auxquels on les greffe *, ou chez lesquels on les provoque par des cancérogènes, sont rejetés, leurs cellules étant tuées.

Il est certain que des mécanismes immunitaires sont impliqués dans ces rejets, car l'inhibition de ces mécanismes (par ablation du thymus, par administration de sérum immun dirigé contre les lymphocytes ou d'agents chimiques qui empêchent ces cellules de se diviser, ou encore par anomalie congénitale de la machinerie immunitaire) augmente les fréquences des prises de telles greffes ou de l'induction de tels cancers.

Si l'on a, au contraire, immunisé les hôtes de la future tumeur par des cellules portant les mêmes antigènes tumoraux * qu'elle, ou par ces antigènes purifiés, les fréquences des prises de greffes et des inductions sont réduites par rapport à celles des animaux normaux.

Si l'on injecte, dans la peau d'animaux ou d'humains, des préparations de leurs propres tumeurs, on peut assister à l'apparition de réactions d'hypersensibilité retardée (type cuti ou intradermo-réactions tuberculiniques *, dont on sait qu'elles dénoncent la sensibilisation immunitaire à la tuberculine). L'examen au microscope du nodule de réaction, ou de tumeurs prélevées à certains moments de leur évolution, révèle la présence, au milieu des matériaux tumoraux dans le premier cas, de la tumeur dans le second, des cellules impliquées dans les réactions immunitaires : lymphocytes, qui peuvent être transformés en immunoblastes, voire en plasmocytes, et macrophages. D'ailleurs, la constatation, par le microscopiste, de nombreux lymphocytes dans un cancer, du sein par exemple, ou dans les tissus de la maladie de Hodgkin est un signe de bon pronostic, leur rareté, présage d'évolution fâcheuse.

On peut transférer le pouvoir d'éliminer une tumeur donnée que possède un animal l'ayant rejetée spontanément, à un animal qui n'a pas tendance à le faire, en administrant au second soit le sérum sanguin, donc des anticorps, soit, ce qui est plus efficace, les lymphocytes (des ganglions ou de la rate) du premier.

On peut reproduire ces réactions dans des flacons de laboratoire : les lymphocytes isolés peuvent tuer les cellules tumorales contre lesquelles ils sont sensibilisés. Le test suivant des Hellström, dont la reproductibilité est malheureusement quelque peu discutée, illustre ce phénomène : des cellules tumorales, cultivées dans un flacon, donnent un nombre x de colonies ; le mélange aux cellules tumorales des lymphocytes du cancéreux, lymphocytes prélevés à un moment initial de l'évolution de la maladie, en réduit considérablement le nombre. Si l'on a intégré dans les cellules tumorales un isotope* radioactif *, tel que le chrome 51, la mort des cellules au cours de ces réactions libère l'isotope, que l'on mesure grâce à des compteurs de radioactivité, ce qui quantifie le pouvoir « toxique » des lymphocytes (« test de lymphocytotoxicité * »).

Les effets respectifs dans ces réactions de rejet s'accomplissant chez le malade porteur d'un cancer, ou simulées dans des flacons de laboratoire, qui reviennent à chacune des catégories de cellules, lymphocytes T et B, cellules K et macrophages, sont l'objet de controverses portant surtout sur des différences concernant les tumeurs, les moments de leur évolution au temps des études, et les techniques et méthodes employées.

Si les sciences exactes sont présentées par les scientifiques comme se distinguant des sciences humaines par le fait qu'elles mettent au jour des notions qui sont les mêmes partout, tandis que les concepts religieux, politiques et économiques diffèrent selon les aventures de l'histoire passée et les stratégies de l'histoire future, ce n'est là qu'une présentation qui, comme celle de la mode vestimentaire, tend à faire prendre pour perfection ce qui n'est qu'incertitude puisque humain.

Que les lymphocytes T exercent, dans le rejet des cancers, un rôle essentiel, cela est indiqué par la haute fréquence des tumeurs chez les animaux (et les humains) privés de thymus. On ne peut transférer (on dit « adoptivement * ») à des animaux vierges ce pouvoir de rejet, que possèdent des animaux immunisés, par des populations de lymphocytes dont on a soustrait les lymphocytes T.

Les anticorps, produits par les lymphocytes B après leur conversion en plasmocytes, tuent des cellules tumorales contre lesquelles leurs donneurs ont été immunisés, à condition que soit présent le complément dans le tube à essais. Les anticorps dirigent le complément vers les cellules tumorales porteuses de l'antigène qu'ils reconnaissent ; ils le fixent à la surface des cellules cibles. Ils ne sont nocifs pour celles-ci que par l'intermédiaire de ce poison non spécifique. Cependant, on n'a que rarement affecté la croissance d'une tumeur en transférant (on dit « passivement * ») seulement des anticorps.

Pourtant, si l'on n'a pas attribué, pendant la décennie passée, à l'immunité « à médiation humorale » un rôle majeur dans le rejet des cellules cancéreuses, les anticorps, après une période de déclin, reviennent en faveur auprès des chercheurs.

Des études portant sur l'immunité « à médiation cellulaire » ont en effet révélé que des cellules non T, les cellules K, peuvent tuer les éléments tumoraux, notamment dans le test dit d'« inhibition des colonies » des Hellström, et dans un test dit de microcytotoxicité * révélant la mort des cellules cibles par le relargage d'un isotope. Ces cellules K n'agissent que si l'anticorps est fixé, sans le complément, sur les éléments tumoraux.

Restent à étudier les macrophages, dont la présence dans les tumeurs est aussi un indice de bon pronostic, leur absence, l'indice d'un mauvais pronostic. Ils peuvent, lorsqu'ils sont transférés d'animaux immunisés à l'égard d'une tumeur, à d'autres venant de la recevoir, en inhiber la croissance. Ils peuvent également, lorsqu'ils proviennent de donneurs sensibilisés contre un cancer donné, tuer ses cellules dans des tubes à essais.

On a montré que cet effet nocif, « apparemment » spécifique, peut leur être confié par des lymphocytes immuns, le vecteur de ce phénomène dit d'« armement » n'étant pas identifié (d'autant qu'il peut leur être fourni aussi bien par des lymphocytes T que par des lymphocytes B). Cet armement n'est qu'apparemment spécifique, car des macrophages armés par des lymphocytes immuns contre une tumeur donnée peuvent tuer non seulement celle-ci, mais d'autres tumeurs ou cellules porteuses d'antigènes différents des cellules sensibilisantes.

Beaucoup d'agents peuvent, sinon « armer * », terme encore trop précis, du moins « activer * » les macrophages, c'est-à-dire les rendre méchants à l'égard de toutes les cellules étrangères à leur organisme. C'est notamment le cas de divers microbes, dont certains sont, de ce fait, dits « adjuvants de l'immunité », et de molécules complexes ou simples, également rangées dans cette classe d'agents.

J'ai d'ailleurs cité plus haut la libération de facteurs par des lymphocytes sensibilisés, dont les deux principaux immobilisent (M.I.F. * : *macrophage inhibiting factor*) et « activent » (M.A.F. * : *macrophage activating factor* ») les macrophages.

La machinerie immunitaire est donc richement fournie en éléments destructeurs de cellules cancéreuses.

Mais pourquoi ces incertitudes concernant les rôles respectifs de chacun de ces gendarmes, rôles interprétés souvent différemment d'un laboratoire à l'autre ? Une raison fondamentale peut expliquer des variations expérimentales : la diversité des moments de l'exploration des différentes cellules dans l'évolution d'un cancer. Beaucoup considèrent que les activités des lymphocytes T et des cellules K ne s'exercent qu'au tout début du développement de la tumeur, puis disparaissent lorsque celle-ci atteint un certain volume, et peuvent réapparaître après l'ablation. Ce sont d'ailleurs là les moments qui correspondent à ceux de l'effet maximal des cellules K. Les macrophages n'agissent également qu'aux mêmes phases que les autres cellules.

Bref, il est un phénomène qui, à un certain moment de l'évolution d'une tumeur, peut empêcher les réactions immunitaires de la détruire.

On a étudié intensément ce phénomène pour tenter d'expliquer pourquoi une tumeur qui a réussi à apparaître chez un patient, ou chez un animal de laboratoire, croît jusqu'à la mort, malgré ces « forces de l'ordre », composées d'au moins quatre corps de cellules et de poisons chimiques.

Ce phénomène suggère que ces « forces de l'ordre » de l'organisme peuvent être débordées lorsque les cellules tumorales ont atteint un nombre suffisant. Cette paralysie s'explique par divers mécanismes.

On a observé, à certains moments de l'évolution des

cancers, l'apparition de cellules dites « suppressives* », macrophages ou lymphocytes T, qui freinent la prolifération des cellules « tueuses » ou productrices d'anticorps. Cellules normalement régulatrices selon le processus rétroactif évoqué plus haut, elles inhibent ici la réaction contre la tumeur et « facilitent * » donc la croissance de celle-ci.

On a cité d'autres raisons, dont certaines sont liées aux cellules cancéreuses elles-mêmes : elles sont entourées à leur surface de protéines sucrées formant la glycocallix *, qui peut masquer les antigènes tumoraux.

Ceux-ci peuvent, par ailleurs, subir un processus de modulation * déterminé par les anticorps, n'apparaissant qu'après leur intervention. Les antigènes, après réaction avec ces anticorps, migrent et se rassemblent à un pôle de la cellule pour former des coiffes * ; les complexes antigènes-anticorps qui la forment sont alors avalés (selon un phénomène dit d'« endocytose ») par la cellule qui se trouve ainsi, pour un temps, dépourvue d'antigènes, donc non reconnaissable par la machinerie immunitaire.

La quantité d'antigènes tumoraux à la surface des cellules cancéreuses varie d'ailleurs. Les plus antigéniques d'entre elles sont les plus sensibles aux réactions immunitaires, et les moins antigéniques sont les moins sensibles ; on conçoit facilement que ces dernières se trouvent sélectionnées, ce qui rend la tumeur de plus en plus immunorésistante *.

Mais le phénomène qui passionne actuellement les immunologistes est celui du « blocage * » des réactions immunitaires. Si l'on refait l'expérience initiale des Hellström, et si l'on ajoute, en même temps que les lymphocytes, le sérum du sang des animaux donneurs de la tumeur et des lymphocytes, sérum prélevé au moment où le volume de la tumeur est important et en croissance que ne semble plus affecter l'immunité, le nombre des colonies dans le flacon contenant cellules tumorales, lymphocytes et sérum est plus élevé que celui du flacon contenant seulement cellules tumorales et lymphocytes, et pratiquement aussi important que celui dans lequel on a placé les cellules tumorales seules.

Cette expérience, quoique non répétée dans tous les laboratoires, a suscité de nombreuses études, utilisant d'autres méthodes et techniques, sur ce phénomène du « blocage » des réactions immunitaires par un ou plusieurs facteurs du sérum.

On a d'abord évoqué la présence, dans ce sérum, d'anticorps particuliers, qui se fixeraient sur les antigènes des cellules tumorales sans y fixer le complément en raison de leur structure incomplète ; ils masqueraient, selon Voisin, l'antigénicité des cellules sans entraîner leur mort, et bloqueraient ainsi les réactions de reconnaissance, et partant les réactions immunitaires.

On a ensuite évoqué la présence, dans le sérum, de l'antigène tumoral détaché des cellules cancéreuses et circulant sous forme soluble : il rencontre les lymphocytes et se fixe sur leurs sites de reconnaissance qui sont ainsi bloqués, ce qui les empêche de reconnaître les antigènes tumoraux fixés sur les cellules cancéreuses, donc d'identifier ces cellules cancéreuses.

On fait surtout appel aujourd'hui à des complexes antigènes-anticorps qui se forment dans le sérum, et dont Baldwin a montré qu'ils bloquent les cellules cibles.

Ce phénomène que je viens de décrire est essentiel : il est évident que, plus le volume de la tumeur est important, plus le sérum contient des antigènes tumoraux, libres ou complexés. Et l'on devine les incidences thérapeutiques : il convient de tenter, chez tous les patients et à quelque période de l'évolution que ce soit, de réduire le volume tumoral. Expérimentalement même, on a vu, après exérèse du cancer et stimulation immunitaire telle que je l'évoquerai à propos de l'immunothérapie au chapitre 10, apparaître dans le sang un facteur dit « débloquant * », capable de neutraliser spécifiquement le facteur « bloquant * ». Il est probable qu'il s'agit tout simplement d'anticorps.

On comprend donc que la machinerie et les phénomènes immunitaires ne travaillent pas simplement et toujours au bénéfice des patients porteurs de tumeurs. Ils peuvent exercer leurs effets dans deux directions, l'une défavorable à la tumeur, et l'autre, opposée, qui inhibe la première et facilite la croissance tumorale.

Par conséquent, la machinerie immunitaire peut être représentée comme une balance portant deux plateaux : le plateau « anticancer » et le plateau « procancer ».

Initialement, le plateau anticancer était conçu comme porteur des lymphocytes T et des anticorps cytotoxiques *, et il était opposé au plateau procancer, porteur de facteurs doués d'activité « bloquante ». Puis le plateau anticancer s'est enrichi de l'addition des macrophages agissant « spécifiquement » (macrophages « armés ») ou non spécifiquement (macrophages « activés »), et des cellules K qui n'agissent qu'en présence des anticorps spécifiques sur les cellules cibles. Le plateau procancer a ensuite été enrichi des « cellules suppressives ». Qui plus est, on a montré que les facteurs bloquants sont constitués plus probablement d'antigènes solubles ou de complexes antigènes-anticorps que d'anticorps libres.

Cette notion d'une « balance » immunitaire résulte essentiellement d'observations recueillies au cours d'expériences menées avec des cellules dans des récipients de laboratoire.

Les données fournies par des études conduites directement sur des animaux porteurs de tumeurs et même sur des malades cancéreux, pour moins claires et moins facilement reproductibles qu'elles soient, tendent à confirmer ce phénomène de « blocage » des réactions immunitaires.

La portée de ce phénomène et d'autres qui permettent le développement des cancers, phénomènes qui pourraient être considérés par les finalistes comme les raisons de la « défaite » de l'organisme, dépasse en réalité les problèmes de la croissance des cancers et atteint ceux posés par d'autres processus : *a*) l'absence d'une auto-immunisation* constante et permanente : les antigènes d'un individu circulant dans son sang bloquent probablement ses propres lymphocytes à leur égard ; aussi n'a-t-on plus besoin de faire appel, pour expliquer l'autotolérance*, à une hypothèse finaliste, le respect du soi ; *b*) la tolérance de la femme enceinte à l'égard de son fœtus et du placenta*, lesquels portant les antigènes du père en même quantité que ceux de la mère, devraient susciter en celle-ci des réactions immunitaires capables de rejeter placenta et enfant comme des greffons incompatibles : on peut considérer que les antigènes paternels du fœtus, circulant dans le sang de la mère, bloquent les lymphocytes de celle-ci, lesquels, même s'ils parviennent chez l'enfant, et certains y parviennent, sont ainsi rendus inoffensifs à son égard. Ici encore, des observations factuelles remplacent avec l'avantage de la simplicité toutes les théories proposées jadis.

Qu'on me permette de faire remarquer à cette occasion l'apport de poids qu'a fourni la cancérologie, science appliquée, à l'immunologie la plus fondamentale, celle qui étudie notamment des problèmes aussi élémentaires que la non-destruction des organismes par eux-mêmes ou par leurs mères.

L'échappement

Mais les cancérologues, s'ils comprennent mieux aujourd'hui le développement des tumeurs en dépit de la machinerie immunitaire, qui, selon les concepts classiques, devrait les empêcher de croître, n'expliquent pas pour autant leur établissement.

Nous avons, en effet, laissé au chapitre 2, une cellule qui, à partir de l'état normal, a été « transformée » et porte donc les antigènes tumoraux. Nous connaissons maintenant la machinerie immunitaire et savons qu'elle peut reconnaître les cellules cancéreuses puisqu'elles portent ces antigènes. Nous savons que cette machinerie ne peut, dans le cas de la plupart des tumeurs greffées chez la Souris, détruire qu'une vingtaine de ces cellules.

Le problème se pose donc de comprendre comment les « premières cellules » échappent aux fonctions immunitaires, auxquelles MacFarlane Burnet attribue une mission de « surveillance ».

Il y a quelques années, on évoquait un phénomène conçu par Billingham, Brent et Medawar, et appelé tolérance immunitaire. Lorsque ces chercheurs injectaient des cellules étrangères à des nouveau-nés, ceux-ci les conservaient, tandis que les adultes les rejetaient. On en avait conclu que des antigènes, administrés tôt dans la vie à un individu, sont reconnus par lui comme s'ils lui appartenaient, et en conséquence ne suscitent pas de réactions immunitaires. Comme, dans le cas des tumeurs spontanées mammaire ou leucémique de la Souris, le virus responsable est transmis «verticalement », de parents à enfants, les partisans de la théorie de la tolérance* invoquaient ce phénomène pour expliquer leur non-rejet : les antigènes des virus étaient reconnus comme appartenant aux hôtes qui, pour cette raison, ne les rejetaient pas. Mais cette hypothèse de la « tolérance », acceptée en ce temps-là, n'explique pas le fait que les souris ne rejettent pas les premières générations de cellules leucémiques qui résultent, elles, de la « transformation » de cellules normales par le virus. Certes, se pose la question de savoir si les antigènes de tumeurs provoquées par les virus ne sont pas seulement des antigènes viraux. Mais cette question est superflue, car nous avons observé, avec Doré, que les souris de la lignée dite « AkR * », dont 90 % seront atteintes, entre le 5e et le 10e mois d'âge, d'une leucémie spontanée, peuvent rejeter des cellules de cette tumeur si on les greffe avant l'éclosion de la maladie ; nous avons montré que ces souris présentent à leur égard des réactions immunitaires.

La responsabilité de la tolérance, au sens défini par Medawar, dans l'échappement aux fonctions du rejet immunitaire des tumeurs spontanées, ne peut donc être retenue.

Une hypothèse beaucoup plus valable s'offre en alternative : l'insuffisance immunitaire. Il est des sites de l'organisme, des « sanctuaires », où les réactions sont lentes, faibles, voire inexistantes. La moelle osseuse de certaines lignées de souris contient par ailleurs peu ou pas de lymphocytes T : cela pourrait expliquer partiellement le fait que les leucémies, tumeurs de ce tissu, sont d'emblée disséminées. Les cancers sont beaucoup plus fréquents chez les sujets souffrant d'insuffisance immunitaire, personnes âgées et malades traités par des médicaments immunodépresseurs (le risque des transplantés rénaux de présenter un « réticulosarcome* » est trois cent cinquante fois le risque de la population normale). La plupart des cancérogènes sont eux-mêmes immunosuppresseurs, qu'ils soient physiques (les ultra-violets eux-mêmes exercent cette action), chimiques (cela a même été démontré pour la fumée du tabac), ou viraux (nous avons observé, avec Schneider, des dépressions marquées des réactions de rejet après injection de virus cancérogènes ; des virus non tumorigènes peuvent également exercer ces mêmes effets). Munster vient de noter qu'un simple traumatisme peut inhiber temporairement les réponses immunitaires. Ce ne sont pas les raisons d'immunosuppression permanente ou transitoire qui manquent pour expliquer que les premières cellules d'un cancer échappent aux réactions immunitaires, qu'en conséquence, celui-ci s'établisse. Ce qui est étonnant, ce n'est dès lors pas que 30 % des humains soient un jour porteurs d'un cancer, c'est que tous n'y soient pas condamnés. Il est d'ailleurs probable que si nous devions vivre jusqu'à 120 ans et ne point souffrir d'autres maux, nous en serions tous atteints.

Le cancer nous apparaît, à la fin de ce chapitre, comme un processus vital des plus naturels, mais nos chances de l'éviter sont inégales.

Il est un des phénomènes des plus naturels, car certains agents qui « transforment » une cellule normale en cellule cancéreuse, et certains agents et facteurs qui provoquent une immunosuppression permanente (âge) ou transitoire (infections virales, traumatismes, expositions aux ultra-violets solaires) permettant aux descendants de cette cellule d'atteindre le nombre au-delà duquel les réactions immunitaires ne peuvent les supprimer, existent dans les conditions de vie les moins artificielles.

Beaucoup assimilent ces réactions à des « défenses » contre le cancer, et certains parlent de « surveillance ». Or, c'est la même machinerie qui assure l'acceptation ou le rejet de quelques cellules tumorales quand elles sont rejetées, qui permet à la mère de tolérer son fœtus, et qui, probablement, nous permet de tolérer nos cellules non tumorales que des virus endogènes à A.R.N. rendent antigéniques, donc « étrangères » aux « yeux » de nos lymphocytes que sont leurs sites de reconnaissance. La nature n'est pas finaliste, sinon elle posséderait deux machineries, l'une pour conserver l'utile, l'autre pour éliminer le nuisible.

Cette notion de l'indifférence de la nature n'est pas seulement illustrée par l'étude de l'immunité immunologique ; elle l'est aussi par celle de l'immunité que j'ai appelée « non immunologique » : si nos organismes peuvent détruire des cancérogènes chimiques, ils peuvent en créer à partir de substances non cancérogènes, soit dans leurs microbes intestinaux, soit dans leurs propres cellules.

Nous ne pouvons plus être rassurés par la théorie de l'*horror autotoxicus* d'Ehrlich, deux fois mise en défaut.

Si le cancer est donc un phénomène des plus naturels, la nature n'en laisse pas moins à l'artificiel, à l'Homme, la possibilité de l'influencer. Connaissant les phénomènes naturels capables de « transformer » des cellules normales en cellules tumorales, il a la capacité de les raréfier ; connaissant les deux plateaux de la balance immunitaire, il accentue celui qui défavorise le cancer, et je développerai aux chapitres 9 et 10 les notions d'immunoprévention* et d'immunothérapie*. Mais l'Homme a aussi le pouvoir d'agir dans l'autre sens : avec ses créations, ses productions et ses comportements, il peut élever les risques naturels et leur ajouter des risques artificiels. Et il augmente aujourd'hui davantage les risques de cancer qu'il ne les réduit. Cette notion est d'autant plus importante qu'il apparaît hautement probable que plusieurs agents et/ou facteurs interviennent dans la série d'événements qui vont de la genèse à l'établissement de beaucoup de cancers, sinon de tous.

8

A la croisée des risques

> « Les risques résultent d'effets conjoints, de l'Homme et de la Nature. »
>
> I. BURTON et K. HEWITT.

Tant l'énumération des nombreux agents et facteurs déclenchant ou favorisant les cancers, que la connaissance des mécanismes intimes de la transformation d'une cellule normale en cellule cancéreuse, et de l'échappement de sa progéniture aux forces de contrôle qui assurent, par des processus de freinage ou de destruction, l'homéostasie, nous ont convaincus de la fréquente multiplicité des causes des tumeurs malignes. On peut même se demander si deux facteurs au moins ne sont pas toujours nécessaires, l'un qui agit au niveau de la transformation, l'autre au niveau de la promotion de la croissance du clone anormal. Il est vrai que certains facteurs agissent au niveau des deux étapes. Il en est par ailleurs qui agissent dans les deux sens, favorisant ou défavorisant le cancer, selon des conditions le concernant ou concernant l'hôte. Il est enfin certains agents et facteurs qui agissent en en mettant d'autres en jeu dans leurs mécanismes d'action.

L'expérimentation est riche d'exemples de cancers illustrant ces notions.

Des cancers multifactoriels

L'exposition totale du corps de souris d'une certaine lignée dite « C_{57} B1 », à des radiations ionisantes, provoque une leucémie que Gross, Latarjet et Duplan ont pu transmettre à des animaux de la même lignée par un virus extrait des tissus tumoraux. Ici interviennent un facteur cancérogène de transformation, l'irradiation (mais qui n'agit pas directement dans ce cas, car la leucémie n'est pas obtenue si l'on protège le thymus du rayonnement), un autre facteur de transformation, le virus, activé par l'irradiation, une insuffisance immunitaire (puisque la leucémie n'est provoquée que si le thymus, organe essentiel dans l'immunité antitumorale, est lésé), enfin un facteur génétique.

Igel, traitant par un hydrocarbure, le méthylcholanthrène, ou par d'autres cancérogènes, des souris d'une lignée donnée, le jour de leur naissance, vit apparaître des lymphosarcomes, tumeurs apparentées aux leucémies, dont les cellules présentaient des marqueurs d'un virus à A.R.N. proche du virus de Gross, responsable de la leucémie spontanée des souris. Le cancérogène chimique pourrait donc agir, comme l'irradiation, en activant un virus. Mais l'on sait par ailleurs qu'il inhibe les réactions immunitaires.

La tumeur mammaire spontanée de la Souris ne survient que chez des femelles ou des mâles traités par les hormones femelles, d'une lignée donnée, dite « C_3H », porteuse d'un virus à A.R.N. transmis par le lait.

La leucémie spontanée de la Souris produite par le virus de Gross ne survient que dans la lignée dite « AkR », et elle n'est transmissible par ce virus qu'à des souris venant de naître et dans des conditions génétiques très strictes. Interviennent donc la dose de virus, la génétique et l'immunité ; ces deux dernières sont d'ailleurs liées, puisqu'il a été montré que la résistance à cette leucémie se comporte comme si elle dépendait du gène dit « Ir* » qui dirige la résistance immunitaire.

J'ai mentionné au chapitre 3, les cancers de la peau que l'on ne provoque au niveau du dépôt d'un cancérogène classique, un hydrocarbure par exemple, appliqué à des doses inférieures au seuil nécessaire à l'induction de la tumeur que si l'on ajoute ultérieurement, mais non préalablement ou simultanément, de l'huile de croton, qualifiée, à l'occasion, de « cocarcinogène* ».

Des conditions multifactorielles

Ainsi n'est-il pas surprenant que l'exposition de l'Homme à plusieurs agents ou facteurs favorisants connus puisse engendrer des risques quantitativement imprévisibles, même si l'on connaît avec précision les risques liés à chacun. Un cancérogène peut induire des enzymes capables d'en détruire un second, ce qui rend la combinaison des deux moins dangereuse que l'exposition à un seul. On conçoit la difficulté de disséquer les nombreux risques additifs auxquels peuvent être soumis les sujets d'une société très polluée industriellement, et l'accroissement considérable du risque que peuvent engendrer les combinaisons : la présence simultanée de plusieurs agents présents individuellement à des taux non dangereux peut soumettre certaines cibles à un nombre de lésions cumulées cancérogènes.

Ainsi, lorsqu'on a mis en évidence la corrélation de la fréquence d'un cancer avec un paramètre causal donné, convient-il de tenter de faire la part des facteurs qu'il peut déclencher.

Je choisirai ici des conditions démontrées comme favorisant certains cancers humains, et dans lesquelles il est difficile d'établir la part des divers agents et facteurs cancérogènes connus, la multiplicité de ceux-ci n'éliminant pas la possibilité de l'intervention d'éléments inconnus.

On a établi une géographie des cancers qu'ont remarquablement traitée, pour les tumeurs du sang, Jean Bernard et Ruffié dans leur *Hématologie géographique.* La famille des tumeurs sur laquelle nous instruit le plus la carte mondiale des cancers est celle des cancers du tube digestif, et le type le plus intéressant, celui de l'estomac. Sa fréquence dépasse celle du cancer pulmonaire chez les hommes au Chili, au Japon, en Norvège, au Portugal et en Suède. Elle dépasse celle des tumeurs malignes du sein chez les femmes au Chili, au Japon, en Australie, en Finlande, en Allemagne fédérale, en Italie et au Portugal.

La géographie n'instruit que dans le cadre de l'histoire contemporaine, et les épidémiologistes sont passionnés d'apprendre que la fréquence de ce cancer s'est réduite, dans les vingt dernières années, dans tous les pays cités sauf le Portugal ; sa chute a atteint 50 % dans les pays nordiques.

La géographie n'est pas seulement révélatrice à l'échelle du monde : à l'échelle de la France, elle dénonce des densités différentes selon les départements.

Ces différences entre unités régionales au sein d'un même pays peuvent concerner des mortalités par cancers particuliers, tels que celui de l'estomac au Japon. L'étude à cette échelle rend moins malaisée la dissection des facteurs et agents dont l'intensité d'expression a un rapport avec la fréquence de la tumeur : c'est ainsi que Takahashi a observé que correspondaient aux zones japonaises riches en cancers gastriques un rapport calcium/sulfates élevé dans l'eau des rivières, et un ensoleillement précoce. D'où la suggestion selon laquelle le contenu alimentaire en sulfates agirait sur l'inflammation gastrique connue pour faire le lit du cancer, tandis que l'excès de calcium (dont l'exposition solaire augmente l'absorption par la vitamine D dont elle stimule la production cutanée) augmente la perméabilité capillaire, donc facilite le départ, de la tumeur initiale, des cellules destinées à former des métastases à distance.

Les variations géographiques représentent le type même des variations multifactorielles qui posent d'ailleurs plus de problèmes qu'elles n'en résolvent. De nombreux autres exemples pourraient illustrer cette notion ; le cancer de la prostate offre l'un des plus intéressants. Sa fréquence relative est, en effet, celle, moyenne, de la population mondiale multipliée par 65 pour les Noirs et 38 pour les Blancs du comté d'Alameda aux Etats-Unis ; elle est multipliée par 9,7 pour les émigrés d'Ibadan et par 3,2 pour les Japonais vivant à Oxford, en Grande-Bretagne, par 72 pour les Noirs, par 48 pour les Blancs californiens d'origine, par 32 pour les émigrés mexicains et par 14 chez les Japonais vivant à Los Angeles. La distinction de ce qui revient aux divers facteurs écologiques, sociologiques et génétiques peut être déduite de telles comparaisons.

Le rapport de la fréquence urbaine sur la fréquence rurale est évidemment l'objet d'une grande attention, surtout pour les cancers de l'appareil respiratoire. Il l'est également pour ceux d'autres localisations : c'est ainsi que ce rapport est, selon une étude américaine portant sur les sujets du sexe masculin, de 3,08 pour les tumeurs malignes de l'œsophage, de 2,96 pour celles du larynx, de 2,88 pour celles de la bouche et de la gorge, de 2,71 pour celles du rectum, de 2,17 pour celles du pharynx, de 2,10 pour celles de la vessie, de 1,97 pour celles du gros intestin, de 1,89 pour celles du poumon, de 1,77 pour celles du sein, de 1,56 pour celles de tous les autres cancers, et de 0,29 pour celles des lèvres, de 0,65 pour celles des cancers vrais de la peau, de 0,87 pour celles du mélanome, de 1 pour celles de l'utérus.

Ainsi comprend-on que le facteur envisagé en premier, dans une telle étude, la pollution de l'air, soit en compétition avec d'autres facteurs, tels que la fumée du tabac, l'ensoleillement, les différences socio-économiques, parmi lesquelles la qualité de la médecine intervient non seulement dans la précocité du diagnostic et la prévention, mais aussi dans la proportion des morts attribuées à leurs causes réelles.

La sociologie du cancer constitue, comme sa géographie, une branche prometteuse de l'épidémiologie. Le niveau social, exprimé par un rapport dont la moyenne mondiale est de 1, est en corrélation avec la fréquence de presque toutes les tumeurs malignes : c'est ainsi que, dans les classes à niveaux élevés, sont particulièrement fréquents le cancer du rectum (rapport 2,13) et ceux de la glande thyroïde (1,72), du gros intestin (1,67), de la vessie (1,67), des autres glandes endocrines (1,59), du rein (1,49), des leucémies (1,11), et particulièrement rares les cancers de la peau (0,53), des lèvres (0,81), des os (0,81), des glandes salivaires (0,83)...

Pour tous ces cancers, on connaît de multiples agents et facteurs favorisants et défavorisants qui peuvent, je l'ai déjà souligné, non seulement additionner, mais multiplier leurs effets. Cette interaction peut aboutir, pour un cancer donné, à des différences considérables selon un paramètre donné, parce qu'il inclut, totalement ou partiellement, d'autres paramètres ; ainsi, lorsque la fréquence du cancer de l'utérus est de 17,1 pour 100 000 femmes blanches aux Etats-Unis, elle tombe à 4,7 chez les Juives, et monte à 53,6 chez les Noires et à 109,8 chez les Portoricaines. Faire la part de la précocité des relations sexuelles, du nombre des grossesses, de l'infection, notamment herpétique, de l'insuffisance d'hygiène et des constitutions physiologique (particulièrement hormonale) et génétique, est évidemment extrêmement difficile.

Un autre problème multifactoriel intéressant est celui des risques familiaux. Lynch a récemment observé aux Etats-Unis que, tandis qu'un cancer se développe chez 8,9 % des individus comptant un membre de leur famille atteint de cette affection, 16,2 % et 27,4 % en sont victimes dans les familles en comptant respectivement deux et trois. On a vu aux chapitres précédents les facteurs possibles qui doivent être analysés ici, et qui concernent la génétique, la transmission verticale et horizontale d'agents, l'exposition commune à des facteurs socio-écologiques multiples.

Aucun de ces facteurs ne saurait être négligé dans une enquête analytique, même ceux dont on sourit parfois *a priori.* C'est ainsi que les disciplines d'une spécialité à la fois trop et pas assez reconnue de la médecine, la psychosomatique, n'hésitent pas à attribuer la genèse de maladies organiques, y compris de cancers, à des agressions psychiques.

Koupernik aborde cette question selon quatre approches correspondant aux grandes tendances actuelles de la psychologie.

Reich, un des plus intéressants épigones de Freud, accuse évidemment, dans sa *Biopathie du cancer*, le sexe, ou plutôt la privation de celui-ci : « Ecartés des fonctions sexuelles naturelles, les futurs cancéreux développent une résignation caractérielle générale. » Ce concept, aussi creux qu'il semble, n'est pas dépourvu de bases expérimentales, puisque le pourcentage des leucémies tombe, dans la lignée de souris « AkR », de 90 % si les animaux sont isolés, à 25 % s'ils sont groupés dans des cages à raison de deux femelles pour un mâle. En tire une leçon qui voudra. Il est dommage que Reich n'ait pas connu cette donnée, et que les psychologues n'étudient pas les conséquences endocriniennes et immunitaires des insatisfactions sexuelles.

La seconde approche des psychosomaticiens consiste à rechercher dans la vie infantile des événements qui pourraient être plus fréquents chez les futurs cancéreux que chez les sujets qui ne porteront jamais de tumeurs. Et Kissen d'affirmer que, sur un échantillon de sujets atteints de cancer du poumon, il a trouvé, dans les antécédents, divers troubles tels que l'énurésie, des phobies, des bégaiements, des colères, et surtout des conflits avec l'autorité parentale. Les sujets qui sont destinés à être atteints de cancer seraient moins capables que les autres d'exprimer leur hostilité, laquelle serait réprimée. Ici encore, on ne peut qu'encourager ceux qui soutiennent cette thèse à se livrer à des études statistiques objectives et à des analyses hormonales et immunitaires.

Une troisième approche consiste à rechercher, chez les patients atteints de cancer, non pas des événements anciens, mais des faits récents, et « c'est un fait connu de beaucoup, dit Aimez, que l'éclosion clinique d'un cancer succède très souvent à un traumatisme existentiel tel qu'un deuil, une séparation, une rupture, la perte d'un travail ou d'une activité fortement investie. Cette perte d'objets précède en général de six mois à un an l'apparition d'un cancer. La précession d'un tel traumatisme excède les lois du hasard. Dépression et cancer ont partie liée ». Cette affirmation n'étant appuyée sur aucune étude statistique valable, je ne peux qu'inviter les élèves de cet auteur à soumettre à une enquête épidémiologique, contrôlée par des statisticiens professionnels, ce qui n'est qu'hypothèse.

Que dire de ce qu'on appelle en toutes les langues le « stress* » (agression générale) de la vie ? Riley, protégeant des souris d'une lignée qui prédestine 75 % d'entre elles à développer une tumeur mammaire avant leur 400e jour d'âge, des facteurs de « stress » que sont le bruit, les manipulations, l'environnement chimique, fait tomber à 15 % la fréquence des cancers apparus avant le 400e jour et retarde de 200 jours les 60 % restants. N'oublions pas que Schuller a montré l'important retentissement neurohumoral de ce stress : libération de neuromédiateurs*, production excessive et libération d'hormones hypophysaires et, partant, thyroïdiennes et surrénaliennes.

Or ces neuromédiateurs et ces hormones influencent les réactions immunitaires. Et Olga Halle-Pannenko a d'ailleurs montré, dans mon laboratoire, que certaines variations socio-écologiques mineures du milieu de vie peuvent réduire de façon significative les réactions de souris nées et élevées dans des animaleries.

Les considérations que j'ai évoquées plus haut quant au rôle du sexe se relient peut-être en partie aux variations qu'on enregistre dans la fréquence des différents cancers selon la constitution XX (femelle) ou XY (mâle) des individus, y compris pour des tumeurs ne portant point sur les glandes endocrines : il va de soi que de multiples facteurs varient selon cette constitution, qui peuvent être incriminés ou suspectés à divers titres selon les types de tumeurs. Il n'est pas jusqu'à l'augmentation de la fréquence des cancers avec l'âge qui ne soit, de toute évidence, multifactorielle, car l'âge accumule les agents cancérogènes, les lésions précancéreuses, tandis qu'il réduit les réactions immunitaires.

Enfin, une multiplicité de raisons explique sans aucun doute les modifications des fréquences des divers cancers dans le temps, dont certaines augmentent, tandis que d'autres se réduisent, les variations différant d'ailleurs selon le sexe et d'autres paramètres. La multiplicité des facteurs associés à ces conditions doit être aussi systématiquement recherchée que les facteurs eux-mêmes. C'est elle qui permet de préciser non seulement les agents, mais aussi les conditions déterminant les risques auxquels sont soumises aujourd'hui les populations, ainsi que de tenter la prévision des risques pour l'avenir, celui de la société postindustrialisée. On peut ainsi redouter que, si aucun progrès dans le traitement et la prévention n'est accompli, un sujet sur trois mourra de cancer en l'an 2000.

9

Prévenir

> « Puissante et imprédictible, la nature a toujours été risquée ; mais dans un monde dont l'encombrement augmente, l'Homme doit venir à bout de ses risques et de lui-même. »
>
> R.W. KATES.

La prévention est à l'honneur. Elle n'est pas pour autant une découverte récente. Elle n'est qu'une nouvelle présentation de « l'hygiène », laquelle a depuis longtemps perdu ses illusions : les Egyptiens pourraient supprimer le cancer compliquant la bilharziose dans leur pays, s'ils cessaient de se livrer, avant de prier, au lavage des pieds et des mains dans les ruisseaux où pullulent les vers responsables de cette maladie parasitaire.

La seule mesure qui ait fait preuve d'efficacité pour éradiquer des affections aussi redoutées que la variole ou la tuberculose est la vaccination. Donc les médecins ont conclu que, pour venir à bout du fléau cancer, il faut se mettre à la recherche d'un ou de plusieurs vaccin(s). Cette solution n'est pas vaine, mais elle n'appartient aujourd'hui qu'au domaine de la recherche.

Faut-il, découragés que nous sommes devant l'échec de la prévention de la grippe, de l'hépatite, des maladies vénériennes, par les conseils d'hygiène, renoncer à s'attaquer aux agents et facteurs responsables des cancers, tout au moins à ceux qui, parfaitement identifiés, engendrent une tumeur maligne sur quatre ? Tous les essais ont jusqu'ici échoué, sauf ceux qui ont concerné une population très spéciale, celle des médecins de certains pays. La raison de l'échec réside dans la profonde intégration de ces facteurs en nous-mêmes, dans nos aliments, dans notre environnement et dans nos comportements, et surtout dans l'origine multifactorielle de la plupart des tumeurs malignes.

Mais s'il n'est pas nécessaire d'espérer pour entreprendre, il est indispensable pour entreprendre d'être informé. J'ai cité aux chapitres 3, 4, 5 et 7 les principaux agents et facteurs cancérogènes dont l'étude a pu donner au lecteur le sentiment qu'ils sont « insaisissables ». Je voudrais les présenter ici sur leurs vecteurs, cette approche laissant entrevoir les cibles sur lesquelles peut être dirigée une attaque pratique, le développement possible de celle-ci et ses limites.

Contre le destin originel

Si très peu de cancers se présentent comme nettement héréditaires, cas du rétinoblastome envisagé plus haut, plus fréquemment le sont certaines conditions précancéreuses * pour la description desquelles je renvoie aux ouvrages spécialisés. Elles peuvent être des tumeurs bénignes* dont on connaît la transformation maligne possible (cas de la polypose rectocolique familiale*).

Pour ces deux exemples, la transmission est dite autosomale* dominante, ce qui signifie que le risque de cancer est élevé dans la descendance et dans la fratrie de ceux qui en sont atteints. Nul doute que les membres des familles porteurs des gènes responsables doivent être prévenus du risque cancérogène et être soumis à des inventaires de santé dès le plus jeune âge. Informés, certains renonceront à enfanter.

Il va de soi que le jumeau monozygote d'un cancéreux, jumeau dont j'ai mentionné le risque très élevé qu'il porte de présenter le même cancer que son frère atteint, doit être soumis à un dépistage systématique de toute lésion cancéreuse ou précancéreuse.

J'ai évoqué la haute fréquence du cancer du sein chez les femmes Parsis* qui vivent en Inde, et la fréquence assez élevée de cette tumeur dans certaines familles dites « à cancers * » : dans les deux cas, il convient de déconseiller formellement les accouplements procréatifs entre partenaires consanguins, responsables, ainsi peut-être que les possibles identités de comportements socio-écologiques des membres de telles familles, du risque qu'ils encourent.

Les membres d'une famille à un risque élevé doivent évidemment en être avertis, afin qu'ils se livrent au dépistage des cancers et des lésions précancéreuses, et se soumettent aux mesures de prévention, aussi aléatoires soient-elles.

Si les anomalies chromosomiques ne sont pas toutes héréditaires, il semble que la plupart d'entre elles puissent favoriser l'établissement d'une tumeur maligne, qu'elles soient congénitales et qu'elles portent sur toutes les cellules de l'organisme, ou acquises et limitées à une seule ou quelques lignées cellulaires, tel le chromosome Philadelphie qui condamne son porteur à la leucémie dite « myéloïde chronique ».

D'autres conditions pathologiques congénitales favorisent souvent, elles aussi, l'apparition de cancers. C'est ainsi que l'affection dite « hémihypertrophie * » se complique de diverses tumeurs du rein, de la surrénale, du foie, et que l'on découvre fréquemment chez les patients atteints de la tumeur rénale dite de Wilms, plusieurs malformations congénitales.

Dans de tels cas, certains proposent la suppression des nouveau-nés anormaux.

Le dépistage des anomalies chromosomiques avant la naissance par ponction amniotique, et l'avortement des porteurs ou des suspects, est une solution non plus seulement proposée, mais déjà opérationnelle en France.

Contre le précancer

Certaines conditions pathologiques sont donc dites « précancéreuses », tant est fréquente leur transformation en tumeurs malignes.

Elles concernent les systèmes organiques et tissulaires les plus divers, la peau, les glandes mammaires, les appareils digestif, urinaire, génital féminin, osseux.

Si certaines lésions précancéreuses sont des tumeurs bénignes, on ne saurait en déduire que toutes les tumeurs bénignes sont des lésions précancéreuses : pour beaucoup de ces tumeurs, l'organe qui les porte ne présente pas davantage de risque de cancérisation qu'un organe qui n'en est pas atteint. D'autres (fibro-adénomes de la glande mammaire, grains de beauté *, par exemple) peuvent néanmoins se transformer en cancers, et, quelle que soit la rareté de cette évolution, son éventualité suffit à conseiller une surveillance très attentive des tumeurs bénignes, et parfois leur ablation.

La prévention des cancers survenant sur des lésions précancéreuses fait évidemment partie du devoir de tout médecin. Tantôt leur présence est connue, et elles doivent faire l'objet d'un contrôle régulier, voire être parfois extirpées systématiquement si elles sont extirpables. Tantôt elle est méconnue, et leur dépistage présente le même intérêt que celui des cancers constitués.

Contre autrui

L'infection du col de l'utérus, notamment par le virus de l'herpès génital, favorise l'installation du cancer de cet organe. Elle doit donc être l'objet d'une recherche systématique bisannuelle et d'un traitement efficace.

Beaucoup d'autres infections ou parasitoses chroniques exercent un rôle semblable pour d'autres cancers. J'ai évoqué le cas de l'hépatite dite « B * » à l'origine du cancer du foie : le virus qui en est responsable étant transmis par les transfusions de sang, il faut éviter toute transfusion non indispensable.

Toute infection chronique fait le lit du cancer, de la glossite syphilitique, qui prédispose aux tumeurs de la langue, à l'infection bronchique qui facilite la formation du cancer du poumon. Toute infection chronique doit être traitée jusqu'à guérison totale.

J'ai cité, parmi les parasitoses, la bilharziose comme agent inducteur de plus de 70 % des cancers de la vessie en Egypte. La mesure qui s'impose ici est une ordonnance dispensant les fidèles de se laver les mains et les pieds avant chaque prière, tout au moins dans les ruisseaux où fourmillent les vers responsables de cette affection. J'ai dit que le paludisme est suspecté de favoriser le rôle du virus d'Epstein-Barr dans l'induction de la tumeur de Burkitt en Afrique : il va de soi que l'O.N.U. pourrait enfin trouver, dans l'essai d'éradication de telles parasitoses, une mission incontestée.

On parle d'« inflammation * » pour désigner toutes sortes de conditions dont les agents responsables et même les mécanismes nous échappent, mais dont les lésions rappellent, au microscope, celles que provoquent les infections. On invoque parfois des maladies auto-immunes, mais l'on a vu, au chapitre 4, que les réactions pourraient bien, dans ce cas, se diriger non pas contre les propres antigènes de l'individu, mais contre des antigènes produits dans ses cellules par des virus que nous ne réussissons pas à mettre en évidence, notamment des virus dits « endogènes * ». Toujours est-il que certaines de ces lésions sont de véritables lésions précancéreuses. Ainsi en est-il : *a*) de gastrites dites « atrophiques », qui seraient secondaires à l'effet d'anticorps dirigés contre certains tissus de l'estomac, et qui élèvent le risque du cancer de cet organe ; *b*) de certaines entérites dites

« régionales », qui augmentent la fréquence des tumeurs malignes de l'intestin ; *c*) de certaines cirrhoses du foie, qui prédisposent à l'hépatome * ; *d*) de certaines infections du pancréas, qui élèvent la fréquence des tumeurs à son niveau.

C'est peut-être en suscitant une réaction immunitaire chronique contre le parasite que le paludisme favorise la tumeur de Burkitt, cancer de certains lymphocytes, ces cellules responsables des réactions immunitaires : ces réactions les amènent à se diviser plus souvent que normalement, et nous avons vu plus haut que la division des cellules pourrait faire le jeu des cancérogènes.

On soupçonne les conséquences lésionnelles des réactions immunitaires attaquant certains tissus, dans le cas des maladies dites « auto-immunes », de faire le lit d'autres cancers.

Il va de soi que la prévention des tumeurs malignes compliquant les maladies parasitaires, les infections, les inflammations et les affections immunitaires, tumeurs qui fortifient la vieille théorie de l'« irritation » de Virchow, doit consister dans le traitement spécifique des infections et des parasitoses, ou non spécifique, immunosuppresseur, dans le cas des états considérés comme « autoimmunitaires ».

Pour être efficace, la prévention doit être précoce, ce qui implique la recherche systématique de ces maladies.

Une question souvent posée aux médecins par les familles des cancéreux concerne l'éventuelle contagiosité des tumeurs. Oberling, qui a soutenu, bien avant Huebner, l'hypothèse selon laquelle tous les cancers seraient induits par des virus, ce qui n'empêche nullement que leur induction et leur développement soient favorisés par d'autres agents et facteurs cancérogènes, répondait à cette question en affirmant « notre ignorance sur la probable importance et sur la possible étendue de la distribution des infections latentes ».

Ce que j'ai exposé au chapitre 3 et ce qui vient

d'être dit ci-dessus justifie cette réponse. La contagion d'infections comme l'herpès génital, de parasitoses comme la bilharziose, fait de certains cancers des maladies indirectement contagieuses, et cette notion doit être connue du public.

Mais ce qui a été dit au chapitre 4 sur les virus xénotropiques donne encore plus de poids à la question ; elle justifie la réponse du formidable visionnaire qu'était Oberling, mon prédécesseur à la Chaire de Cancérologie qui fut créée pour lui, à la faculté de Médecine de Paris.

Nous savons de plus que l'incubation des cancers dont peuvent être responsables ces virus à A.R.N. est généralement très longue : cinq à dix mois chez les souris lorsque ces agents rencontrent les conditions génétiques, hormonales et autres, les plus favorables. L'extrapolation à l'Homme doit nous amener à envisager des incubations de cinq à dix ans. On ne peut donc affirmer que les cancers ne sont pas contagieux. Et l'on doit prendre au sérieux la mise en évidence, par Spitler, de réactions immunitaires contre des extraits de mélanomes présentées par des sujets vivant au contact de patients porteurs de ces cancers noirs de la peau, ainsi que les séries de leucémies et de maladies apparentées dites « hématosarcomes * » que Schimpf a observées chez des individus ayant eu des contacts entre eux ; dans plusieurs études, les fréquences de contacts avec un individu malade de membres de tels groupes étaient significativement supérieures à celle de la population normale. Doit-on considérer que certains cancers humains sont contagieux, notamment les leucémies et « hématosarcomes », comme l'est la leucémie des poules et celle des chats, et proposer des mesures d'hygiène, en se fondant sur ces quelques données, qui nous feraient revenir, pour le cancer, aux problèmes sociaux que posait jadis la tuberculose ? La question demeure sans réponse, mais demande la mise en route d'études sérieuses.

Contre nous-mêmes

La fréquence des cancers augmente progressivement et considérablement avec l'âge. Faut-il, dans un esprit finaliste, s'en féliciter, et considérer le cancer comme l'instrument des dieux ou de la nature pour apporter un terme à cette vie qui se dégrade avec l'âge ?

Le médecin ne souscrit pas à ce concept du « syndrome de propreté » et applique sa science à tous, y compris aux vieillards. J'ai dit que deux hypothèses peuvent être proposées pour expliquer l'élévation de la fréquence des cancers avec l'âge : l'accumulation forcément croissante des cancérogènes que l'épidémiologie ne désespère pas de nous apprendre à éliminer, au moins partiellement, de nos conditions de vie, et la réduction des réactions immunitaires que nous commençons à tenter de restaurer : nous avons pu, avec Schwarzenberg et Marie-Christine Simmler, rendre, après un traitement par le B.C.G. *, des réactions convenables à des malades qui les avaient perdues.

Il est donc urgent d'essayer de redonner aux personnes âgées des réactions immunitaires capables de supprimer leurs cancers avant leur éclosion. Récemment, a été isolée, en Israël, aux Etats-Unis et en France, une hormone thymique, la thymosine, qui stimule l'immunité à médiation cellulaire. Elle est déjà disponible en quantité suffisante en Amérique pour des essais de rajeunissement immunitaire des personnes âgées.

L'âge n'est pas le seul caractère physiologique qui prédispose au cancer.

La plupart des maladies comportant une insuffisance immunitaire en sont fréquemment compliquées. Les patients qui en sont atteints doivent donc faire l'objet d'essais de restauration de leur immunité, variable selon le type de leur affection.

J'ai montré plus haut le rôle de certains déséquilibres endocriniens. Les facteurs hormonaux intervenant dans la cancérogenèse et dans la croissance des tumeurs n'ont guère été mis en évidence que sur des tumeurs expérimentales. Dans le cas des cancers humains, les données sont en effet rares : c'est peut-être cependant par un processus hormonal qu'interviennent le nombre élevé de grossesse(s) et l'allaitement, qui réduisent la fréquence des cancers mammaires et augmentent celle des tumeurs malignes du col de l'utérus. La prévention de celles-ci réside, de toute évidence, dans des examens médicaux systématiques à la recherche d'infections latentes et d'anomalies dites précancéreuses.

Les vecteurs physiologiques peuvent être non seulement systémiques *, mais aussi locaux.

Certains méritent mention, bien que leur mécanisme d'action ne soit pas élucidé. Il a été montré que le cancer de la verge est beaucoup plus rare chez les sujets circoncis à la naissance que dans les populations de sujets non circoncis. Il est plus rare chez les Juifs, circoncis à la naissance, que chez les Arabes, circoncis plus tard. Les rôles respectifs du smegma * et du simple manque d'hygiène sont discutés. Toujours est-il que la circoncision est actuellement pratiquée aux Etats-Unis chez presque tous les nouveau-nés, quelles que soient les pratiques religieuses de leurs familles.

Les hommes ne sont pas les seuls à bénéficier de la circoncision : le cancer du col de l'utérus est lui-même plus rare chez les femmes dont les partenaires sexuels sont circoncis que chez les autres femmes. Le M.L.F. devrait donc inscrire la circoncision parmi ses revendications prioritaires. Mais cette honorable congrégation peut aller beaucoup plus loin : ce cancer est d'autant plus fréquent que le premier coït a été plus précoce, que le nombre des partenaires sexuels de la femme a été plus élevé, et qu'elle a été plus souvent enceinte.

Certains cancers sont ainsi à inscrire parmi les maladies vénériennes, au même titre que l'herpès génital qui semble, selon les données épidémiologiques, les favoriser.

Mais il ne faut voir ici aucune intervention divine

punissant les pécheresses, car le cancer du sein est plus fréquent chez les célibataires que chez les femmes mariées ; il est d'autant plus rare que la première grossesse a été plus précoce et que les femmes ont allaité un plus grand nombre d'enfants.

Les femmes averties doivent donc choisir entre une activité sexuelle précoce et fréquente, produisant beaucoup d'enfants, facteur favorisant le cancer du col de l'utérus, et l'abstinence, facteur qui provoque le cancer du sein.

Pour le médecin, la prévention des cancers dont la survenue dépend des comportements sexuels est simple : il conseille aux femmes de se marier et d'avoir un nombre raisonnable d'enfants (ce qui réduit leurs risques de cancer du sein). Et il surveille particulièrement les glandes mammaires des femmes sans enfant ou dont il connaît l'abstinence sexuelle.

La prévention du cancer du col utérin est encore plus facile et opérationnelle : les femmes, mères de famille nombreuse, les maîtresses aux nombreux partenaires, doivent montrer leur col utérin deux fois par an à leur médecin qui, à l'aide d'un spéculum *, l'examine, prélève quelques cellules à ce niveau, et, devant toute suspicion clinique ou microscopique d'infection, traite celle-ci. L'expérience d'une telle prévention a supprimé, en cinq ans, dans une ville américaine où a été menée une étude, le cancer du col utérin, un des plus redoutables fléau des femmes et des couples.

Contre le soleil

Si certaines radiations qui trouveront leur place plus loin suscitent de fréquentes interventions des écologues, il est certain qu'elles représentent actuellement un risque absolu très inférieur à celui des rayons ultraviolets (U.V.) du soleil, au sujet desquels ne s'élèvent ni protestation ni avertissement, mais qui sont, au contraire, l'objet d'une publicité croissante et d'une vogue persistante : le brunissement solaire, et aussi, bien sûr, artificiel, par les U.V. est même généralement considéré et « vendu » comme une thérapeutique !

Certes, ces rayonnements ne pénètrent guère au-delà de la peau, mais leur responsabilité à l'origine des cancers cutanés est assez importante pour être prise très sérieusement en considération. J'ai dit, au chapitre 3, qu'un comité américain de l'Académie nationale des Sciences a attribué, pour une population de Blancs vivant à une latitude de 40°, au moins 80 % des cancers de la peau *stricto sensu*, et 40 % des tumeurs noires malignes de la peau dites « mélanomes » aux U.V. du soleil. Il a, par ailleurs, été observé que la mortalité par mélanome, de la Louisiane à la Caroline du Sud, est plus élevée de 75 % que celle de la région qui va de Washington à Minnesota. Le rapport des fréquences des autres cancers cutanés, entre ces deux zones géographiques, est de 2,5.

Il n'est d'ailleurs pas certain que le rôle des U.V. dans la cancérogenèse se limite aux seuls tissus superficiels qu'ils atteignent : il a été récemment observé que ces rayonnements, appliqués à la Souris, peuvent réduire certaines réactions immunitaires à l'égard de tumeurs. Si cet effet est confirmé, il ne sera pas déraisonnable de soupçonner le rôle possible de l'exposition solaire à l'origine du développement de cancers dans d'autres tissus que la peau, même dans les tissus profonds.

Faut-il recommander l'abstention des bains de soleil et des expositions artificielles aux U.V. ? J'en suis partisan.

Et si cette recommandation désempare ceux qui voient la seule garantie d'une bonne santé dans un retour à la nature, les écologues peuvent prendre leur revanche en nous annonçant qu'un rapport de Booker à l'Académie des Sciences américaine, a estimé qu'une flotte de trois cents supersoniques, type « Concorde » ou « Tupolev », pourrait réduire de 10 % la quantité d'ozone * de l'atmosphère dans l'hémisphère Nord ; l'ozone limitant le rayonnement U.V. qui nous parvient, une telle réduction de la concentration de ce gaz pourrait élever de 20 % le nombre des cancers de la peau des habitants de cet hémisphère.

L'accord est cependant loin d'être fait sur ces chiffres : dans un récent article de *Biomédecine*, Denisse calcule qu'une flotte de cent « Concorde » n'abaisserait la concentration d'ozone que de 1 % ; d'autres font remarquer que certains avions subsoniques peuvent aussi accentuer la transformation de l'ozone, et que leur prolifération constitue donc également un risque qui mérite une étude sérieuse.

Les supersoniques ne sont pas les seuls agents que l'on accuse d'être capables de réduire la quantité d'ozone de l'atmosphère. Les fréons ou foranes, hydrocarbures chlorofluorés de faible poids moléculaire, par exemple $CF_2 Cl_2$ très utilisés dans l'industrie des machines frigorifiques et comme propulseurs dans les bombes aérosols, sont soupçonnés par certains de pouvoir provoquer, dans les décennies à venir, une baisse notable de la concentration de cette variété de l'oxygène qui nous protège contre les ultra-violets du soleil.

Ces notions doivent être, de toute façon, considérées à la lumière des variations naturelles de la quantité d'ozone de l'atmosphère, qui peuvent dépasser 10 % d'un mois à l'autre.

La prévention des cancers potentiellement attribuables aux U.V. consiste donc à enseigner que l'exposition au soleil, chronique pour ceux qui habitent des lieux ensoleillés, et aiguë pour ceux qui se font rôtir sur les plages, si elle n'a fait la preuve d'aucun bénéfice sur la santé, est plus que suspecte d'élever le risque cancérogène.

Ne pas vivre pour manger

Combien de concitoyens de Molière ne vivent encore que pour manger, en dépit de son judicieux conseil diététique.

J'en ai justifié plus haut la valeur en mentionnant les corrélations entre, d'une part, l'obésité ou la quantité totale d'aliments exprimée en calories et, d'autre part, la fréquence des divers cancers, même des plus inattendus, tels que ceux du sein, de l'ovaire, de l'utérus et de la prostate. Cette notion, qui va à l'encontre des croyances populaires, a été confirmée expérimentalement et par des observations de cancérologie comparée concernant des animaux domestiques.

Des études expérimentales ont par ailleurs montré que la restriction calorique défavorise la production et la croissance de beaucoup de cancers.

Le médecin doit donc ajouter la peur du cancer à celle de l'athérosclérose et du diabète pour convaincre ses contemporains de la nocivité de la suralimentation et de l'intérêt d'un régime plutôt moins riche que les soi-disant « normes ». La mode pondérale féminine actuelle constitue un excellent outil de prévention du cancer. Les compagnies d'assurances ont en effet observé que la mortalité par cancer, qui est de 111 pour 100.000 individus de poids normal, s'élève à 143 chez ceux dont le poids dépasse 125 % par rapport à la normale, et tombe à 95 chez ceux dont il est inférieur à 85 %.

Si nous sommes convaincus du risque cancérogène de la suralimentation, nous n'en connaissons guère (ou pas) les raisons, mais nous possédons quelques données sur les aliments les plus nocifs : l'excès de graisses est proportionnel, je l'ai dit au chapitre 3, à la fréquence du cancer du sein ; l'excès de protéines elles-mêmes élève le risque de plusieurs tumeurs malignes.

Nos connaissances sont, d'ailleurs, en ce qui concerne les effets de cette famille d'aliments sur la fréquence des cancers, à la fois encore incomplètes et déjà très nuancées.

Ce qui est valable pour un type de cancer ne l'est pas pour un autre. En ce qui concerne les mécanismes, les faits sont encore plus complexes : un excès de protéines élève la fréquence et la croissance de certains types de tumeurs expérimentales ; un déficit, celle d'autres types de cancers ; un léger déficit augmente les réactions immunitaires, un manque plus marqué les réduit ; un régime pauvre en substances azotées favorise l'inactivation de certains types de cancérogènes et l'activation d'autres types.

L'étude des mécanismes n'apporte ici que perplexité aux données de l'épidémiologie. On ne peut dès lors que s'en tenir à conseiller un régime à la limite inférieure des normes, et non une importante restriction.

J'ai évoqué l'effet possible du régime alimentaire sur le devenir des cancérogènes dans l'organisme ; il influence leur stockage (cas des graisses) et la transformation de substances anodines en cancérogènes par le foie ou par les microbes intestinaux, soit par modifications de leurs molécules, soit par combinaisons à d'autres molécules. Il apparaît, par ailleurs, qu'une alimentation riche en graisses et en protéines est généralement pauvre en cellulose, laquelle n'étant pas absorbée, conditionne le volume du bol fécal : or, dans le petit volume fécal des grands consommateurs d'aliments riches en calories, les cancérogènes se trouvent concentrés, alors qu'ils sont dilués dans l'important volume fécal de ceux qui doivent calmer leur faim en mangeant beaucoup de végétaux, essentiellement composés de cellulose qui, selon Burkitt, retient l'eau dans l'intestin et dilue ainsi les cancérogènes. Enfin, il est évident que la quantité de substances cancérogènes ingérées est grossièrement proportionnelle à celle de la masse d'aliments absorbés.

Les cancérogènes de l'alimentation sont légion, puisque les substances solides et l'eau peuvent être polluées.

Si la pollution artificielle par la vie moderne est aujourd'hui l'objet, à juste titre, d'une information fournie, les cancérogènes ont cependant toujours été présents dans l'alimentation, et ils le sont dans l'alimentation la plus naturelle : ils sont particulièrement abondants et menaçants dans les pays en voie de développement où les femmes n'achètent pas les plats tout préparés dans des supermarchés, et on les trouve aussi dans la cuisine dite « naturelle » des familles les plus traditionnelles.

Aussi extensive que soit la liste présentée ci-dessous, elle ne peut être que très incomplète.

Elle ne comportera, replacés sur leurs vecteurs, que les principaux cancérogènes envisagés au chapitre 3.

Les insecticides organochlorés, parmi lesquels le D.D.T. et d'autres agents de la même famille, tels que le dieldrine, qui provoquent des cancers du foie chez l'animal, peuvent contaminer les fruits mal lavés. Ils polluent même les laits maternels par la voie de l'alimentation humaine et des pesticides ménagers : une analyse de dix lactariums français a révélé que leur pollution par les résidus de plusieurs insecticides était assez importante pour être dangereuse pour les nourrissons au sein.

Il faut dire ici que ces dérivés chimiques sont stables et sont retenus dans la graisse des individus contaminés ; c'est à ce niveau qu'ils se concentrent progressivement.

Le niveau de concentration des organochlorés ne se limite pas à l'échelle de chaque individu, mais s'effectue aussi au niveau de la biomasse *. Leur incorporation à celle-ci est même facilitée par l'existence, dans de nombreuses biocénoses*, de concentreurs biologiques qui « pompent » les traces de ces agents dans les eaux et les sols, et les accumulent en eux ; les maillons de la chaîne de cette concentration s'enrichissent en remontant ses divers niveaux : végétaux ➛ herbivores ➛ carnivores. D'où la persistance et le stockage de ces composés, chimiquement stables, par les plantes et les animaux (parmi lesquels les êtres humains), pendant de très longues périodes, qui se mesureront en décennies, même si l'on interrompt un jour leur usage.

Aussi se réjouirait-on qu'ils aient été condamnés dans certains pays, s'ils n'y avaient été remplacés par l'arsenic, un cancérogène encore plus efficace chez l'Homme, et par l'heptachlore, un tumorigène très puissant de la Souris.

Parmi les herbicides, les carbamates se sont révélés cancérogènes chez les rongeurs. L'hydrazine maléique, utilisée pour inhiber la germination des pommes de terre, peut être absorbée par l'Homme à des doses comparables à celles qui sont tumorigènes chez la Souris.

On s'est récemment posé beaucoup de questions sur un composé organochloré dont l'usage s'étend exponentiellement, le chlorure de vinyle. J'ai dit au chapitre 3 qu'il était le monomère dont la polymérisation fournit des matières plastiques (polychlorovinyles ou P.V.C.), fabriquées aujourd'hui par dizaines de millions de tonnes (une firme se vante d'en produire chaque année, à elle seule, un million). On a constaté que ce monomère cancérise le foie des ouvriers qui le travaillent et des rats auxquels on l'injecte. Certains ont redouté que des aliments solides ou liquides conservés dans des emballages en P.V.C. puissent en contenir des traces.

Pour avancer dans la liste des contaminants, sans chercher à la clore, je citerai les inutiles colorants que sont le jaune de beurre, le *fast green*, le *light green*, le ponceau 3 R, sur lesquels l'O.M.S. a récemment attiré l'attention des consommateurs, et les édulcorants, saccharine, gulcine et cyclamates, capables de provoquer des cancers chez l'animal.

Pour revenir aux récipients de transport ou de conserve, il faut savoir qu'ils peuvent relâcher certains métaux, qui contaminent ainsi le lait aussi bien que le « corned-beef ».

Intermédiaires entre les contaminants et les additifs, les nitrosamines sont actuellement l'objet d'importantes études parce que ce sont de très puissants cancérogènes. Elles peuvent se former dans de multiples conditions.

C'est ainsi qu'un grand nombre d'amines dites secondaires, tertiaires ou quartenaires, peuvent réagir avec les nitrites pour constituer des nitrosamines, et chacun sait que les nitrites se forment facilement à partir des nitrates qui sont très largement répandus dans la nature, notamment dans beaucoup d'aliments.

Des rats auxquels on administre des nitrites et l'amine secondaire dite méthylbenzylamine dans leur régime alimentaire, développent les mêmes types de cancers de l'œsophage que ceux produits dans cette espèce par la nitrosamine, elle-même formée par leur combinaison. Les microbes de notre intestin sont particulièrement compétents pour catalyser l'union nitrites-amines et la réduction des nitrates en nitrites. Or, les amines sont présentes dans de nombreux aliments, ainsi que les nitrates que l'on trouve en fortes concentrations dans l'eau provenant des régions agricoles. On a décelé une corrélation entre le contenu en nitrates de l'eau et les fréquences des cancers gastriques au Chili, et des tumeurs malignes de l'estomac, du foie et de l'œsophage dans la ville de Workshop en Grande-Bretagne. Les nitrites sont présents à un taux élevé dans les légumes conservés, résultat de la réduction des nitrates par les microbes. De plus, nitrates et nitrites sont largement utilisés comme additifs de conservation des viandes et des poissons.

Parmi les conservateurs, je citerai le diéthylpyrocarbonate, utilisé pour la conservation des jus de fruits et qui, en se combinant à l'ammoniac des aliments, donne l'uréthane, cancérogène classique de laboratoire. L'acide nordihydrognaiarétique, employé pour la conservation des produits sucrés et des graisses, serait non moins dangereux en raison de sa tendance à rejoindre les mitochondries des cellules (organites certes cytoplasmiques, mais dont on a vu qu'elles contiennent de l'A.D.N.).

Le problème de la pollution des aliments se complique du fait que celle-ci peut être indirecte, et partant difficile sinon impossible à déceler : c'est ainsi que l'emploi d'hormones stéroïdes * pour l'élevage de certains animaux peut aboutir à la production de viandes, d'œufs et de laits contenant des taux élevés, donc dangereux, de ces substances.

On comprend, en première approximation, les écologues qui prêchent le retour à la nature. Encore devraient-ils, avant de s'y embarquer, consulter le dossier de la cancérogénicité des substances naturelles.

Parmi les aliments dont se nourrissent les peuples les moins industrialisés, certains s'inscrivent comme les plus sûrs cancérogènes, tels la noix de cycas consommée dans l'île de Guma, les alcoïdes du senecio, encore utilisés en décoction par quelques peuplades africaines, les huiles et essences de citron, et surtout le thé et le café (ce dernier est accusé de produire de 29 à 49 % des cancers de la vessie). D'autres peuvent introduire de puissants cancérogènes : c'est ainsi que les farines de maïs, de pois, de riz, d'avoine, de sorgho risquent d'être contaminées par le champignon *Aspergillus flavus*, connu pour sécréter l'aflatoxine * dont on sait le haut pouvoir cancérogène au niveau du foie chez l'animal. On a observé une corrélation entre, d'une part, la fréquence des cancers de cet organe dans certaines régions d'Afrique et, d'autre part, la consommation d'huiles de tourteaux contaminés par ce champignon.

Au Japon, on soupçonne les toxines de *Penicillium islandicum**, champignon qui infecte le riz, d'exercer un rôle majeur à l'origine des cancers hépatiques.

Les préparations « familiales » des aliments dans nos campagnes sont loin de mettre à l'abri du risque cancérogène. On s'est demandé, par exemple, si les viandes et poissons fumés ou torréfiés ne possèdent pas un tel pouvoir. Il a été montré que la concentration du 3-4 benzopyrène * peut atteindre 0,3 microgramme * par kilo dans la viande et le poisson fumés en Islande, pays dont on connaît la haute fréquence des cancers gastriques ; elle peut atteindre 8 microgrammes par kilo dans les steaks grillés au charbon de bois et dans le saumon fumé.

En fait, le taux de ce cancérogène dépend étroitement des techniques de préparation des aliments, et notamment des méthodes de fumage. Les épidémiologistes exerçant au Japon, pays connu pour sa haute fréquence de cancers gastriques, ont récemment soupçonné, à l'origine de ceux-ci, le talc que certains meuniers ajoutent parfois au riz pour lui donner une saveur appréciée par la population ; le talc peut contenir une proportion notable d'amiante.

Faut-il, à la lumière de ces quelques exemples parmi les 1 000 agents chimiques éventuellement cancérogènes qui nous entourent ou nous imbibent, proposer la production d'un équivalent du Canigou qui, adapté aux besoins nutritifs, quantitatifs et qualitatifs de l'Homme, serait dépourvu de cancérogènes ? Il ne le serait que des cancérogènes connus, et il est certain que nous sommes loin de les avoir tous identifiés.

Il faudrait, en particulier, n'y inclure aucun précancérogène que les bactéries ou nos organismes peuvent convertir en cancérogènes. Mais ceux-ci sont, pour beaucoup, des corps élémentaires et, pour beaucoup, totalement inconnus de la science actuelle. De même que les plus « sains » d'entre nous portent en eux ces agents cancérogènes endogènes que sont les hormones et les virus à A.R.N., de même les plus avertis, anxieux et angoissés en ce qui concerne l'hygiène, consomment des cancérogènes exogènes à chaque repas.

Le conseil le plus raisonnable à donner est de prendre une nourriture aussi variée que possible, afin de tenter de ne pas atteindre, pour chaque cancérogène, une dose cumulative condamnant à un risque élevé. Encore que les divers cancérogènes peuvent non seulement additionner, mais multiplier (potentialiser *) les risques qu'ils font courir, et peut-être est-il plus dangereux de consommer de nombreux cancérogènes à faibles doses qu'un seul en quantité notable.

Et si les anxieux peuvent réduire au minimum leur ration alimentaire globale et varier à l'infini leurs aliments solides, ils ne peuvent ni réduire leur ration d'eau ni en varier beaucoup les provenances.

Or la pollution de l'eau relève de multiples sources. L'origine industrielle est la plus redoutable, mais les origines agricoles et domestiques ne sont pas pour autant négligeables. C'est ainsi que certains détergents, cancérogènes pour le Lapin, pourraient agir en favorisant l'absorption d'hydrocarbures polycycliques. Les nitrosamines, solvants miscibles à l'eau, sont largement utilisées dans l'industrie chimique qui les déverse dans les cours d'eau ; elles provoquent chez l'animal des tumeurs œsophagiennes, hépatiques, vésicales, même à des dilutions minimes ; ces substances peuvent aussi se former, on l'a vu, par combinaisons entre les dérivés des nitrates * de l'eau et les amines secondaires * des tissus. Beaucoup d'engrais chimiques passent, à la suite d'infiltrations, dans l'eau destinée à la boisson : or, ils contiennent souvent divers cancérogènes ou des composés qui leur donnent naissance après combinaison avec d'autres substances. Des herbicides, des pesticides chimiquement stables, du fuel sont autant de polluants que l'on trouve trop souvent à des concentrations importantes dans les sédiments des cours d'eau ou absorbés sur des particules en suspension.

Nous serions tentés de ne plus boire l'eau des puits ou des sources, aussi limpide soit-elle, et de ne consommer que l'eau du robinet. Or, voici que cette eau est elle-même accusée par Harris, de l'*Environmental Defense Fund* de Washington, de pouvoir contenir deux cancérogènes mentionnés au chapitre 3, le chloroforme et le tétrachlorure de carbone, dont la présence résulte de la javellisation. On a même trouvé de l'amiante dans l'eau fournie par les plus sérieuses municipalités en Floride. Il a enfin été montré qu'en dépit des traitements qu'elle subit, l'eau des villes, qui provient des fleuves, contient la plupart des cancérogènes chimiques qui sont déversés dans ceux-ci, et Page a observé une corrélation entre la mortalité par cancer dans différentes villes de Louisiane et la proportion d'eau provenant du Mississipi que ces cités incluent dans celle qu'elles fournissent à leurs habitants.

Les Français ne seraient donc point si naïfs, qui consomment des eaux dites « minérales ». Encore faudrait-il que les résultats des analyses les contrôlant soient rendus publics, ne serait-ce que pour nous rassurer en ce qui concerne le contenu en chlorure de vinyle de celles qui sont livrées dans des bouteilles en plastique, contenu qui semble devoir être infime, puisque cette substance est volatile et non soluble dans l'eau. Mais ce qui est vrai pour l'eau ne l'est pas pour les boissons alcoolisées, livrées, dans certains pays, dans ces mêmes flaconnages, car le chlorure de vinyle est soluble dans l'alcool.

Ne sommes-nous point protégés par les « pouvoirs publics » ?

La pollution de l'eau et des aliments leur pose en fait un problème considérable. La surveillance systématique dépend, en France, des Services et Laboratoires de Répression des Fraudes, qui ne peuvent le plus souvent que doser certains corps chimiques « témoins ».

L'utilisation généralisée de pesticides et herbicides conduit à conseiller de ne consommer les fruits et les légumes crus que lavés à grande eau (ce qui leur ajoute, dans certaines villes, plus de cancérogènes qu'elle n'en retire), et épluchés si possible.

Les additifs alimentaires ne font pas moins, en France, l'objet d'une réglementation très sévère. Il est, en principe, selon le décret du 15 avril 1912 et l'arrêté du 28 juin 1912, interdit d'ajouter un produit chimique quelconque aux boissons et denrées alimentaires, ou de les traiter par un agent physique. Si un additif est autorisé, il l'est nominalement, et les conditions de son emploi sont précisées, notamment la dose maximale tolérée. Cette autorisation n'est que provisoire. Ainsi les édulcorants (saccharine, gulcine, cyclamates), les tweens et les spans (émulsifiants) sont-ils désormais interdits dans notre pays.

Parmi les procédés physiques, le fumage de certaines denrées alimentaires dans un but de conservation n'est autorisé, selon les directives du Marché commun, « qu'au moyen de la fumée produite à partir de bois et végétaux ligneux, à l'état naturel, à l'exclusion des bois et végétaux imprégnés, colorés, collés, peints ou ayant été traités de façon analogue, et à condition qu'il ne résulte de ce fumage aucun risque pour la santé humaine ». Or, bien sûr, personne ne connaît ces risques.

Boire et fumer pour vivre ?

J'ai mentionné, au chapitre 3, l'alcool éthylique, que les hommes boivent *ad libitum* depuis les temps néolithiques, parmi les cancérogènes dont l'action pourrait en partie résulter de l'« irritation », donc de l'« inflammation » qu'il provoque au niveau des muqueuses des voies et organes dans lesquels il passe ou séjourne, et en partie de son contenu en additifs et contaminants divers, notamment d'autres produits de distillation, dont il est un excellent solvant, et dont certains sont des cancérogènes non seulement au niveau des voies de son transit ou de son absorption, mais dans des tissus à distance.

Ainsi l'alcool n'est-il pas seulement un fléau majeur par les cirrhoses du foie dont il assure à notre pays un leadership incontesté ; il l'est aussi par les cancers dont il est responsable, et ceux qui voudraient en douter seront convaincus par la remarquable corrélation que présentent les répartitions géographiques des cirrhoses du foie et du cancer de l'œsophage, pour la fréquence desquels notre pays remporte chaque année la médaille d'or.

La consommation d'alcool élève également le risque des cancers de la cavité buccale et du larynx : à partir de sept whiskies par jour, ce risque est multiplié par un facteur 10.

Elle élève aussi celui des cancers du sein, de la glande thyroïde et des mélanomes : à l'origine de ces trois derniers types de tumeurs, on accuse en partie son effet amplificateur de la production des hormones stimulines de l'hypophyse.

Le rôle cancérogène de l'alcool doit être rapproché de celui du tabac, également démontré au chapitre 3, ces deux agents relevant communément de l'autosuicide chronique, d'autant que leurs effets se potentialisent, se multiplient. Les problèmes de prévention qu'ils posent sont donc indissociables.

Chaque fumeur doit savoir que le tabagisme représente aujourd'hui le facteur responsable du plus grand nombre des tumeurs malignes humaines. Le nombre de morts par cancer est de 267 pour 100 000 sujets chez les fumeurs, contre 125 chez les non-fumeurs, et le rôle tumorigène de la fumée est prouvé par des centaines de statistiques.

La cigarette est la cause majeure du cancer pulmonaire, qui apparaît chez 87 sujets sur 100 000 fumeurs, au lieu de 11 chez 100 000 non-fumeurs. Le risque de développer cette tumeur maligne augmente avec la durée de la période pendant laquelle l'individu a fumé, et avec le nombre de cigarettes qu'il a consommées : les grands fumeurs prennent un risque vingt à trente fois supérieur à celui des non-fumeurs. Le risque d'un fumeur moyen de pipe ou de cigares est bien moindre, puisqu'il est seulement le dixième de celui d'un fumeur moyen de cigarettes.

Les cancers de la vessie sont au moins deux fois plus fréquents dans l'ensemble de la population des fumeurs que dans celle des non-fumeurs : ils le sont cinq fois plus chez les consommateurs de plus de 40 cigarettes par jour.

Les fréquences des cancers de la gorge et de la bouche sont également plus élevées chez les fumeurs de cigarettes que chez les non-fumeurs. Quant à la pipe et aux cigares, s'ils font courir un risque bien moindre que les cigarettes pour le cancer du poumon, ils sont très dangereux pour le larynx.

La prévention des cancers de l'alcool et du tabac est aujourd'hui l'objet de tentatives nombreuses.

Les moyens pharmacologiques qui peuvent être

employés pour essayer de réduire la consommation chronique de l'alcool, celle qui ne pose pas de problèmes sociaux majeurs mais qui est responsable des tumeurs, n'ont pas fait la preuve de leur efficacité. L'antabuse disulfiram, qui rend les sujets malades lorsqu'ils boivent, a peu de succès ; le lithium est efficace, selon Merry, pour réduire la consommation d'alcool chez les déprimés ; il ne l'est pas chez les non-déprimés ; le médecin peut aussi recourir aux tranquillisants : il peut *a*) prescrire ceux dont l'action diminue parfois, chez les angoissés, le besoin de l'alcool, *b*) interdire celui-ci en raison de la potentialisation considérable qu'il exerce sur les effets des tranquillisants, et qui gêne d'ailleurs considérablement les sujets, ce qui amène certains à renoncer à boire, au moins dans la journée.

En ce qui concerne le tabagisme, la lutte apparemment acharnée qui est menée dans beaucoup de pays n'a pas davantage réussi que la « lutte » antialcoolique, encore qu'une récente statistique américaine, conduite sur 120 000 personnes, indique une très légère diminution de la proportion des fumeurs, en 1975, par rapport à 1964, 1966 et 1970.

Les goudrons qui naissent de la combustion du tabac portant une responsabilité élevée à l'origine du cancer, on s'est attaché à empêcher leur introduction dans les voies respiratoires en équipant les cigarettes de filtres qui peuvent en retenir jusqu'à 20 %, sans priver les fumeurs de leur nicotine.

La consommation de telles cigarettes n'a pas, en fait, supprimé le risque cancérogène dans les expériences qui ont été conduites jusqu'ici : il l'a seulement réduit, selon une étude conduite à New York, Los Angeles et Houston, d'un quart pour les fumeurs de 20 à 40 cigarettes par jour, et d'un douzième pour les fumeurs de plus de 40 cigarettes.

La prescription de placebos par le médecin n'aide pas les « vrais » fumeurs, ceux qui sont dépendants de la nicotine ; celle d'agents dont les effets simulent ceux de cette substance, notamment la lobéline, est rapidement refusée.

Le remplacement des cigarettes par des chewing-gums contenant de la nicotine, dont le fumeur est dépendant, est actuellement à l'essai ; ses résultats, encourageants en Suède selon Brautmark, sont, d'après Russel, plus décevants en Grande-Bretagne.

Certaines mesures tentent de réduire progressivement le besoin de nicotine en essayant d'adapter les sujets à la consommation de matériaux qui en contiennent moins, sans élévation du nombre de cigarettes quotidiennes. Le remplacement d'un tiers du tabac par la cellulose (*new smoking material* ou N.S.M.) dans certaines cigarettes serait accepté, selon Freedman, par beaucoup de fumeurs, qui se trouveraient déjà soulagés partiellement des effets respiratoires à court terme, principalement la toux. Le recul manque pour juger l'effet à long terme de cette méthode sur la réduction de la consommation du tabac et, partant, des cancers qu'il induit.

Une mesure d'application plus facile est la réduction volontaire de l'inhalation de la fumée : le risque de cancer du poumon est presque doublé chez les sujets qui inhalent « modérement », et plus que doublé chez ceux qui inhalent « profondément » par rapport à ceux qui n'inhalent pas.

Dangereux donc lorsqu'ils sont consommés seuls, l'alcool et le tabac sont bien plus redoutables encore lorsqu'ils sont consommés conjointement. Ils potentialisent, en effet, leurs actions cancérogènes respectives au niveau des voies aériennes et digestives supérieures. Pour simplifier à l'extrême : tandis que la consommation quotidienne de deux litres de vin multiplie par 2 environ le risque d'un cancer au niveau de ces voies, celle de trois litres par 3, celle de quatre litres par 4..., et que la consommation de 20 cigarettes le multiplie par 20, celle de 30 par 30, celle de 40 par 40..., la consommation de trois litres et de 30 cigarettes, le multiplie non par 33 (30 + 3), mais par 90 (30 × 3).

Il est évident que la prévention réside ici dans l'éducation du public, non seulement des intoxiqués chroniques, mais de tous et surtout des jeunes. Ils doivent savoir que la suppression de la consommation du tabac réduit le risque antérieurement pris, même chez les sujets ayant fumé pendant longtemps. Cette notion, sans laquelle l'arrêt serait absurde, est clairement affirmée par une étude conduite en Grande-Bretagne où un grand nombre de médecins ont cessé de fumer depuis quelques années : la mortalité par cancer du poumon dans leur population a diminué de 30 % entre 1956 et 1964, alors que celle de la population des médecins fumeurs s'est élevée, dans ce pays, de 25 %.

Le problème commun à la prévention des cancers du tabac et de l'alcool, et à celle, indissociable, de leurs autres conséquences (bronchites chroniques et maladies cardiaques pour le premier, cirrhoses et complications nerveuses pour le second), est en fait le manque de moyens sérieux de désintoxication autres que la seule volonté des intoxiqués. C'est à elle seule que l'on peut et doit faire appel, mais il faut reconnaître qu'elle est le plus souvent défaillante, soit d'emblée, soit secondairement après une période d'essai d'abstention, et que beaucoup d'individus, parfaitement informés des risques pathogènes, notamment cancérogènes du tabac et de l'alcool, continuent délibérément de fumer et/ou de boire, ou recommencent à le faire.

Prévenir les cancers dus au tabac et à l'alcool revient à traiter le tabagisme et l'alcoolisme comme on traite les intoxications par les autres drogues : ce traitement consiste à réduire de façon contrôlée l'agent dont l'individu est dépendant, et surtout à rechercher les causes psychologiques et/ou sociologiques de l'intoxication.

Il est probablement des individus qui présentent un risque élevé d'alcoolisme ou/et de tabagisme pour des raisons psychologiques ou sociales : ce sont eux qu'il faut dépister à l'école, au service militaire et sur les lieux de travail.

La connaissance de l'effet cancérogène est d'ailleurs

un des moyens les plus utiles à la prévention même du tabagisme et de l'alcoolisme.

Reste enfin au corps médical, et aux associations dont l'objet est de s'attaquer à ces consommations de poisons socialement presque aussi nocifs que les drogues dites « dures », à donner l'exemple et aussi à demander aux gouvernements de se comporter honnêtement à l'égard des populations dont ils sont responsables. Il est inadmissible qu'un gouvernement encourage un de ses ministères, celui de la Santé, à dénoncer les dangers du tabac, tandis que celui-ci est vendu par une firme nationalisée, sous la tutelle d'un autre ministère, et qu'un service public, l'armée, donne gratuitement ou presque, sous l'œil bienveillant d'un troisième ministère, ce même poison aux jeunes, comme si son objet était de les initier à l'intoxication. Espérons que la loi du 9 juillet 1976 inscrira, dans ses arrêtés, l'interdiction de cette forme de publicité.

Quant au ministre de l'Agriculture, il pourrait reconvertir l'industrie du tabac, dont la production fait vivre en France 20 000 cultivateurs, en une industrie utile, puisque les feuilles de cette solanacée seraient, selon Martin Schwartz, un matériau alimentaire aussi nutritif que le lait.

Contre la médecine et la « beauté »

L'exposition diagnostique et thérapeutique à des facteurs cancérogènes, dont j'ai déjà cité des exemples au chapitre 3, est loin d'être éliminée par tous les contrôles auxquels sont soumis les agents diagnostiques et thérapeutiques avant d'être commercialisés.

L'exemple type est fourni par les radiations ionisantes. Leur responsabilité a été montrée à l'origine d'une haute fréquence de leucémies chez des enfants qui avaient été soumis, à l'âge fœtal, à une exposition (par radiopelvimétrie de la mère), et chez des adultes qui avaient été soulagés par radiothérapie d'une spondylarthrite ankylosante*.

Deux conclusions s'imposent à partir de ces données : la radiothérapie doit être réservée au traitement d'affections cancéreuses ; le radiodiagnostic ne doit pas être utilisé abusivement. La plupart des organismes médicaux déconseillent les examens radiologiques systématiques du poumon à la recherche de la tuberculose ; l'Institut National de la Santé américain déconseille celui du sein dit « mammographie » dans le cadre du dépistage du cancer de cet organe.

Peu de drogues, en revanche, peuvent être accusées d'avoir été à l'origine de tumeurs humaines, à l'exception de l'arsenic qui risque de provoquer des cancers de la peau, de certains agents de la chimiothérapie des cancers, et des médications immunosuppressives appliquées après transplantation d'organes, (le risque de voir apparaître un cancer particulier appelé « réticulosarcome » est multiplié par 350).

On a certes parfois retrouvé la phénylbutazone* lors d'interrogatoires de patients leucémiques, parmi les produits qu'ils avaient fréquemment consommés ; mais aucune statistique convaincante pour accuser formellement ce médicament n'a jusqu'ici été fournie. On a aussi suggéré que les hydantoïnes* pourraient augmenter la fréquence des myélomes malins, la phénacétine* celle des cancers du rein, les amphétamines* celle de la maladie de Hodgkin*. On a enregistré des données suggérant que le traitement par les alcaloïdes de Rauwolfia*, des femmes hypertendues, élève leur risque de développer un cancer du sein.

Certaines hormones méritent, en revanche, la plus grande attention. C'est notamment le cas des œstrogènes*, dont l'administration à fortes doses chez des sujets particuliers (patients atteints de cancer de la prostate, travestis, très jeunes filles) a été suivie de cancers mammaires à croissance très rapide. Deux problèmes de haute actualité se posent donc : *a*) celui de l'éventuel rôle de ces hormones, prescrites à faibles doses à beaucoup de femmes ménopausées : leur administration est soupçonnée de favoriser la survenue des cancers du sein ; Hoover a récemment calculé, à la lumière des résultats d'une importante étude statistique, que cette administration multiplie le risque général de ce cancer par 1,3, qu'elle l'élève à 2 à la quinzième année, et que ce risque est considérable pour les femmes chez qui sont apparues des lésions bénignes du sein sous l'application de l'hormone ; *b*) le problème des contraceptifs hormonaux, qui sont soit des progestatifs*, soit des mélanges d'œstrogènes et de progestatifs : les résultats des diverses études ne sont pas encore tous disponibles, mais certains laissent une suspicion concernant la possibilité d'une association entre la consommation « chronique » de ces hormones et l'augmentation de la fréquence des cancers mammaires : aussi est-il actuellement raisonnable de considérer comme des cas de contre-indications à leur prescription les femmes porteuses d'un profil de haut risque quant à ce cancer.

On sera peut-être amené à recommander l'emploi des contraceptifs hormonaux selon la méthode de l'instillation continue que permettent certains « minipompes-réservoirs » au niveau même du col de l'utérus, d'autant qu'on connaît leur innocuité relative à l'induction des cancers à ce niveau. Le rôle des progestatifs à l'origine des tumeurs malignes du corps de cet organe demeure, en revanche, l'objet de soupçons.

Un cas très particulier de cancérogenèse thérapeutique par les œstrogènes vient d'être publié, qui mérite toute l'attention : celui des cancers du vagin apparaissant chez des jeunes filles dont les mères ont été traitées par ces hormones, en raison d'une menace d'avortement au tout début de la grossesse.

Rentre encore, dans l'exposition médicale et cosmétologique, l'emploi de divers produits dits de toilette et de « beauté » : c'est ainsi que l'on redoute les effets de l'hexachlorophène, qui entre dans la composition de divers désodorisants et de certains aérosols « désinfectants » d'usage féminin. Plusieurs dentifrices contiennent du chloroforme, qui figure parmi les cancérogènes. Les colorants, les véhicules ou les solvants peuvent être aussi cancérogènes, et leur identification est d'autant plus difficile qu'ils sont susceptibles d'être modifiés ou remplacés, selon les impératifs du « progrès technique » et surtout de la mode. De nombreux produits sont, par ailleurs, présentés dans des bombes pressurisées, dont l'usage peut augmenter leur pénétration dans les voies respiratoires.

L'attention a enfin été récemment attirée sur le fait que certains produits utilisés pour teindre les cheveux, notamment la toluène diamine, se sont révélés mutagènes dans des tests effectués sur des bactéries.

Comme les cancérogènes sont généralement des mutagènes, et que les mutagènes doivent être soupçonnés d'être cancérogènes, une étude a été conduite sur la proportion des femmes atteintes de cancer du sein qui se font teindre habituellement les cheveux : Shafer en a trouvé 87 % aux Etats-Unis, ce qui est notablement supérieur à la proportion (environ 20 %) de la population générale qui se soumet à cette pratique. Si ces données ne sont que préliminaires, elles doivent engager à la multiplication des enquêtes, à la recherche de colorants non mutagènes ou à la mise à la mode des cheveux blancs. Il va sans dire qu'il est urgent de conduire une étude à ce sujet sur les personnes qui manipulent ces produits, et en particulier les coiffeuses et coiffeurs pour dames (en n'oubliant pas de tenir compte, pour ces derniers, des possibles facteurs concomitants).

Contre la science ?

J'ai dit au chapitre 4 les risques que prennent et font peut-être courir à des populations plus larges les biologistes qui travaillent sur les virus cancérogènes qu'ils accumulent dans certains animaux et dans certaines cellules, et dont ils sélectionnent les plus actifs, ce qui pourrait aboutir à de dangereuses concentrations.

Certains s'inquiètent aussi des conséquences que pourrait avoir l'extension incontrôlée de recherches qui ont débuté en 1973 sur ce qu'on appelle les « manipulations génétiques* ». Celles-ci, initiées par les groupes de Standley Cohen et de Herbert Boyer, consistent à isoler des gènes de n'importe quel organisme et à les greffer dans les plasmides de bactéries, dont j'ai dit au chapitre 1 qu'ils étaient des organites autres que le noyau mais composés, comme lui, d'A.D.N., capables de se reproduire comme celui-ci, mais indépendamment de lui. Les plasmides ainsi modifiés peuvent être insérés dans les bactéries, et les gènes étrangers inclus dans ces organites seront reproduits à chaque division de ces bactéries. Il va de soi que certaines applications pratiques prévisibles de cette réalisation sont souhaitables et souhaitées, telles que l'insertion, dans des bactéries, de gènes capables de leur faire produire à bon marché des agents à action pharmacologique dont le prix de revient est élevé aujourd'hui, telles que la greffe de gènes pouvant fixer l'azote dans des plantes comme l'avoine ou le blé, ce qui pourrait engendrer de nouvelles variétés pouvant produire leurs propres « engrais » azotés à partir de l'atmosphère. Mais les populations sont en droit d'espérer que toutes les complications épidémiologiques et écologiques possibles ont été considérées et qu'elles seront prévenues, dans la mesure du possible, avant la mise en œuvre de telles applications. Et l'on peut envisager d'autres applications dont les incidences sont imprévisibles, tant maléfiques qu'heureuses pour l'humanité, par exemple la construction de molécules d'A.D.N. hybrides* capables de duplication, et la transplantation de tels « gènes » dans des virus. Or, on a vu au chapitre 4 que des gènes porteurs de l'information « cancer » peuvent être transférés de cellule à cellule, d'individu à individu, d'espèce à espèce par des virus.

Certains chercheurs ont d'ailleurs dépassé le stade de la greffe de gènes naturels et envisagent de réaliser des « prothèses génétiques » avec des gènes artificiels, dont le premier aurait été récemment construit par Khorana. On ne peut pas ne pas redouter, que, sur les milliers de gènes que ces bio-ingénieurs vont produire et dont la fonction dépendra des séquences précises des nucléotides assemblés, il n'y aura pas une seule molécule comportant une seule erreur, dont la fonction sera complètement différente de celle recherchée.

Les responsables au sommet de la recherche biologique, tant au niveau de la Délégation à la Recherche Scientifique et Technique en France qu'à celui de l'Institut National de la Santé aux Etats-Unis, sont si effrayés à l'idée des risques que font courir à l'humanité ces expériences, rappelant trop celles des physiciens nucléaires, qu'ils ont déjà édicté des règles limitant le champ de ces recherches.

Contre le travail

Les expositions professionnelles à des cancérogènes sont plus nombreuses qu'on ne le pense habituellement, et elles concernent encore une population étendue de travailleurs. Je ne peux que renvoyer à mon livre *Cancérologie* les lecteurs qui se posent des questions sur les professions exposant ceux qui les exercent à un risque élevé d'induction de tumeurs. Les radiations ionisantes sont responsables des classiques cancers de la peau des radiologues. Les leucémies sont plus fréquentes chez ces spécialistes et chez les physiciens, chimistes et biologistes, qui manipulent des produits radioactifs ou des rayons X, que chez leurs collègues qui ne les approchent pas. Les tumeurs du maxillaire inférieur, observées autrefois chez les peintres de cadrans lumineux de montres, étaient dues aux radiations émises par des éléments radioactifs, notamment le radium*, contenus dans la peinture.

Les mineurs et autres travailleurs des mines d'uranium sont exposés à un risque élevé de cancer du poumon, en raison non seulement de l'époussiérage, mais aussi de la radioactivité du radon* et de ses produits de dégradation. Le tabac potentialise ce risque. C'est dire que ne doivent être employés à ces travaux que des ouvriers non fumeurs.

Plus dangereuses encore, car moins protégées, sont les professions concernant la pétrochimie, la distillation et le fractionnement de la houille, le ramonage et le cardage, qui exposent au contact des hydrocarbures cancérogènes contenus dans les goudrons, la poix et les huiles minérales. L'exercice de ces professions élève le risque de cancer de la peau, et même de cancers profonds en raison de l'inhalation des produits dégagés dans l'atmosphère.

Les industries des colorants, du caoutchouc et de la fabrication des câbles exposent au risque de cancer de la vessie provoquée par les amines aromatiques. Ces substances, solubles dans l'eau, sont généralement absorbées par voie buccale, modifiées dans l'organisme, et éliminées par les urines sous forme de dérivés encore plus cancérogènes qu'elles.

L'exposition à l'amiante tend à prendre une place redoutable : y sont soumis les mineurs, les travailleurs des chantiers navals, des usines de freins et d'isolants thermiques. Parmi les différents minerais, la crocidolite paraît le plus cancérogène : elle provoque des cancers du poumon et de la plèvre, liés à l'inhalation du produit.

On a récemment montré la fréquence anormalement élevée des tumeurs des vaisseaux du foie chez les sujets professionnellement en contact avec le chlorure de vinyle monomère, dont j'ai parlé plus haut.

Que fait la médecine du travail pour la sauvegarde des travailleurs ?

La protection contre l'exposition professionnelle aux radiations ionisantes est étroitement réglementée. Les installations des appareils doivent répondre à des normes strictes : elles sont soumises à agrément et subissent des contrôles périodiques. Les utilisateurs doivent avoir subi un entraînement spécial. Des contrôles multiples du personnel, des sources et des appareils de protection sont obligatoires, et leur rythme est précisé. Cette réglementation est encore plus draconienne en ce qui concerne les isotopes radioactifs en sources non scellées.

L'exposition professionnelle des travailleurs aux hydrocarbures* cancérogènes, et notamment de leur peau et de leurs muqueuses, peut être théoriquement limitée par des mesures spéciales. Une hygiène scrupuleuse est imposée : les parties découvertes doivent être lavées, après le travail, avec de l'huile végétale, puis du savon et de l'eau ; les vêtements de travail sont adaptés, en particulier « fermés » autant que possible, et gardés dans des vestiaires particuliers ; ils doivent être changés fréquemment et être soumis à un lavage dégraissant ; il importe d'écarter des professions exposées les sujets à peau grasse qui favorise la pénétration des hydrocarbures, ainsi que ceux qui sont atteints de lésions cutanées.

Des mesures générales s'ajoutent à ces mesures individuelles : automation de certaines phases des fabrications, contrôle de l'air ambiant avec dosage des hydrocarbures, utilisation préférentielle, comme lubrifiant, d'huile blanche inerte, non cancérogène.

Les amines aromatiques et les composés azoïques* sont absorbés par la bouche. On recommande le port de gants, le lavage soigneux des mains après le travail et surtout avant les repas, et on interdit ceux-ci sur les lieux de travail.

La période d'incubation des cancers et leur risque étant fonction de la durée d'exposition et de son intensité, il est recommandé de ne pas employer d'ouvriers de moins de quarante ans, de ne pas laisser le personnel plus de cinq ans en zone exposée, et d'exercer une surveillance médicale bisannuelle qui doit être poursuivie pendant plus de vingt ans après l'arrêt de l'exposition.

Parmi les mesures générales, l'automation, et surtout le remplacement des cancérogènes par des produits fonctionnellement analogues mais considérés comme « anodins », sont préconisés.

Chaque fois que le cancérogène se présente sous forme de poussière (amiante, différents minerais...), ou si les lieux de travail sont très empoussiérés, il importe de protéger les sujets par le port de masques, qui peut être obligatoire. Sur le plan général, il convient d'humidifier l'atmosphère, de réaliser une ventilation adéquate, d'automatiser les postes dangereux et, dans certains cas, de modifier les méthodes de fabrication. Des résultats remarquables ont été obtenus dans les manufactures d'alcool isopropylique, dans les usines de gaz de charbon, de raffinage de nickel et de fabrication de bichromates.

Contre l'atome

Le pouvoir cancérogène des radiations ionisantes est si formellement reconnu que les services d'hygiène publics et nationaux spécialisés, s'appuyant, pour les doses « à ne pas atteindre », sur des conclusions d'études internationales, ont fait, de cette forme de pollution moderne, la moins dangereuse car la plus contrôlée.

Encore ne peut-on affirmer qu'il existe un « contrôle » fiable nous mettant à l'abri d'un nouvel Hiroshima qui, tellement plus puissant que son ancêtre, provoquerait un nombre si élevé de leucémies et d'autres cancers que personne n'ose l'envisager.

Les Etats ne parviennent même pas à se mettre d'accord sur un contrôle international des essais nucléaires ; il est vrai que tous les essais n'ont libéré au maximum qu'une dose dite « engagée sur la vie » équivalant à deux années de celle de l'irradiation naturelle qui, il faut le savoir, est, en moyenne, de l'ordre de 100 mrem * par an et par individu.

Il faut savoir aussi que l'irradiation diagnostique et thérapeutique expose en moyenne les clients du corps médical à l'équivalent de 100 jours par an d'irradiation naturelle. On peut cependant admettre qu'ici, les contrôles valables sont assurés, et que les praticiens n'utilisent plus la radiothérapie (qui peut émettre des doses locales de l'ordre de 5 000 rem) que pour les affections malignes, tandis qu'ils ont, pour la plupart des usages diagnostiques, remplacé les radioscopies par les radiographies, dont les doses auxquelles elles exposent sont très inférieures.

Mais ce qui empêche les écologues de dormir, c'est l'emploi pacifique de l'énergie nucléaire, du fait que l'extension de son usage, son risque fût-il nul aujourd'hui, pourrait un jour déborder tous les services de contrôle ou aboutir à une situation, par exemple accidentelle, imprévue.

Comme toujours dans le cas des affaires sérieuses, le problème doit être traité objectivement, honnêtement et sans arrière-pensée politique, dans ses aspects à court et à long termes. Commençons par les accidents aigus.

Bien que la probabilité soit extrêmement faible, il ne peut être exclu qu'un accident de réacteur puisse survenir et donner lieu à une irradiation professionnelle dont le risque de mortalité qu'elle ferait courir varie de 0 à 100 %. C'est d'une telle irradiation que furent victimes, en 1958, les six physiciens yougoslaves de Vinca auxquels nous avons été amenés à appliquer les premières greffes de moelle osseuse, les premières transplantations réussies chez l'Homme, qui sauvèrent cinq sujets sur six.

Si le nombre de tels accidents est multiplié par cent dans les vingt prochaines années par le développement de l'utilisation pacifique des radiations, on peut en redouter une demi-douzaine par an. Il convient donc que nous soyons armés des moyens les plus modernes pour traiter les effets de l'irradiation totale, notamment de chambres hospitalières sans microbes, et appliquer aux victimes des greffes de moelle osseuse, si possible la leur, conservée à de très basses températures, car l'on sait, par des données expérimentales, que de telles greffes, non seulement reconstituent le tissu détruit, mais réduisent également la fréquence des leucémies ultérieures.

Le risque d'irradiation aiguë est-il réservé aux professionnels du nucléaire, ou des accidents « apocalyptiques » sont-ils possibles, qui affecteraient la population générale et seraient, vu le nombre des sujets atteints, au-delà des ressources de nos unités d'hospitalisation sans microbes ? L'étude prospective de tels risques a été menée, et l'on estime que celui d'une irradiation aiguë englobant une population de 15 millions de personnes vivant dans un rayon de 32 km autour de cent tranches nucléaires est de 0,3, donc infime, comparé à celui des accidents de voitures qui tuent 15 000 Français par an.

Le second type de complications paraît aussi effrayant que le premier, bien que moins spectaculaire. Il concerne la cancérisation par exposition chronique et la mutagenèse *, cette dernière d'autant plus redoutée qu'elle peut atteindre le matériel héréditaire de cellules qui assurent notre descendance. Le laboratoire a largement prouvé la réalité de ces risques, ainsi que la morbidité * et la mortalité des premiers radiologues et de leurs descendants. Alors que certains ont calculé que près de huit cancers sur dix sont dus à l'environnement (ce terme étant employé au sens large), il convient d'être vigilant à l'égard de l'éventuel rôle tumorigène des radiations ionisantes. Mais il faut, lorsqu'on aborde un tel sujet, connaître les notions élémentaires sur les relations dose-effets.

Dans une interview parue dans un article de journal en septembre 1974, un de mes confrères affirmait qu'en Belgique et en France, « on estime à des dizaines de milliers le nombre des cancers supplémentaires et des leucémies qui résulteront si l'on maintient, comme tolérable, la dose annuelle de 0,17 rad * ». Ce confrère ignore qu'il n'est pas envisagé de laisser la radioactivité augmenter de plus de 1 millirem par an, alors que, je le répète, la radioactivité ambiante naturelle est de l'ordre de 100 millirem par an. On estime que la radioactivité liée à la production de l'électricité ne dépasse pas celle de 5 minutes par an de radioactivité ambiante, et qu'elle ne dépassera pas celle d'une journée en l'an 2000.

Si les hygiénistes des radiations imposent donc aux ingénieurs des plafonds de radioactivité ajoutée très inférieurs à ceux de la radioactivité naturelle, doit-on redouter, avec mon confrère, que les « proportions » des désordres de santé au long-cours, liés à ce qu'il appelle le « 1 % incontrôlable de la radioactivité qui s'échappe des usines nucléaires », puissent augmenter notablement ?

Cette question amène deux réponses : *a*) l'une concerne le présent : la radioactivité due aux centrales nucléaires sur l'ensemble de l'hexagone n'est et ne sera pas augmentée de façon significative ; elle ne doit pas l'être de plus de 1 millirem et elle ne doit pas dépasser 5 millirem autour des centrales elles-mêmes ; *b*) l'autre concerne les déchets : l'ensemble de ceux-ci est, en effet, de l'ordre de 1,5 % de l'inventaire du plutonium ; mais une part seulement infime est rejetée à la mer, de l'ordre de 10^{-5} à 10^{-4} fois la quantité traitée. On a pu calculer que le facteur d'épuration de plutonium dans les effluents de Windscale sera, dans les trente années à venir, multiplié par 100.

L'adoption des surgénérateurs va-t-elle changer la quantité de plutonium produite d'ici l'an 2000 ? L'étude Unipède sur les perspectives du développement des surgénérateurs rapides a amené à conclure que, pour la Communauté Européenne, dans l'hypothèse selon laquelle ne seraient développées que des filières à eau légère, sur une production cumulée de 650 tonnes de plutonium, 550 auront été produites par les réacteurs à eau légère, et 100 seulement par les surgénérateurs. Cependant, ceux-ci consommeront le plutonium ainsi produit. Il n'en demeure pas moins vrai que la généralisation de cette filière conduira, non pas à un « bilan » plutonium plus élevé, mais à une manipulation de quantités plus importantes.

Ainsi s'opposent les risques à long terme encourus par la population générale, que je ne nie point, mais qui apparaissent, dans l'état actuel de la prospective scientifique, infiniment faibles, et les risques à court terme, essentiellement professionnels et accidentels, mais sérieux.

Sans défiler, bannière au vent, avec les écologues affolés, le médecin écoute les ingénieurs qui affirment que la machine ne fait courir à l'Homme aucun risque, et il les trouve parfois trop sûrs d'eux. Sa position est entre celle, trop angoissée, des premiers, et celle, trop tranquille, des seconds. Sans s'affoler ni affoler, il demeure et demeurera vigilant.

Des masques à gaz pour les citadins ?

L'autre accusation que les écologues ajoutent avec raison à d'autres considérations pour démontrer l'absurdité de la vie moderne de plus en plus urbaine, est la pollution atmosphérique. Personne ne nie cette nuisance, et le cancer, s'il n'est pas la seule maladie dont elle augmente la fréquence, fournit des données alarmantes.

Cette pollution est avant tout chimique. Il a, par exemple, été montré : *a*) que le taux de benzopyrène varie selon les lieux géographiques, de 0,5 à 100 microgrammes pour 1 000 m^3 d'air, et surtout selon les villes : il est de 0,5 à Salt Lake City et de 61 à Altona ; *b*) que celui du tétrachlorure de carbone est de 1 600 volumes pour 10^{12} volumes d'air à Los Angeles, alors qu'il n'est que de 50 à 200 volumes au-dessus des océans.

La pollution des villes est aussi physique, liée aux poussières, notamment d'amiante, qui semblent jouer un rôle non négligeable dans la promotion de la cancérogenèse au niveau des sinus et des bronches.

Cette pollution provient de trois sources majeures : celle qu'on accuse volontiers, la fumée des usines, qui n'est cependant responsable que de 22 % ; celle qu'on s'efforce au contraire d'oublier, liée aux gaz d'échappement des moteurs d'automobiles, mais qui en représente 26 % ; et celle, souvent insoupçonnée, liée aux fumées des foyers domestiques et qui compte à son actif la part majeure, 52 %.

Cette pollution de l'air est évidemment responsable de cancers des voies respiratoires et particulièrement du poumon, comme l'ont démontré des études comparant la fréquence de ces tumeurs dans plusieurs quartiers de Los Angeles selon leur pollution en hydrocarbures. Il faut aussi soupçonner les cancérogènes que la pollution aérienne introduit dans l'organisme de pouvoir agir à distance, et des études encore préliminaires sont menées sur d'autres tumeurs, singulièrement celles de l'estomac et de la prostate.

Aussi les pouvoirs publics s'efforcent-ils d'édicter et d'appliquer des mesures de protection des populations, qui concernent surtout la réduction des polluants.

La pollution de l'atmosphère ne dépend guère, pour sa prévention, que des pouvoirs publics, les écologues, urbanistes et médecins jouant le rôle de « conseillers » souvent entendus, mais rarement écoutés. Une étroite réglementation existe en France, les mesures de prévention s'adressant aux trois risques les plus courants : les fumées des foyers domestiques, les gaz d'échappement, la pollution industrielle.

Le meilleur réglage des appareils de chauffage et leur surveillance, le ramonage des cheminées, et surtout la mise en place du chauffage urbain, qui rend économiquement possible l'utilisation des méthodes d'épuration des fumées, réduisent considérablement les pollutions d'origine domestique. Le volume des gaz d'échappement des moteurs à explosion pourrait être abaissé par un meilleur réglage de la combustion de l'essence, et la suppression, en zone urbaine, des véhicules à moteur Diesel. Ce risque serait supprimé par l'utilisation de la traction électrique si elle était généralisable.

Les zones industrielles doivent être implantées loin des zones résidentielles et des immeubles de bureaux ; elles devraient surtout en être séparées par des rideaux d'arbres, dont l'implantation tiendrait compte des vents dominants et des cours d'eau. Pour diminuer les fumées et les poussières, il importe d'utiliser des cheminées larges et hautes, comportant des systèmes de post-combustion et de dépoussiérage.

Si la pollution doit être l'objet d'études attentives, d'analyses et de mesures précises, il convient de souligner le caractère modeste de son rôle cancérogène par rapport à celui du tabagisme : c'est ce qu'illustrent les résultats d'une enquête menée à Liverpool et dans une zone rurale de la Galles du Nord : les taux de mortalité par cancer du poumon sont de 50 pour 100 000 à Liverpool et de 22 en zone rurale chez les non-fumeurs, alors qu'ils sont respectivement de 248 et de 147 chez les sujets qui fument 20 cigarettes par jour.

La pollution atmosphérique d'origine « privée » est donc un facteur de risque beaucoup plus élevé que la pollution « publique », et chacun doit savoir le risque que les fumeurs font courir aux personnes, surtout aux enfants qui partagent leur atmosphère dans les pièces où ils fument.

Enfin, le tabac n'est pas le seul agent de la pollution atmosphérique d'origine « privée » ; des spécialistes de l'environnement ont récemment avancé qu'aux Etats-Unis, 30 à 50 % des mastics et emplâtres utilisés pour enduire la surface intérieure des murs contiennent de l'amiante. Or, il a été montré chez les mineurs qui extraient ce silicate * naturel qu'il est un très puissant cancérogène. Plus d'un million de personnes seraient ainsi exposées aux Etats-Unis dans les 200 000 à 600 000 maisons dans lesquelles ce produit a été employé au cours de la seule année passée.

Sociologues et géographes au secours des cancérologues

Il est bien difficile de proposer et même d'envisager des mesures de prévention contre les facteurs sociogéographiques soupçonnés ou démontrés capables de favoriser la cancérogenèse. La difficulté réside, on l'a vu, dans le caractère imprécis ou multifactoriel de leur nature. Enfin, certains peuvent agir dans une double direction, augmentant la fréquence de certains cancers, diminuant celle d'autres tumeurs.

J'ai cité plus haut les séries de cas de leucémies et d'hématosarcomes observées par Schimpf chez des individus ayant eu des contacts entre eux.

Nous avons également vu qu'il existait des communautés riches en tumeurs malignes, et j'ai évoqué celle des Parsis dont près de 50 % des femmes sont appelées à porter un cancer du sein. Les parts respectives de la génétique et des agents socio-écologiques restent à déterminer ; ces facteurs méritent des études approfondies pour que soient proposées des mesures efficaces. Il est, à l'opposé, des groupes dans lesquels le cancer est rare : et j'ai déjà indiqué que la fréquence des tumeurs malignes dans l'Etat de l'Utah, aux Etats-Unis, est inférieure de 22 % à celle de la fréquence générale en Amérique ; or, les mormons y représentent 72 % de la population, et l'on connaît leurs habitudes d'extrême sobriété ; sans inviter tous les êtres humains à se comporter comme eux, il est certainement urgent de comparer le comportement des membres de leur secte, en ce qui concerne les facteurs cancérogènes, et celui de la population américaine globale.

Des différences ont été enregistrées aux Etats-Unis dans les fréquences de certains cancers selon les classes sociales, variables d'ailleurs avec le type de tumeurs : certaines leucémies sont plus fréquentes dans les familles aisées que dans les familles pauvres, alors que l'inverse est observé dans le cas du cancer de l'estomac.

Quant aux différences géographiques, elles sont,

elles aussi, variables selon les divers cancers. Parfois l'on peut rapporter une fréquence très élevée ou très basse à tel ou tel comportement, et des mesures peuvent être prises dans le premier cas, inspirées par le second cas. Souvent, ces différences sont d'ordre multifactoriel, ce qui n'empêche pas que la recherche de corrélations entre les fréquences des différents cancers dans les divers pays ou régions peut faire ressortir le rôle d'un facteur, tel l'excès nutritif dans le cas du cancer du sein.

Des moyens qui ne sont pas à la mesure de la cause

Il est évident, et le présent chapitre l'a largement illustré, ainsi que le chapitre 3, que nos connaissances médicales et scientifiques actuelles sur les causes générales et particulières des cancers permettraient d'en prévenir une proportion notable si elles entraînaient automatiquement la suppression de ces causes.

On estime très schématiquement, en extrapolant des estimations de Schneiderman concernant la population américaine, qu'une mort sur quatre dues au cancer pourrait être évitée, soit 24 500 en France chaque année : 17 000 sur 20 000 par cancers du poumon et du larynx ; 1 260 sur 3 400 par cancers du pharynx et de l'œsophage ; 1 250 sur 6 700 par cancers de la vessie et du foie ; 1 250 sur 7 500 par cancers du sein ; 2 500 sur 7 500 par cancers du gros intestin et du rectum ; 750 sur 1 900 par cancers de l'utérus ; 400 sur 1 250 par mélanomes et autres cancers cutanés.

Je renvoie les lecteurs, intéressés par les très nombreux facteurs que l'on pourrait « attaquer » pour réduire la fréquence des cancers, au livre *Cancérologie* déjà mentionné.

La prévention des tumeurs malignes demeure donc très inférieure à celle qui pourrait être appliquée à la lumière des connaissances actuelles.

Et l'on ne voit point de solution facile à proposer

sérieusement. Les pouvoirs publics peuvent légiférer pour protéger certains individus contre quelques agents ou facteurs, singulièrement ceux qui sont liés aux conditions de travail. Ils peuvent également légiférer pour protéger les populations contre les facteurs dépendant de la pollution de l'air, des sols, de l'eau et des aliments. Mais légiférer n'est pas protéger.

En ce qui concerne les agents et facteurs liés aux comportements, notamment le tabac, l'alcool, le café, l'excès alimentaire..., trois solutions sont envisageables : *a*) légiférer pour supprimer les agents et facteurs cancérogènes, ce qu'aucun gouvernement ne fera dans aucun pays, surtout lorsqu'il les vend ; *b*) éduquer le public par des campagnes d'information qui ne se sont révélées efficaces que pour une seule population d'individus particulièrement sensibilisés au problème, celle des médecins ; *c*) conduire des recherches sur les raisons psychosocio-écologiques pour lesquelles les humains fument, boivent de l'alcool et du café et se suralimentent, et en tirer les conséquences.

En pratique, celui qui peut intervenir le plus efficacement est le médecin de famille. Il doit, en tant que thérapeute, s'abstenir de toute prescription d'irradiation ou de drogues pouvant faire courir le moindre risque tumorigène, sauf indication absolue. Il doit, en tant que praticien, supprimer autant qu'il le peut, chez chaque patient, les facteurs pathologiques * favorisants ; par exemple, retirer les lésions décrites comme « précancéreuses », traiter les infections, notamment du col de l'utérus, et autres lésions qui favorisent l'installation des tumeurs. Il doit, en tant que conseiller familial, éduquer les individus dont il est responsable quant aux facteurs individuels favorisants, et leur conseiller de s'en libérer autant que possible. Il ne doit pas hésiter à donner, tout en respectant l'éthique médicale, des avis d'eugénisme *. Il doit, en tant que médecin du travail, veiller à l'application de la protection professionnelle en matière de santé, et à l'éradication des cancérogènes. Il doit, en tant que citoyen spécialisé, s'intéresser, en collaboration avec le pharmacien de la ville où il exerce, à l'écologie médicale, veiller à l'application des règlements, susciter la décision de mesures, dénoncer toutes les agressions de l'environnement.

Une autre prévention

J'ai développé longuement, très longuement, les innombrables mesures de prévention qui pourraient être appliquées aujourd'hui sur la seule base de nos connaissances, et qui pourraient éviter un cancer sur quatre. Ce long développement se veut notamment au service de ceux qui préconisent une politique de « prévention », ne serait-ce que parce qu'ils voient en elle une expression politique d'une médecine de masse qu'ils croient moins coûteuse que la médecine de soins et de recherche.

Mais comment empêcher les humains de boire, de fumer, de manger en excès, de se maquiller, de se faire bronzer..., quand on ne sait pas pourquoi ils boivent, fument, mangent trop, recherchent le soleil..., si ce n'est pour chasser une certaine angoisse ?

Comment empêcher les individus de vivre en groupes, de se tasser dans les villes, de travailler, quand la vie moderne rend ces conditions nécessaires ?

Comment freiner le « développement », qui passe par la physique, la chimie, la microbiologie, lorsque la lutte des nations pour leur survie en fait leur force de dissuasion ?

L'Homme a toujours cherché le traitement de son angoisse dans l'organisation et le « développement », qui lui permettent de poursuivre sa marche, même s'il ne sait pas où elle le mène, même si cette marche n'est de toute évidence qu'une fuite en avant.

En dernière analyse, l'Homme confie son avenir à la science car celle-ci peut travailler pour lui, tandis que la nature, on le voit à toutes occasions, est indifférente à son sort.

Et c'est à la science seule que l'Homme peut demander l'éradication du mal du siècle, le cancer.

La victoire sur la tuberculose par le vaccin et les médicaments, après des décennies d'essai de prévention par l'incarcération des malades dans les sanatoriums, dont les résultats principaux furent les désordres familiaux et les dépressions qu'ils induisirent, est, de toute évidence, l'exemple à suivre.

Si, dans le cas du cancer, les agents actifs contre les virus cancérogènes sont encore à l'étude dans les éprouvettes de laboratoire, si les vaccins spécifiques sont encore à l'essai sur des animaux porteurs de tumeurs expérimentales, l'immunoprévention* non spécifique par certains adjuvants dont j'ai parlé au chapitre 7 a déjà fait ses preuves chez l'Homme : l'adjuvant le plus actif aujourd'hui est le B.C.G., bacille de la tuberculose des bovins ; or voici que Davignon, au Canada, et Rosenthal, à Chicago, ont collecté de passionnantes données démontrant que la fréquence des leucémies de l'enfance est deux fois moindre chez les sujets qui ont été vaccinés à la naissance par le B.C.G., que chez ceux qui ne l'ont pas été.

Il va sans dire qu'il est urgent d'entreprendre de plus larges études dans cette direction, ce que Rosenthal et moi-même avons proposé à l'O.M.S.

10

Mais aussi guérir

« L'essence de la connaissance est, quand on la possède, de l'appliquer. »

CONFUCIUS.

Si la médecine dispose donc des connaissances qui permettraient aux humains d'éviter un cancer sur quatre, si le médecin applaudit les pouvoirs publics qui déclarent leur volonté d'engager une prévention vigilante, il doit souligner le fait que cette prévention est loin d'être opérationnelle, et que personne n'entrevoit une solution réaliste qui puisse la rendre efficace. Et le serait-elle, elle laisserait encore trois cancers sur quatre se constituer. C'est dire que l'annonce du choix d'une politique de prévention du cancer ne saurait honnêtement et éthiquement se faire aux dépens d'une politique des soins que la société doit aux malades atteints de cancer.

Or, 160 000 cas nouveaux de tumeurs malignes sont découverts chaque année dans notre pays ; près de 120 000 tuent ; plus de 300 Français meurent donc de cancer quotidiennement ; un décès sur cinq est la conséquence de ce fléau.

Bien que les tumeurs soient moins fréquentes chez les enfants que chez les adultes, elles ne sont malheureusement pas rares ; de la naissance à 5 ans, le cancer affecte environ 25 sujets sur 100 000, soit environ 1 600 enfants dans notre pays, dont 1 000 en meurent ; sa fréquence décroît jusqu'aux environs de 13 sur 100 000 dans les dix années suivantes, pour remonter à partir de 30 ans, et atteindre 1 990 sur 100 000 à l'âge de 80 ans. Le cancer représente la cause la plus importante de mortalité, avant les affections cardiaques et les maladies vasculaires cérébrales. Le risque de mort par cancer n'a cessé de s'élever depuis 1900 en dépit des progrès de la thérapeutique, d'abord par augmentation vraie, puis en raison de l'allongement de la vie, enfin en raison de la croissance de la population.

Dénoncés

Le cas le plus général est celui des cancers que dénoncent une ou plusieurs anomalies. Celles-ci sont des plus diverses. Elles peuvent consister soit en une formation tumorale, soit en sa traduction par un écoulement anormal, notamment hémorragique, des signes de compression, une altération de l'état général, ou une manifestation tout à fait banale.

Tantôt le sujet consulte immédiatement un praticien. Le plus souvent, il attend quelques semaines ou quelques mois pour s'assurer de la persistance du phénomène anormal, ou pour accepter l'idée qu'il peut être porteur d'une lésion grave, idée que beaucoup détournent pendant des semaines avant de parvenir à appréhender leur problème : une étude statistique a révélé que les femmes attendent, en moyenne, 28 semaines avant de consulter un médecin pour une anomalie qu'elles ont découverte dans un sein.

La démarche médicale, dès lors que le patient s'est confié au praticien, est extrêmement rigoureuse. Elle s'accomplit en plusieurs temps successifs.

L'interrogatoire est attentif. On ne saurait trop souligner que les manifestations fonctionnelles et générales révélées sont des plus variables, que la douleur n'est pas, contrairement à ce que pensent beaucoup d'individus, un symptôme éliminatoire du diagnostic de tumeur maligne, que la même attention doit être accordée aux cancérophobes qu'aux sujets psychologiquement équilibrés.

L'examen clinique, de l'inspection aux touchers (vaginal ou rectal, par exemple), en passant par le palper, est primordial pour beaucoup de localisations. S'il est à la portée de tout médecin, il n'en est pas moins souvent difficile : la palpation d'une tumeur mammaire, le toucher vaginal d'une tumeur utérine ou de l'ovaire, le toucher rectal d'un cancer du gros intestin ou de la prostate, demandent un entraînement considérable pour fournir une information valable.

Il existe certes des caractères communs aux lésions cancéreuses, qui les distinguent de ceux des tumeurs bénignes et de ceux des lésions dites « inflammatoires * », que ces dernières soient infectieuses ou d'une autre origine. Mais le praticien expérimenté sait qu'ils n'ont valeur que de schéma.

Les difficultés de percevoir à l'examen clinique, de redouter, de pressentir, de prévoir la lésion maligne avant les résultats des explorations complémentaires, varient en fait beaucoup avec le siège et la variété de la tumeur.

Les trois examens les plus délicats sont ceux des tumeurs de la peau, celui des glandes mammaires, même pour le cancérologue expérimenté, et celui des organes génitaux de la femme, même par le gynécologue le plus averti. Le praticien, médecin de famille ou spécialiste, et l'étudiant, sont tout simplement honnêtes, qui ne ressentent aucune gêne à ne pas se prononcer sur la signification de leur découverte clinique, et à attendre les résultats de l'examen complémentaire d'un confrère plus spécialisé qu'eux, et surtout ceux des explorations supplémentaires.

Le médecin évite, en règle générale, avant d'avoir

fait appel aux investigations strictement nécessaires, de nier toute possibilité de tumeur maligne pour une manifestation soupçonnée d'être cancéreuse par le sujet qui consulte.

L'urgence de celles-ci est certes variable avec chaque cas particulier : d'une façon générale, plus l'investigation décisive sera précoce, plus élevées seront les chances de guérison. Le médecin de famille a raison qui, sans inquiéter *a priori* son client, le soumet aux explorations nécessaires pour éliminer toute suspicion de cancer dont il ne peut exclure la possibilité sur le seul examen clinique. Aucun médecin, quels que soient ses titres, ne se permet d'attribuer à une infection ou à une lésion bénigne le plus discret saignement, au surmenage une simple fatigue prolongée... Il conseille au patient de se soumettre, selon le type des manifestations qu'il décrit, aux investigations radiologiques, aux explorations isotopiques* (« scintigraphies* ») et à d'autres études d'ordre physique (thermographie*) ou biologique (chimiques, immunologiques*, hématologiques*), voire à des explorations visuelles instrumentales, telles que l'examen génital au spéculum*, celui du pharynx avec un miroir spécial, la bronchoscopie*, l'œsophagoscopie*, la gastroscopie*, la duodénoscopie*, l'anuscopie*, la rectosigmoïdoscopie *, la coloscopie *, etc., d'autant que le remplacement de la plupart des endoscopes * rigides par des instruments à la fois flexibles et orientables, dits « fibroscopes* », dont l'optique est constituée par des fibres de quartz engainées dans un manchon flexible, a rendu ces explorations plus fiables et moins pénibles.

Quelles que soient les données de ces examens, et même si elles donnent au médecin une forte conviction de la nature cancéreuse de la lésion, cette nature doit être confirmée par l'examen au microscope de la tumeur ou d'un de ses fragments obtenus par un prélèvement limité appelé « biopsie* ». Ce fragment est fixé et découpé en coupes fines qui sont colorées et examinées au microscope : c'est sur le double aspect de la structure tissulaire (d'où le terme d'examen histologique* ») et des cellules qu'est porté le diagnostic du cancer et celui de son type. Seules peuvent être diagnostiquées sur l'unique aspect des cellules prélevées par ponction (examen « cytologique* ») les leucémies et quelques maladies apparentées. Dans le cas des autres tumeurs, dites « solides », l'examen cytologique n'a que valeur d'orientation, et il laisse la décision diagnostique à l'examen histologique.

Il arrive que les explorations les plus attentives et multiples ne permettent pas de conclure ; il convient alors de les répéter après un délai qui varie selon les cas. Le médecin prévient son malade que les examens cliniques et complémentaires négatifs n'excluent pas de façon certaine la possibilité de la présence d'une tumeur maligne débutante, et qu'ils ne permettent pas de l'éliminer formellement et à tout jamais.

Détectés

Un bon nombre de patients sont incurables parce qu'ils consultent pour une tumeur déjà avancée, soit parce qu'ils ont attendu, soit parce qu'elle ne s'est révélée qu'après avoir pris une extension qui la place hors des ressources thérapeutiques.

D'où l'idée de recourir au dépistage systématique pour détecter les tumeurs aussi tôt que possible dans leur évolution.

Chacun sait qu'il n'existe pas de test unique capable de dépister tous les cancers, qu'ils débutent ou même qu'ils soient évolués.

Force est donc de recourir à des méthodes variables selon les localisations et/ou les types de tumeurs recherchées ; il convient de définir ceux-ci, et l'on comprendra que les médecins ne se livrent au dépistage systématique que des tumeurs qui s'y prêtent. Ce sont les cancers de la peau, du sein, du col de l'utérus, de la bouche et de la gorge. Les deux premiers sont dépistés par l'examen clinique, et la moindre suspicion dans les glandes mammaires conduit à une exploration radiologique dite « xérographie* » ; le troisième demande un examen gynécologique au spéculum, et fait appel à la cytologie exfoliative ou étude au microscope des cellules prélevées au cours de l'inspection. Cette méthode prend ici une importance considérable, puisqu'on ne lui demande pas la certitude diagnostique, mais seulement de conduire, en cas de doute, à la biopsie qui doit être faite devant toute suspicion et dans tous les cas.

Le dépistage de certaines tumeurs relève autant de l'auto-examen que de l'examen médical. C'est le cas des cancers de la peau, de la bouche et du sein.

Parmi les tumeurs de la peau, celle dont le diagnostic précoce est le plus important est le mélanome ou tumeur noire maligne : celle-ci peut survenir au niveau d'un grain de beauté ; tout grain de beauté ayant augmenté de volume ou changé d'aspect, ou ayant été exposé aux traumatismes, ne serait-ce qu'aux frottements, doit être l'objet d'un examen médical.

Quant au cancer du sein, il est si fréquent chez la femme (53 pour 100 000), et son pronostic, ainsi que la mutilation que peut entraîner son traitement dépendent tellement du stade de son évolution au moment de sa découverte, qu'il convient de recommander à toutes les femmes de se livrer à un auto-examen mensuel des seins. La technique est la suivante :

a) Placez-vous devant votre miroir en laissant tomber les bras le long du corps ; examinez avec soin vos deux seins à la recherche de modifications de leur volume ou de leur forme. Recherchez notamment une ride ou une dépression de la peau, ou encore une modification du mamelon.

b) Mettez les deux bras sur la tête et recherchez à nouveau les mêmes modifications ; notez si cette manœuvre fait apparaître une anomalie quelconque.

c) Couchez-vous sur votre lit ; mettez un oreiller sous votre épaule gauche et votre main gauche sur votre tête ; avec les doigts de votre main droite, rapprochés et bien à plat, recherchez un nodule ou un épaississement de votre sein gauche, d'abord dans sa partie interne, en partant de la ligne médiane et en allant vers le mamelon, puis vers la partie inférieure de l'organe.

d) Placez les bras le long du corps et, toujours avec vos doigts bien à plat, examinez votre aisselle, la partie externe du sein, en allant de l'aisselle vers le mamelon, puis la portion supérieure, enfin le mamelon et la région qui l'entoure.

e) Exprimez votre mamelon ; notez s'il apparaît du liquide et, le cas échéant, étudiez ses caractères.

f) Répétez la même manœuvre pour le sein droit que vous examinerez avec la main gauche.

Pour mieux sentir une anomalie, faites cet examen après la toilette et avec les doigts mouillés et légèrement savonneux.

Mais l'autodépistage systématique ne détecte encore aujourd'hui que 0,63 % des cancers du sein ; 96,7 % d'entre eux sont encore découverts par hasard, donc relativement tard. C'est dire qu'il convient, dans l'état actuel de l'insuffisante éducation sanitaire des femmes, de développer l'examen médical systématique des glandes mammaires par le médecin, examen lui-même encore trop rarement pratiqué puisqu'il ne révèle aujourd'hui que 2,5 % des tumeurs malignes de ces organes. Il est, en tout cas, formellement indiqué chez les femmes porteuses d'un risque élevé de cancer mammaire, dont les facteurs sont les suivants : *a*) cancer du sein opposé dans le passé ; *b*) fréquence élevée des cancers mammaires dans la famille ; *c*) âge supérieur à 50 ans ; *d*) âge tardif à la première grossesse ; *e*) pas ou peu de grossesses et d'allaitement ; *f*) conditions socio-économiques élevées ; et surtout *g*) présence connue d'une lésion dite « mastite sclérokystique* » ou « maladie de Reclus* », ou

« mastose* », ou « fibrome* », ou « adénome* », ou « kyste* », et/ou connaissance d'une image suspecte à la radiographie (mammographie ou xérographie).

Le dépistage du cancer du col de l'utérus est celui qui est le plus « rentable » et le mieux organisé dans le plus grand nombre de pays, bien qu'il ne relève encore, à mon avis, que du médecin. Il repose essentiellement sur l'aspect des cellules prélevées au cours d'un examen avec un spéculum dont l'interprétation demande une haute qualification qui progresse actuellement dans la plupart des pays. La proportion des résultats faussement positifs est tombée, de 1943 à 1948, de 6,60 % à 0,04 % ; celle des résultats faussement négatifs ne dépasse pas 8 %.

J'ai dit que la détection du cancer du col de l'utérus ne relève encore que du médecin. Au Danemark, cependant, est menée une expérience consistant à confier le prélèvement à la femme qui veut se soumettre au dépistage : celle-ci se procure une pipette de plastique remplie d'un liquide qu'elle injecte dans le vagin, puis qu'elle réaspire ; pipette et liquide sont envoyés à un laboratoire. Le pourcentage des faux résultats que donne cette méthode ne dépasserait pas actuellement 12 %.

L'expérience mondiale du dépistage du cancer du col utérin est désormais suffisante pour ne laisser aucun doute sur son intérêt : la seule évolution des statistiques concernant le stade de découverte de cette tumeur à un stade « non invasif », depuis que sont disponibles les moyens de ce dépistage, est assez éloquente à cet égard.

S'il n'est pas, comme je l'ai expliqué plus haut, d'examen unique, capable de détecter les cancers cachés, on peut espérer beaucoup de batteries de tests qui décèleront la présence dans le sang de substances relâchées par les cellules cancéreuses, substances que l'on appelle « traceurs » ou « marqueurs », et que peuvent révéler des explorations immunitaires, hormonales et chimiques. Comme ils ne sont pas encore utilisés en pratique pour le dépistage des cancers, mais qu'on les applique dans la détection précoce d'éventuelles rechutes après application des traitements, je les exposerai à propos de celles-ci.

L'inventaire

Les indications thérapeutiques et le pronostic ne dépendent pas seulement de la variété microscopique du cancer et de l'organe où il est né et où il s'est développé. Ils dépendent aussi d'autres facteurs, en particulier du siège précis dans l'organe, de l'extension locale dans celui-ci et éventuellement au-delà de celui-ci, notamment de l'invasion des ganglions* et de son degré, de la présence possible de métastases, du retentissement général, somatique et psychique.

C'est dire qu'en complément d'un diagnostic, le médecin doit établir un inventaire préthérapeutique aussi complet et précis que possible.

Les moyens à mettre en œuvre sont évidemment les mêmes, cliniques, radiologiques, isotopiques, biochimiques, biologiques, cytologiques et histologiques, que ceux dont dispose le médecin pour le diagnostic. Ce sont ceux qui lui permettent aujourd'hui d'explorer chaque organe, chaque système, chaque fonction.

L'inventaire est parfois d'expression si complexe qu'on a été amené à le traduire par un code. Les avantages les plus notables de cette façon de faire résident dans l'accélération de la décision thérapeutique, dans la facilitation des réactions des protocoles de traitement et de leur compréhension, dans celle des échanges d'informations enfin.

Les inconvénients résident dans les imperfections de certaines expressions parfois trop simplifiées, dans un certain immobilisme scientifique lié à la lenteur avec laquelle les codes sont établis (par des groupes coopérateurs *), le respect excessif qu'on leur porte car ils sont patronnés par des organismes internationaux dont la compétence n'est pas pour autant garantie, enfin dans le caractère rebutant que présente, *a priori*, pour certains, toute nomenclature codée.

Dans le cas présent, les avantages l'emportent sur les inconvénients.

Pendant longtemps, sur la base de notions aujourd'hui discutées et selon lesquelles une tumeur croît d'abord sur le plan local, puis envahit lymphatiques* et ganglions*, enfin donne des métastases à distance, fut adopté un classement en « stades » : le premier stade (« précoce ») était celui du cancer encore local, le second du cancer régional, le troisième du cancer disséminé, le dernier du cancer généralisé. Cette classification en stades est utilisée pour certaines affections tumorales, qui n'ont pas encore été l'objet de propositions ou d'accords pour une classification dite « T.N.M.* ».

On tend, en effet, à substituer à l'expression en stades une classification nouvelle établie, sous l'impulsion de Denoix, par l'Union Internationale contre le Cancer (U.I.C.C.), et fondée sur les trois paramètres essentiels qui expriment : *a*) l'état (avant tout traitement) de la tumeur primitive (T) ; *b*) les éventuelles atteintes des ganglions (N) [N de *lymph node :* ganglions] ; et *c*) les éventuelles métastases (M), d'où l'abréviation de « T.N.M. » donnée à cette classification.

L'expression de ces états ne tient compte que des données cliniques et éventuellement microscopiques.

Cette dernière classification est d'emploi relativement facile pour les cancers du sein. Son usage est plus difficile pour d'autres tumeurs, en particulier les cancers des organes profonds.

Elle peut être complétée par une classification microscopique qui exprime deux aspects : *a*) le degré d'infiltration de la tumeur dans l'organe ou le tissu : il est affecté du symbole P (de « pathologie », science de l'examen microscopique) [P0, P1 à P4] ; *b*) le degré de différenciation de la tumeur. En outre, pour certaines localisations, il peut être tenu compte de l'invasion des canaux lymphatiques (L) ou de celle des veines (V).

Il est également fondamental d'apprécier la vitesse de croissance du cancer, dont j'ai parlé au chapitre 2 (exprimée si possible en temps de doublement). Elle n'est malheureusement dénoncée le plus souvent que par l'interrogatoire, qui tente d'obtenir la date d'apparition des premières manifestations et une idée aussi précise que possible des dimensions qu'a présentées la tumeur à différentes périodes de son évolution avant la consultation. On distingue, pour la plupart des tissus, des cancers à croissance lente et des cancers à croissance rapide, ces derniers présentant le plus souvent un pronostic plus fâcheux que les premiers.

Il est d'ailleurs des cancers révélés par l'atteinte des ganglions ou par des métastases, qui mènent à la recherche de la tumeur primaire, laquelle n'est pas toujours découverte. Il en est qui se sont révélés par des manifestations générales dont les plus intéressantes, appelées « syndromes paranéoplasiques* », sont les conséquences de la production, par les cellules tumorales, soit de substances, par exemple d'hormones, que les cellules produiraient si elles étaient normales et qu'elles produisent donc en excès, soit de substances que les cellules homologues normales ne produisent pas et pour la fabrication desquelles j'ai évoqué au chapitre 2 un éventuel phénomène de dérépression. Lorsque la tumeur responsable est extirpable, le syndrome peut disparaître.

Quatre armes

Non traité, le cancer tue après une période de survie différente selon ses retentissements sur l'organisme.

Ceux-ci varient, bien sûr, selon l'organe et même le compartiment de l'organe atteint, le volume et la consistance de la tumeur, les complications mécaniques locales, telles que l'ulcération (source d'anémie), l'infection (source de fièvre), selon l'envahissement des ganglions et les métastases qui entraînent elles-mêmes des troubles et des complications mécaniques propres, selon la vitesse de croissance (les cancers à croissance rapide soumettent vite l'organisme à une compétition pour les matériaux nutritifs).

Les retentissements varient également selon les perturbations physiologiques non mécaniques que la tumeur et ses éventuelles métastases provoquent au niveau des divers tissus de l'organisme, et selon les fonctions normales ou anormales qu'exercent les cellules tumorales.

Les altérations de fonctions normales diffèrent selon les cancers et les familles de tissus qui leur ont donné naissance : ainsi l'insuffisance de la moelle osseuse, donc du sang, constitue-t-elle une des manifestations majeures des leucémies aiguës ; l'insuffisance lymphocytaire*, donc immunitaire, est très fréquente chez les patients atteints de certains types de maladie de Hodgkin*; l'insuffisance hépatique est, en revanche, exceptionnelle dans les cas des cancers primaires* ou secondaires* du foie, l'insuffisance rénale dans le cas du cancer du rein.

Les manifestations liées à des fonctions anormales dépendent des produits de sécrétion et d'excrétion des cellules cancéreuses, et de leur accumulation. Certaines provoquent des « syndromes paranéoplasiques » évoqués plus haut.

Pour éviter cette évolution, le cancer doit être traité, et il doit évidemment, quelle que soit sa présentation, l'être aussi précocement que possible. Quatre armes sont aujourd'hui disponibles : la chirurgie est la plus ancienne, ce qui ne l'empêche pas de progresser, tant dans ses techniques que dans leurs indications respectives. La radiothérapie, née au début du siècle, a fait un bond en avant considérable il y a vingt ans, avec l'introduction des radiations très pénétrantes* car émises sous haute énergie*. La chimiothérapie atteint sa vingtième année et devient, de ce fait, majeure : elle a perdu ses illusions de jeunesse, mais si le thérapeute sait ne lui demander que ce qu'elle peut donner, il peut obtenir beaucoup d'elle. L'immunothérapie, que j'ai proposée en 1962, ne fait encore que ses premiers pas.

L'épée

La chirurgie, méthode thérapeutique aussi ancienne que la médecine, puisque Hippocrate lui a consacré dix traités, peut être utilisée comme moyen d'ablation locale de la tumeur, comme traitement palliatif, ou comme méthode modificatrice de certains processus physiologiques.

La chirurgie radicale à visée curative veut retirer toutes les cellules tumorales. Elle est d'application d'autant plus simple que la tumeur est plus petite, et d'autant plus limitée qu'elle est moins infiltrante et plus extériorisée.

Le chirurgien tient compte d'un certain nombre de notions ou de concepts concernant le comportement des cellules et tissus cancéreux : *a*) certaines tumeurs sont, même très précocement, multicentriques ; *b*) les cellules tumorales présentent une cohésion et une adhésivité mutuelles plus faibles que celles de leurs homologues normales, et parfois quasi nulles (cas du mélanome), ce qui explique en partie leur tendance à la migration dans le tissu conjonctif* ; *c*) celle-ci se fait le long des aponévroses, dans les gaines des muscles, elle peut se prolonger sur plusieurs centimètres ; *d*) on a vu l'envahissement éventuel des lymphatiques* par les cellules cancéreuses qui avancent en leur sein pour atteindre les ganglions régionaux ; le chirurgien connaît parfaitement les différents relais ganglionnaires d'un organe ou d'un territoire donné ; il sait cependant que la progression ne se fait pas toujours dans l'ordre « logique », et que certains relais peuvent être sautés.

Pour réaliser une chirurgie radicale, il est donc souvent amené à procéder non seulement à l'ablation de la tumeur, mais encore à l'enlèvement total de l'organe lésé, si, bien sûr, celui-ci est possible d'un double point de vue, anatomique et fonctionnel. L'exérèse doit toujours déborder largement les limites de la tumeur, en particulier pour les carcinomes. Le risque d'extension lymphatique oblige, dans beaucoup de cas, à prélever systématiquement, pour les vérifier au microscope, les ganglions* satellites, même s'ils paraissent indemnes.

La chirurgie radicale enlève au moins le premier relais des ganglions et, si possible, les tissus que traversent les voies lymphatiques* pour y parvenir. L'exérèse en monobloc, la plus satisfaisante théoriquement, est relativement aisée pour certains cancers. Elle est plus délicate, impossible ou obligatoirement incomplète pour d'autres.

Les interventions mutilantes ne sont évidemment justifiées que si elles élèvent notablement l'espérance de guérison par rapport aux interventions plus conservatrices, ce qui est loin d'être toujours le cas.

La recherche de la sécurité maximale ne dispense pas de celle de l'économie anatomique, fonctionnelle et esthétique. Il est des présentations de certains cancers pour lesquels le « curage » ganglionnaire systématique est superflu.

Les contre-indications de la chirurgie à visée radicale sont de plus en plus rares : celles qui dépendaient jadis de l'état général, notamment de l'âge, ont reculé en fonction des progrès de l'anesthésie et des « soins intensifs » chirurgicaux ; les seules contre-indications formelles sont les métastases décelées, et parfois certaines tumeurs si évoluées localement qu'elles ont dépassé les limites d'une éventuelle exérèse.

La chirurgie palliative peut consister en un traitement symptomatique : c'est alors souvent une chirurgie d'urgence, destinée à rétablir une fonction menacée ou à améliorer le confort du malade (dérivation des matières pour un cancer occlusif du tube digestif, par exemple).

Ce peut être un traitement de la douleur, qui vise à interrompre les voies de la sensibilité.

La chirurgie à visée physiothérapique consiste le plus souvent en la création d'un déficit hormonal. Elle s'applique à certains cancers hormonodépendants*, en particulier ceux du sein et de la prostate. Elle peut consister en la castration ou en l'ablation des glandes surrénales ou même de l'hypophyse. Selon de récents travaux, ces interventions endocriniennes ne seraient efficaces (donc raisonnablement indiquées) dans les cancers du sein que si la recherche, qui doit être systématique, des récepteurs d'œstrogènes* dans la tumeur les a révélés.

L'artillerie

La radiothérapie est un agent cancérostatique* et cancérolytique*, en ce sens que les radiations* ionisantes* qu'elle administre à la tumeur rendent les cellules incapables de se diviser ou les tuent.

Les radiations utilisées en thérapie sont soit des éléments constitués d'ondes électromagnétiques*, singulièrement des photons* ou particules d'énergie sans support matériel, soit des particules ou constituants de l'atome.

Les photons peuvent être des rayons X ou des rayons gamma. Les rayons X ou de Rœntgen*, produits par les corps sous le choc des rayons cathodiques*, sont donc des radiations de même nature que celles de la lumière, mais de fréquence* plus grande, leur longueur d'onde* étant plus courte (elle est comprise entre 0,03 et 20 angströms*). Leur énergie est fonction de la différence de potentiel sous laquelle sont émis les rayons cathodiques. Les rayons gamma*, sont émis par les corps radioactifs : leur énergie, exprimée en millions d'électrons-volts (MeV*), dépend du corps radioactif qui les produit.

Les particules peuvent être : *a*) des électrons*, chargés d'électricité négative, encore appelés rayons bêta —, ou chargés d'électricité positive, et appelés rayons bêta + ; *b*) des protons*, corpuscules chargés d'électricité positive ; *c*) ou des neutrons*, particules dénuées de charge électrique. Les électrons sont les seules particules actuellement utilisées en pratique courante.

Les radiations exercent leurs effets sur les matériaux de l'organisme selon deux mécanismes élémentaires, l'excitation et l'ionisation des atomes*.

L'excitation consiste en un déplacement des électrons d'une orbite à une autre orbite plus périphérique. Les atomes affectés acquièrent ainsi un niveau d'énergie supérieur à leur niveau d'équilibre et sont plus réactifs chimiquement que dans leur état « non excité » ; des liaisons chimiques peuvent se créer ou se rompre, ce qui peut produire une cassure ou une dénaturation des molécules concernées.

L'ionisation résulte du départ d'un électron planétaire qui quitte son orbite. Les atomes ainsi affectés deviennent des « radicaux libres* » hautement réactifs ; leur formation peut créer ou couper des liaisons chimiques.

Les conséquences biologiques d'une irradiation s'observent aux échelles respectives des molécules, des cellules, des tissus et des organismes entiers.

On conçoit que les événements physicochimiques évoqués ci-dessus induisent des événements moléculaires. Ils agissent selon deux processus : *a*) dans le cas de l'effet direct, l'action élémentaire s'exerce sur une molécule biologique importante par ses fonctions physiologiques ; *b*) dans le cas de l'effet indirect, l'action élémentaire n'intervient pas sur la molécule biologique, mais sur les molécules d'eau qui l'entourent. Celles-ci sont rompues et donnent naissance à des « radicaux libres » qui agissent secondairement sur les grosses molécules biologiques. Ainsi, les radiations détériorent les enzymes et les systèmes métaboliques*, notamment ceux qui assurent les productions d'A.D.N. et d'A.R.N.

A l'échelle cellulaire, l'effet primaire le plus significatif concerne les altérations des chromosomes qui, en raison de leur taille et de leur forme, sont particulièrement sensibles : ils peuvent être cassés en fragments ; ensuite, ils se ressoudent à d'autres fragments du même ou d'autres chromosomes ou demeurent isolés. Ces lésions chromosomiques inhibent ou perturbent les divisions cellulaires à venir. Les effets de l'irradiation n'apparaissent en effet le plus souvent, aux doses thérapeutiques, qu'au moment d'une division ultérieure : la cellule ne peut plus faire les frais de celle-ci : c'est la mort différée.

On fait appel à des unités variables selon le type de radiothérapie : les principales sont le rœntgen* ou R, le rad*, le rem* et le curie* ou Ci. On utilise, comme unités de différence de potentiel, le volt* ou V, le kV* et le MV*, et, comme unités d'énergie, l'électron-volt* ou eV, le keV* et le MeV*.

La quantité du rayonnement est importante. C'est ainsi que sa pénétration et sa distribution dans les tissus, donc ses chances d'atteindre la tumeur, et, en particulier, les zones les plus éloignées de la source, dépendent de la nature et de l'énergie du rayonnement, ainsi que de la distance de la source.

Dans un faisceau de rayons X ou gamma, la dose diminue de façon régulière selon une fonction exponentielle. C'est dire que si la dose est réduite de 100 à 80 % par une épaisseur de 2 cm de tissu, elle s'abaisse à 64 % à 4 cm (80 % de 80 %), à 51% à 6 cm, etc. Cela est dû au fait que la proportion des photons qui disparaissent au cours des interactions dans la traversée d'une épaisseur déterminée est constante. Il faut cependant souligner que la décroissance du faisceau de photons est d'autant plus lente que leur énergie est plus élevée. La diminution de la dose au niveau de la cible dépend encore de la distance qui la sépare de la source des photons ; elle est d'autant plus rapide que cette distance est plus courte.

On peut déduire de ces notions que la radiothérapie des tumeurs superficielles peut être accomplie de façon satisfaisante par des photons de faible énergie, des rayons X émis sous bas voltage, avec une courte distance de la source à la peau ; celle des tumeurs profondes demande des photons de haute énergie, et une longue distance de la source à la peau.

A noter encore que les électrons secondaires, projetés par les photons de très haute énergie, ont des parcours moyens relativement longs et sont pratiquement émis dans la direction du faisceau de ces photons : il en résulte un rapide accroissement initial de la dose, suivi par une lente décroissance exponentielle. Cette distribution particulière de la dose représente un intérêt non négligeable des photons émis sous haute énergie pour sous-doser et épargner les tissus superficiels, qualité qui s'ajoute à leur meilleur rendement en profondeur.

Les électrons accélérés ont un parcours fini à l'intérieur des tissus. Pour un faisceau donné, la dose demeure donc sensiblement constante tout au long du parcours et tombe brutalement à zéro à la fin de celui-ci, car, en fin de parcours, lorsque l'énergie des électrons devient inférieure à 100 keV, le taux de perte de celle-ci augmente très rapidement avec sa diminution. En adaptant l'énergie des électrons à l'épaisseur de la cible à traiter, on peut irradier intensément des tumeurs superficielles, en évitant de léser inutilement des tissus sains situés au-delà.

La radiosensibilité cellulaire, qui se mesure en relation dose-effet, obéit, d'une part, à une loi générale, d'autre part, à des facteurs qui la font varier.

La loi générale est celle de la proportionnalité entre la dose de rayonnement reçue par la population cellulaire cible (au-delà de 200 rad) et le nombre des cellules qui ne survivent pas. C'est ainsi que, dans une expérience classique portant sur une tumeur animale, l'application en une dose unique et massive de 100 rad laisse une cellule sur 1 000 (10^{-3}) capable de se multiplier ; 3 000 rad en laissent une sur 10^6 ; 4 500 rad, une sur 10^9, et 6 000 rad, une sur 10^{12}.

Les facteurs qui font varier la sensibilité sont, les uns communs aux tissus normaux et tumoraux, les autres particuliers.

Ne sont sensibles aux doses administrables, sans production dans l'organisme de dégâts irréversibles, que des cellules qui se divisent ou sont capables de le faire : ainsi, les cellules nerveuses qui ne se divisent pas ou guère paraissent-elles beaucoup moins affectées que les cellules responsables de la production du sang ou les cellules germinales, en grande partie parce que les radiolésions ne se manifestent souvent qu'après une ou plusieurs divisions. Il apparaît même que les cellules sont différemment affectées selon la phase du cycle* dans lequel elles sont situées au moment de l'irradiation : on admet généralement que les cellules sont plus radiosensibles au cours de la mitose*, en fin de la phase G_1 et au début de la phase S*. A l'inverse, elles seraient plus radiorésistantes en début de phase G_1 et en fin de la phase S.

Les radiobiologistes ont, bien sûr, cherché d'autres facteurs internes, et tenté de modifier, par des facteurs externes, la radiosensibilité cellulaire : ils ont montré que la réduction de l'oxygène abaisse celle-ci ; on peut multiplier par un facteur 3 la destruction cellulaire par une oxygénation convenable.

La question majeure qui se pose est évidemment celle de l'éventuelle existence de différences de sensibilité entre les cellules tumorales et les cellules normales. La réponse est négative : les cellules cancéreuses ne sont pas fondamentalement plus radiosensibles que les cellules normales. Et les facteurs connus qui déterminent la radiosensibilité cellulaire jouent au niveau des deux variétés. A ces facteurs s'en ajoutent d'autres actuellement non élucidés, et le radiobiologiste demeure perplexe devant les différences observées de tissus normaux à tissus normaux et de tumeurs à tumeurs, car il est incapable de les expliquer entièrement.

En pratique, la notion de radiosensibilité ne constitue pas une base suffisante à la conduite opérationnelle de la radiothérapie, en tout cas de celle à visée curative : plus importante encore est celle de radiocurabilité (ou radio-éradication de l'entière population des cellules tumorales), qui doit être étudiée parallèlement à celle de la notion des radiolésions acceptables au niveau des tissus normaux.

Des différences importantes interviennent, là encore, de tumeur à tumeur et de tissu à tissu.

Est radiocurable une tumeur que la radiothérapie peut éradiquer sans faire courir un risque grave au malade, et en n'infligeant à ses tissus normaux que des dégâts tolérables, qui varient d'ailleurs selon la localisation du cancer et la dose de rayons.

On peut déterminer un index thérapeutique, qui indique le rapport entre la dose tolérée par les tissus normaux et celle nécessaire à l'éradication de la tumeur. C'est cet index que le radiothérapeute tente d'élever par le choix du rayonnement le mieux adapté, par la définition balistique de l'irradiation qui l'amène à choisir les voies d'accès permettant d'atteindre au minimum les tissus sains et au maximum la tumeur, notamment en employant des feux croisés, par la définition précise du volume à irradier, tout en sachant que l'irradiation d'un volume limité est mieux tolérée que l'irradiation d'un volume étendu. Le thérapeute définit enfin le fractionnement et le rythme de l'irradiation. Une des différences les plus importantes entre tissus tumoraux et tissus normaux réside, en effet, dans leurs possibilités de restauration tissulaire.

On sait que les tissus normaux possèdent des capacités de prolifération compensatrice, évoquées au chapitre 1, qui obéissent à des mécanismes physiologiques très élaborés, et qui sont prévisibles, puisque beaucoup de facteurs en sont connus.

A noter que le bénéfice que tire le patient des différences de possibilités de restauration concerne celles des tissus normaux. Il n'existe, en revanche, pas de différence dans les moyens de restauration cellulaire entre éléments cancéreux et éléments normaux : la restauration s'accomplit par l'intervention d'enzymes qui peuvent même permettre la guérison de cellules atteintes dans leur

A.D.N., d'où le nom particulièrement suggestif, qu'on leur a donné, de « réparases ».

Cette possibilité de restauration cellulaire n'est pas le facteur le moins important dans la genèse de la radiorésistance que présentent, soit d'emblée (radiorésistance primaire), soit secondairement, après un ou plusieurs traitements (radiorésistance secondaire), certains cancers. On a vu par ailleurs que la pauvreté en oxygène des tumeurs, liée notamment à une mauvaise irrigation, en est un autre facteur non négligeable.

Il va de soi que cette radiorésistance ne peut être évoquée que pour expliquer la radiosensibilité d'une tumeur. Elle ne doit pas l'être pour expliquer les échecs de la radiothérapie. Ceux-ci étaient beaucoup plus fréquents jadis, parce que les spécialistes de cette discipline ne disposaient pas des rayonnements et des notions de radiobiologie aujourd'hui disponibles.

Mais les progrès de la radiothérapie dépendent aussi, comme ceux de toutes les disciplines thérapeutiques, d'une meilleure connaissance du comportement de la maladie tumorale à traiter. Un des plus remarquables progrès a été réalisé dans le traitement de la maladie de Hodgkin*. Les études conduites depuis quinze ans montrent qu'il faut, pour stériliser la tumeur, irradier non seulement la totalité des territoires lymphatiques atteints et leur délivrer une dose élevée, mais aussi les territoires voisins, car c'est à leur niveau que les récidives surviennent le plus souvent.

On fait appel, comme sources de radiations ionisantes, soit à des générateurs*, soit à des corps radioactifs*.

La téléradiothérapie* utilise des appareils émetteurs de photons ou de particules.

Les générateurs de rayons X sont de trois types : les appareils de bas voltage (25 à 100 kV) émettent des rayons X d'une énergie inférieure à 0,1 MeV (buckythérapie*, contacthérapie*) ; les appareils de moyen voltage (200 à 400 kV), outils de la radiothérapie traditionnelle, émettent des rayons d'une énergie de 0,2 à 0,4 MeV.

Les appareils dont l'énergie de rayonnement varie de 4 à 35 millions d'électons-volts sont les bêtatrons* et les accélérateurs linéaires*.

Le bêtatron est un accélérateur électromagnétique d'électrons ou particules bêta* : sa pièce maîtresse est un électro-aimant dans l'entrefer duquel est placée une chambre annulaire où règne un vide très poussé et où sont injectés les électrons. L'élévation du champ magnétique les accélère au point de leur donner une vitesse proche de celle de la lumière, tout en les maintenant sur la même orbite. L'augmentation de l'intensité de la partie centrale du champ magnétique fait que les électrons accélérés s'échappent tangentiellement avec une grande énergie.

L'accélérateur linéaire, comme le bêtatron, fournit des électrons de haute énergie (entre 5 et 40 MeV). Il comporte un long tube cloisonné par des diaphragmes inégalement espacés, et dans lequel règne un vide très poussé. Les particules bêta, émises par paquets, sont progressivement accélérées par un champ magnétique. A la sortie, les électrons sont déviés, pour aboutir à la tête mobile.

Dans ces deux types d'appareils, bêtatron et accélérateur linéaire, peut être interposée, sur le trajet de sortie, une plaque de platine : un faisceau de photons de très haute énergie est alors obtenu.

La « bombe » au cobalt n'est rien d'autre qu'une source de cobalt (^{60}Co) radioactif, d'une activité spécifique très élevée, enfermée dans une enceinte protectrice (« tête », formée par une masse importante de plomb et de tungstène). Un collimateur permet de régler, à l'ouverture, les dimensions du faisceau de rayons gamma de haute énergie (1,17 et 1,33 MeV) qu'émet la source isotopique.

La « bombe » au césium* (^{137}Cs) est, de même, une enceinte contenant une source de cet isotope, qui émet également des rayons gamma sous haute énergie (0,7 MeV).

Les appareils ci-dessus permettent d'appliquer la téléradiothérapie. Les radiations de haute énergie du cobalt 60, et, plus encore, des accélérateurs, sont plus pénétrantes, et la définition de leur faisceau plus précise que celle de la radiothérapie conventionnelle, ce qui permet d'irradier sans risque des tumeurs situées à proximité de tissus sains critiques (œil, moelle épinière). Elles sont moins sensibles aux différences de composition et de densité des tissus ; moins absorbées par l'os, elles ne risquent pas d'entraîner de surdosage à son niveau, ce qui diminue les risques de nécrose.

La radiothérapie interstitielle* a été longtemps désignée sous le nom de curiethérapie* car elle se limitait à l'emploi du radium (^{226}Ra), celui-ci étant placé dans des aiguilles que l'on plante dans la tumeur, ou dans des tubes scellés ou des moules que l'on dépose au contact de celle-ci. L'énergie très élevée de son rayonnement nécessite des mesures de protection difficiles à assurer. Le césium 137 (^{137}Cs) et l'iridium 192* (^{192}Ir) sont d'emploi plus facile, et leur utilisation, celle du césium sous forme de grains (« plésioradiothérapie* ») ou de fils (« endoradiothérapie* »), celle de l'iridium sous forme de fils, représente un progrès notable en raison de la simplification des mesures de protection, cela grâce à la moindre énergie des rayonnements qu'ils émettent. Des écrans plombés, moins épais que pour le radium, suffisent. L'iridium 192 est de plus en plus employé. On peut encore utiliser des plaques de phosphore 32* (^{32}P) ou de strontium 90* pour des lésions cutanées.

Certains isotopes radioactifs sont utilisés sous forme de préparations colloïdales* (or radioactif [^{198}Au] et surtout ^{32}P) injectées dans les épanchements liquides provoqués par certains cancers dans la plèvre ou le péritoine.

Un exemple de radiothérapie interstitielle consiste à implanter, dans l'hypophyse, des grains d'yttrium 90* afin de réaliser une destruction de la glande, équivalant à une ablation. Celle-ci est parfois indiquée dans le traitement de certains cancers hormonosensibles (du sein, par exemple).

La radiothérapie dite « métabolique » fait enfin appel aux tropismes cellulotissulaires spécifiques, liés aux caractéristiques chimiques d'un corps, pour concentrer son isotope émetteur de radiations ionisantes dans les tissus qui en sont particulièrement avides ; c'est ainsi *a*) que l'iode radioactif (^{131}I), émetteur de rayons bêta et gamma, est fixé très sélectivement dans la glande thyroïde normale ou atteinte de cancer lorsque les cellules de celui-ci ne sont pas trop indifférenciées ; *b*) que le phosphore radioactif (^{32}P), émetteur de rayons bêta, est capté préférentiellement par la moelle osseuse, surtout si une intense prolifération cellulaire y a lieu. Ces éléments sont présents dans des solutions qui ne peuvent être convoyées et maniées qu'avec les strictes précautions exigées par les manipulations des corps radioactifs.

C'est au radiothérapeute que revient le soin, pour un malade donné, de choisir la meilleure technique de radiothérapie. Il délimite d'abord le volume cible qu'il doit traiter, grâce à différents examens, notamment radiologiques, et même, pour certaines localisations, à une intervention chirurgicale d'inventaire. Il situe ensuite ce volume par rapport à des repères superficiels, puis il choisit les faisceaux les plus adaptés ; le centrage balistique est facilité par l'utilisation d'un simulateur, appareil de radiodiagnostic dont le faisceau des rayons X peut prendre les dimensions des faisceaux utilisés pour le traitement. En fonction des données obtenues par le repérage et la simulation, une équipe de radiophysiciens peut calculer les doses qui parviendront aux points principaux et dessiner des courbes dites « isodoses » aux différents niveaux de la tumeur et des tissus sains. Ces calculs sont maintenant traités sur ordinateur. Leur contrôle est alors effectué sur simulateur, ce qui permet des corrections éventuelles.

La dose totale, le nombre de séances d'irradiation par semaine et la dose par séance sont adaptées aux types de cancers et aux cas particuliers.

En ce qui concerne la curiethérapie, le radiologue délimite également l'extension tumorale apparente, en déduit la situation optimale du matériel radioactif, et en place les gouttières ou tubes vecteurs ou moules, dont la bonne position est contrôlée par radioscopie et radiographie ; puis les épingles ou tubes radioactifs sont substitués rapidement au matériel vecteur. Des clichés de contrôle permettent de reconstituer les lieux d'implantation ou de mise en place du matériel radioactif, et d'effectuer la dosimétrie, ce qui est, dans ce cas, relativement difficile.

Trois visées de la radiothérapie se dégagent des notions ci-dessus : curative, palliative, physiothérapique.

La radiothérapie peut être curative, donc éradicatrice, dans le cas des cancers très radiosensibles, à condition que l'extension de la tumeur soit assez limitée pour que toute sa masse puisse être soumise aux faisceaux de radiations lui apportant les doses suffisantes. Elle peut être palliative, lorsqu'elle est appliquée à des tumeurs radiosensibles dont l'extension a rendu illusoire l'intégration de tout leur volume dans le faisceau. Elle peut s'inscrire entre ces deux visées dans le cas de ses combinaisons avec la chirurgie et la chimiothérapie, singulièrement dans celui de radiothérapies de réduction du volume tumoral préchimiothérapiques ou préimmunothérapiques, ou de radiothérapies complémentaires à la chimiothérapie. Elle peut enfin avoir un but physiothérapique, dans le cas de l'emploi de radiations appliquées pour détruire l'hypophyse ou les glandes génitales.

Les gaz de combat

Ce titre n'est pas seulement métaphorique ; il est aussi justifié par l'historique de la chimiothérapie. C'est en effet pendant la dernière guerre qu'Alexander, médecin du bateau le *John Harvey*, porteur de cent tonnes de gaz moutarde et coulé à Bar Harbor en décembre 1943, découvrit l'action toxique de cette substance sur les cellules du sang des marins qui survécurent, ce qui conduisit à étudier son effet et celui de ses dérivés sur des cancers expérimentaux puis humains.

La chimiothérapie ne détruit pas directement les cellules cancéreuses ; elle les empêche de se diviser, donc de proliférer.

Il est évidemment nécessaire, pour prescrire des composés chimiothérapiques, de connaître l'essentiel de leurs mécanismes d'action.

Il est commode de distinguer schématiquement : *a*) les drogues agissant par interférence avec les biofabrications (ou biosynthèses*) des acides nucléiques et des protéines à partir de précurseurs qui sont de petites molécules ; *b*) les drogues agissant par interférence avec la duplication de l'A.D.N. et la transcription* ; *c*) les drogues agissant sur la mitose ; *d*) les drogues à action complexe et moins facilement systématisables, parmi lesquelles se rangent notamment la plupart des hormones et des agents à action hormonale.

Dans le cadre des inhibiteurs des biofabrications, on donne le nom d'« antagonistes* » à des composés dont la formule chimique présente une ressemblance plus ou moins étroite avec celles de molécules nécessaires à ces synthèses, mais qui en diffèrent suffisamment pour agir uniquement ou partiellement en tant qu'inhibiteurs compétitifs dans les processus de fabrication.

Je donnerai trois exemples : *a*) l'A-méthoptérine ou méthotrexate, antagoniste d'une vitamine, l'acide folique (ou plutôt d'un de ses dérivés, l'acide folinique), et dont la formule chimique en diffère si peu que les cellules, abusées, la consomment, mais suffisamment pour qu'elles ne puissent, avec cet « ersatz », fabriquer les matériaux qui composent les acides nucléiques ; *b*) le fluoro-uracile* qui ne diffère que par la possession complémentaire d'un ion* fluore, de l'uracile, une base qui compose l'A.R.N., ce qui « trompe » identiquement la cellule ; *c*) la mercaptopurine*, qui ne diffère de l'adénine que par le remplacement d'un ion azote par un ion soufre.

Dans le cadre des drogues agissant par interférence avec la duplication de l'A.D.N., s'inscrivent les agents dits « alcoylants » qui sont des substances possédant un ou plusieurs groupements alcoyls (ou « alkyl* »), très « réactifs » (car avides d'électrons), donc prompts à se combiner avec des systèmes biologiques riches en électrons. Il en résulte que les centres réactifs du système biologique qui ont été « alcoylés » sont ainsi inactivés.

Des études menées sur des cellules en culture suggèrent que les principaux dommages provoqués par ces agents concernent la molécule d'A.D.N. et consistent surtout en la constitution de « ponts » stables entre les chaînes de cet acide, lesquelles ne peuvent plus se séparer et ne peuvent plus jouer leur rôle lors de nouvelles divisions cellulaires.

Il convient de citer également une série de composés extraits de micro-organismes, parfois désignés comme « antibiotiques » pour cette raison, et qui ont en commun un autre mécanisme d'action, la liaison sélective à l'A.D.N., qui aboutit à la formation, avec celui-ci, de complexes dont la conséquence est le blocage de la transcription, c'est-à-dire de la formation (A.D.N. dépendante) de l'A.R.N. C'est le cas de l'actinomycine* et de l'adriamycine*. La liaison s'effectue, pour cette dernière, entre une partie de sa molécule et une base de la molécule d'A.D.N., l'antibiotique se trouvant ainsi fixé au niveau du sillon étroit de la double hélice.

Certains agents exercent des actions multiples et complexes sur l'A.D.N., tels que la bléomycine, extraite par Umezawa d'un micro-organisme ; elle inhibe la transcription en se fixant sur l'A.D.N., provoque des cassures de la molécule de celui-ci, et empêche l'action des réparases, enzymes qui dirigent les corrections de ses anomalies.

Certains composés bloquent la division cellulaire

au milieu de la mitose, à la métaphase ; ils se comportent comme des poisons du fuseau mitotique sans que leurs effets biochimiques intimes, qui prédominent certes à son niveau et concernent notamment la production de ses protéines, ne l'affectent exclusivement. Ces « antimitotiques* » *stricto sensu* sont tous des alcaloïdes extraits de plantes ou de dérivés de ces composés naturels.

Les hormones utilisées dans la chimiothérapie des cancers agissent de façon complexe. J'ai dit au chapitre 1 que la fonction et la croissance de nombreux tissus et organes normaux sont influencées par elles. Certaines agissent sur une grande variété d'organes. D'autres, et c'est essentiellement le cas des hormones sexuelles, exercent une action plus spécifique sur un organe ou un tissu cible. Ces hormones ont occupé, pendant de nombreuses années, à la suite des travaux de Lacassagne, un champ d'application important dans le traitement palliatif de cancers ayant conservé une « hormonodépendance » proche de celle de leur tissu d'origine. On sait, en effet, à la suite d'études menées sur l'Homme et surtout en expérimentation animale, que certaines hormones, qui stimulent normalement la croissance d'un organe cible, sont susceptibles de produire des cancers dans cet organe. Les tumeurs formées sont souvent « hormonodépendantes », ce qui signifie qu'elles régressent lorsque le stimulus hormonal qui les a provoquées est supprimé. C'est ainsi que le cancer mammaire de la femme non ménopausée, et celui de la prostate chez l'Homme, peuvent régresser après ablation ; c'est ainsi que les œstrogènes, variété d'hormones femelles, peuvent exercer un effet thérapeutique favorable sur ce cancer mâle, et certains auteurs considèrent que les androgènes*, hormones mâles, peuvent en exercer un sur certaines tumeurs mammaires de la femme. Les faits sont en réalité moins simples, et la complexité de l'interdépendance physiologique qui existe entre glandes endocrines et organes cibles se retrouve dans celle que l'on entrevoit entre les diverses hormones et les tumeurs. D'où la persistance de nombreux points obscurs, et notamment l'action favorable des œstrogènes sur certains cancers du sein.

On a récemment produit des antihormones*, des anti-œstrogènes, des anti-androgènes, qui agiraient comme compétiteurs avec les hormones au niveau de leurs récepteurs. On a enfin découvert des inhibiteurs de la production de la prolactine, stimuline hypophysaire des cellules des glandes mammaires.

L'hormonothérapie est fondée sur la dépendance de certains tissus cancéreux à l'égard d'hormones ou de systèmes hormonaux nécessaires au développement normal de l'organe où le cancer a pris naissance. Il en résulte que cette thérapeutique par les hormones ou les antihormones citées précédemment, présente une certaine spécificité d'organe et une toxicité générale faible. On peut l'opposer à la chimiothérapie par les agents non hormonaux, dont la grande majorité exercent une action cytostatique* non seulement sur les tumeurs, mais aussi sur certains tissus normaux, principalement sur ceux qui ont une activité de production cellulaire importante.

Les hormones sexuelles agissent notamment sur les tumeurs selon le modèle évoqué pour les cellules normales, singulièrement par l'intermédiaire des récepteurs spécifiques, que l'on a pu mettre en évidence dans les cancers mammaires humains relativement différenciés*.

Il existe malheureusement encore un immense fossé entre les très nombreuses données expérimentales recueillies sur l'animal, et leur application à la thérapeutique humaine, comme entre l'ensemble des connaissances de la pharmacologie, science des effets des médicaments, et la thérapeutique opérationnelle qui applique ceux-ci aux malades.

Quelques paramètres qui dirigent l'action bénéfique des drogues vont montrer l'étendue du problème.

Un agent chimique, on l'a vu pour les cancérogènes, ne se distribue pas identiquement dans tous les tissus et humeurs de l'organisme ; sa molécule est modifiée (on dit « métabolisée »*) dans divers organes, notamment le foie ; elle est cassée en plusieurs molécules ; certaines drogues perdent ainsi leur pouvoir d'action en passant dans tel organe ; d'autres, inactives dans leur forme originelle, se convertissent en nouvelles molécules douées d'activité. On imagine donc le degré d'incertitude devant lequel est placé le thérapeute quant à ses actions respectives sur les cellules tumorales et sur les différentes cellules normales.

La distribution probable d'une drogue peut être conçue d'après des modèles mathématiques fondés sur de très nombreuses données expérimentales et cliniques.

Par ailleurs, les drogues de la chimiothérapie des cancers n'agissent pas que sur les cellules tumorales ; elles atteignent aussi les cellules normales. Schématiquement, puisque leur mécanisme d'action essentiel consiste à empêcher les cellules de se diviser, elles affectent surtout les éléments souches producteurs des cellules à vie limitée. Certains éléments du sang, tels que les globules blancs dont dépend la protection de l'organisme contre les infections, ne vivant que quelques jours et étant renouvelés grâce à une production constante et adaptée aux « besoins » par la moelle osseuse, on comprendra aisément que ce tissu soit une des victimes les plus fréquentes des composés chimiothérapiques, et que la baisse du taux des globules blancs dans le sang constitue un des reflets le plus précoces de leur médullotoxicité.

La question majeure qui se pose pour préjuger de l'action d'une chimiothérapie, concerne l'existence de différences possibles de sensibilité entre les cellules des tumeurs et celles des tissus normaux, essentiellement de la moelle osseuse.

Un grand espoir est né des observations de Bruce et de Van Putten selon lesquelles l'action de presque toutes, sinon de toutes les drogues n'affecte que les cellules dans le cycle* et laisse intactes les cellules au repos (dites en G_0). On sait en effet qu'un certain pourcentage des cellules de la moelle osseuse progénitrices des éléments sanguins sont dans cet état quiescent (dit « G_0 ») et n'en sortent, pour passer dans le cycle, qu'en cas de « besoin », c'est-à-dire pour amplifier la production médullaire compensatrice d'une baisse du taux des cellules du sang. Ces cellules souches en G_0 sont très peu sensibles aux drogues. Si les cellules cancéreuses aptes à se diviser sont, au contraire, des cellules de la moelle osseuse, toutes en état de prolifération, c'est-à-dire dans le cycle, elles sont beaucoup plus sensibles aux agents de la chimiothérapie.

Cette hypothèse nous a conduits à abandonner l'administration de ceux-ci selon une méthode continue à petites doses quotidiennes, qu'on appliquait empiriquement au début de la chimiothérapie ; elle ne permettait que l'obtention de faibles concentrations dans les tissus, donc tuait peu de cellules tumorales ; cette méthode n'épargnait pas les cellules de la moelle osseuse, et abaissait donc les taux des cellules sanguines, ce qui appelait, pour la compensation, les progéniteurs quiescents à passer dans le cycle et à devenir chimiosensibles, d'où une réduction de leur capital.

Nous avons été tentés d'administrer de fortes doses intermittentes, séparées par des intervalles libres. Déjà en 1970, nous avions montré qu'une même dose totale d'une drogue guérissait beaucoup plus d'animaux leucémiques lorsqu'elle était administrée en une seule injection que lorsqu'elle était répartie sur plusieurs jours, ce qui engageait à tenter cette modalité discontinue.

Une forte dose du produit est appliquée. Elle tue des pourcentages donnés de cellules tumorales et de cellules souches médullaires qui sont dans le cycle, d'où une réduction des éléments du sang. Cette baisse appelle, par un processus régulateur humoral, le passage dans le cycle des cellules souches de la moelle osseuse en G_0, d'où une remontée, pendant l'intervalle libre de la présence de la drogue, de la concentration des cellules du sang et une restauration du stock des cellules souches. Ainsi peut-on attendre une baisse progressive du nombre total des cellules cancéreuses et une constance du stock des progéniteurs médullaires du sang, ce qui doit permettre la poursuite, sans risque, de la chimiothérapie pendant tout le temps nécessaire à une réduction considérable des éléments tumoraux.

On devrait pouvoir tuer toutes les cellules cancéreuses des tumeurs sensibles aux agents chimiothérapiques disponibles, si l'hypothèse selon laquelle toutes les cellules cancéreuses sont dans le cycle était exacte : or, en biologie, les choses ne sont jamais aussi tranchées ni aussi simples, et les études des cellules tumorales quant à leur situation dans le cycle ont montré que tous les intermédiaires existent entre les G_1 de durée normale et les G_1 si longs que rien ne les distingue des G_0.

Un autre facteur limitatif réside dans le fait que la plupart des drogues n'agissent pas dans toutes les phases du cycle, mais que beaucoup d'entre elles n'affectent qu'une seule phase, donc ne lèsent les cellules que pendant un temps très court ; en d'autres termes, elles ne tuent que peu de cellules tumorales. On connaît aujourd'hui les phases auxquelles agissent la plupart des drogues.

Chacun sait enfin que toutes les drogues ne concernent pas tous les types de cancers, de même qu'elles n'intoxiquent pas tous les tissus normaux (s'il est une certaine homologie entre les tissus normaux et les tissus tumoraux sensibles à un agent donné, celle-ci est loin d'être absolue), et, qui plus est, pour un même type de cancer ou pour un tissu normal, une drogue agit différemment d'un patient à l'autre.

Toutes ces notions devaient évidemment conduire à tenter d'appliquer les agents chimiques en combinaisons. Celles-ci devraient donner et elles donnent plus de chances de placer la plupart des cellules cancéreuses face à un produit auquel elles sont sensibles. Elles devraient donner et elles donnent plus de chances d'atteindre les cellules qui se trouvent, au moment de l'application, aux diverses phases du cycle, si l'on combine les drogues agissant à des phases différentes. Elles devraient permettre et elles permettent, comme Pouillart, dans notre équipe, l'a montré, de bloquer, par un premier produit, beaucoup de cellules dans une phase du cycle, d'où elles repartent synchronisées, pour atteindre ensemble la phase suivante pendant laquelle on applique un agent actif sur celle-ci. Ce phénomène porte le nom de recrutement cellulaire. Malheureusement, il n'épargne pas les cellules normales.

Mais il est encore une autre raison d'appliquer les drogues en combinaisons. Elles peuvent non seulement additionner leurs effets, mais les multiplier : on parle, en pareil cas, de potentialisation *, notion déjà rencontrée à propos des cancérogènes. L'exemple suivant illustre ce phénomène : la prednisone *, hormone de la famille de la cortisone *, permet d'obtenir 57 % de rémissions dans une leucémie aiguë dite « lymphoïde » ; la mercaptopurine * en donne 27 % ; si ces deux drogues additionnaient simplement leurs effets, leur combinaison permettrait d'en obtenir $57 + 27 \left(\frac{100 - 57}{100}\right) = 69\ \%$; or, elle en induit 82 %.

Il est malheureusement une troisième possibilité, celle de l'antagonisme de deux agents donnés en combinaison. Ainsi, nous avons observé que le méthotrexate *, appliqué en même temps que l'asparaginase * (enzyme qui prive l'organisme d'un acide aminé, l'asparagine, indispensable à la multiplication de certaines cellules leucémiques), est inhibé par cette enzyme, car il perd son efficacité en l'absence d'asparagine.

C'est dire qu'il ne s'agit pas de combiner au hasard les différentes drogues de la chimiothérapie, et, comme les mécanismes de leurs interférences ne sont pas tous connus, il n'est pas question de le faire simplement sur des notions théoriques, fussent-elles très fournies. Ne peuvent être appliquées aux patients que des combinaisons ayant fait leurs preuves lors d'une expérimentation animale très complexe ; encore convient-il d'être très réservé sur la valeur de l'extrapolation, l'Homme n'étant pas une souris.

Il va de soi également que, si les combinaisons peuvent additionner ou potentialiser leurs effets antitumoraux, leurs toxicités peuvent interférer de même entre elles, ce qu'on tente d'éviter en combinant des agents de toxicités différentes.

Un autre procédé utilisé pour dissocier les effets favorables et toxiques consiste à appliquer localement les produits, notamment dans l'artère irriguant le cancer, et dans le liquide céphalo-rachidien en cas de tumeur localisée dans les tissus nerveux.

Il est difficile de porter aujourd'hui un jugement en quelques mots sur les résultats de la chimiothérapie, car cette discipline est à un tournant. Après avoir beaucoup déçu pendant vingt ans d'études et d'essais, elle laisse apparaître actuellement de grands espoirs.

Chacun connaît les résultats, dans l'ensemble décevants, de cette méthode thérapeutique appliquée aux cancers volumineux. Elle ne permet de guérir que des patients porteurs de tumeur de Burkitt, de maladie de Hodgkin*, de quelques leucémies aiguës et lymphosarcomes*, et d'une tumeur du placenta appelée choriocarcinome *. En dehors de ces cas, même lorsqu'elle obtient des régressions spectaculaires, elle laisse toujours quelques résidus de la tumeur.

Face à ce quasi-constat d'échec de la chimiothérapie dans la plupart des cancers « en phase perceptible », s'inscrit l'enthousiasme que suscitent actuellement les résultats remarquables de son application systématique postopératoire, donc pour détruire la maladie résiduelle imperceptible laissée par le traitement local, résultats obtenus déjà dans le cas de quatre tumeurs, le cancer du sein, le sarcome osseux, les tumeurs malignes du gros intestin et celles de l'estomac. J'exposerai ces résultats plus loin. Ils s'expliquent par le fait que beaucoup de cellules, sinon toutes, que contient une métastase encore non visible, sont dans le cycle, donc sensible aux agents de la chimiothérapie disponibles qui sont cycle — ou phase — dépendants.

Il convient cependant de tenter de comprendre pourquoi la chimiothérapie échoue si souvent sur les tumeurs volumineuses et, jusqu'à ce qu'elle devienne capable de faire mieux, de ne lui demander que ce qu'elle peut donner, tout en le lui demandant effectivement.

Or, la raison pour laquelle la chimiothérapie ne parvient pas à guérir la plupart des sujets porteurs de gros cancers est maintenant connue, particulièrement grâce aux travaux de Skipper, qui a montré que l'action des divers agents obéit à la règle de la cinétique de premier ordre * ; cela signifie que l'application d'une chimiothérapie, même si l'on augmente la dose jusqu'aux niveaux toxiques, ne détruit jamais toutes les cellules d'une population donnée, notamment d'une population cancéreuse ; elle n'en détruit qu'un certain pourcentage. Et une application donnée, à une dose donnée, détruit le même pourcentage d'une population cellulaire quel que soit le nombre des cellules présentes. En pratique, si une administration réduit de 99 % le taux de celles-ci, leur nombre s'effondrera à un milliard ($10^9 = 1$ g) s'il était de cent milliards ($10^{11} = 100$ g), ce qui paraît une réduction considérable ; mais il ne s'abaissera qu'à un million (10^6) s'il était de cent millions (10^8). Les administrations chimiothérapiques, au fur et à mesure qu'on les répète, détruisent donc, dans le meilleur cas, le même pourcentage des éléments tumoraux ; leurs effets tendent d'ailleurs, au contraire, à se réduire avec la répétition des administrations. C'est dire que le nombre absolu des cellules cancéreuses éliminées diminue considérablement au fur et à mesure que se réduit la tumeur ; la conséquence la plus fâcheuse de ce phénomène est que la chimiothérapie ne peut détruire la « dernière cellule ».

On comprend ainsi l'illusion qu'a longtemps laissée au chimiothérapeute le fait de suivre la réduction du volume tumoral exprimé en pourcentage et selon une échelle arithmétique, et le désenchantement que lui laisse la nécessaire obligation dans laquelle le place cette règle de la cinétique de premier ordre, de suivre, en fait, la réduction du nombre des cellules selon une échelle logarithmique*. On peut interpréter de façon optimiste ou pessimiste une rémission complète ou incomplète en fonction de ces deux façons d'exprimer les résultats ; dans le cas d'une rémission apparemment complète, la première échelle donne l'impression que la plus grande partie de l'action cancérodestructrice a été accomplie et qu'il suffit d'une action mineure avant l'éradication ; la seconde échelle montre, au contraire, que l'action accomplie n'a diminué le nombre des cellules que de trois logarithmes et qu'il en reste encore neuf à détruire.

Cette condition d'action de la chimiothérapie, limitée par cette loi de la cinétique de premier ordre, phénomène qui rend assez pessimiste sur ses possibilités d'éradication des grosses tumeurs, ne représente d'ailleurs que la condition la plus favorable de son action, car elle concerne le cas de la tumeur sur laquelle cette condition fut démontrée (une leucémie greffée de la Souris dont la fraction cellulaire proliférante est de 100 %).

Le potentiel d'efficacité de la chimiothérapie est, bien sûr, encore inférieur dans le cas des tumeurs, de très loin les plus fréquentes, dont une fraction souvent importante des cellules ne se divise pas : certes, une partie de celles-ci peut comporter des éléments différenciés et incapables à tout jamais de se diviser ; mais elle implique aussi des cellules qui ne sont que temporairement incapables de le faire et qui pourront revenir ultérieurement dans le cycle : les facteurs qui maintiennent les éléments dans ce compartiment (pour lequel la plupart des auteurs parlent de long G_1) sont mal définis, mais probablement multiples (conditions histo-écologiques défectueuses, notamment d'irrigation, de nutrition, de pression...)

Cette raison de la limitation de l'efficacité de la chimiothérapie, liée à la cinétique * des populations cellulaires, n'est pas la seule pierre d'achoppement que cette arme thérapeutique rencontre : la résistance * en est une autre.

Ce phénomène a été étudié sur de nombreuses tumeurs expérimentales : certaines sont résistantes à certains produits dès leur établissement, en ce sens qu'elles ne présentent jamais aucune sensibilité ; d'autres, initialement sensibles à de tels composés, leur deviennent résistantes, surtout si elles ont été soumises à des doses relativement faibles, ce qui sélectionne des populations d'éléments insensibles ; ces cancers ont permis d'étudier les mécanismes d'échappement aux actions des drogues à leur égard ; ils varient d'ailleurs avec chacun des composés, et parfois avec les tumeurs. Ces deux phénomènes, de « résistance primaire * » et de « résistance secondaire * », ont été retrouvés en clinique humaine.

Les mécanismes biophysiques ou biochimiques proposés pour expliquer la résistance sont multiples, et la plupart de ceux que l'on peut théoriquement concevoir ont été observés.

Certains agents doivent, pour être actifs, s'intégrer dans les processus biochimiques des cellules, qui peuvent dévier de leurs chemins initiaux au fur et à mesure de l'évolution de la tumeur et des altérations créées par les traitements.

Des processus, notamment liés à l'induction d'enzymes, peuvent apparaître ; ils dégradent dès lors la drogue plus rapidement qu'au début de son application. Enfin, l'on peut assister, dans le cas des agents qui altèrent l'A.D.N., à une accélération de sa réparation, là encore par les enzymes spécialisées, les réparases.

A côté de ces résistances vraies, au cours desquelles les cellules cancéreuses deviennent réellement et définitivement insensibles à la chimiothérapie, il est des résistances relatives, liées à l'état du malade et au stade de l'affection. Un envahissement de la moelle osseuse par les cellules cancéreuses peut, par exemple, empêcher, à cause de l'insuffisance de production sanguine, l'administration de doses efficaces des drogues actives.

La taille importante des tumeurs les soustrait souvent par ailleurs aux sensibilités des drogues qui n'y pénètrent que peu en raison des conditions défectueuses de l'irrigation sanguine, et qui y trouvent, notamment pour cette raison, la plupart des cellules en dehors du cycle.

La connaissance des facteurs limitant l'action de la chimiothérapie explique pourquoi elle a déçu pendant vingt ans ; elle amène aussi à dénoncer une autre raison essentielle, logistique cette fois, de son fréquent insuccès en pareil cas.

Quels malades confiait-on et confie-t-on encore trop souvent au médecin interniste cancérologue, spécialiste de la chimiothérapie ? Hormis les sujets atteints de leucémies et de tumeurs apparentées, les malades qui lui sont envoyés sont généralement porteurs de tumeurs qu'ont traitées, sans succès, chirurgiens et radiothérapeutes, et dont la longue évolution, la résistance aux rayonnements, l'envahissement local très étendu et, à distance, multiple, ont établi les pires conditions d'application de la chimiothérapie que les notions développées ci-dessus à propos de la cinétique et de la résistance puissent amener à concevoir : nombre de cellules considérable, atteignant souvent 10^{12} (1 kg) ; hétérogénéité des populations selon les zones de la tumeur et les différentes métastases, radiorésistance qui peut aller de pair avec des anomalies diverses, par exemple chromosomiques, lesquelles peuvent, à leur tour, conditionner une chimiorésistance ; une autre forme de résistance, établie par une chimiothérapie antérieure, appliquée à faibles doses, peut s'y ajouter, et, parfois, aussi une insuffisance de la moelle osseuse et une insuffisance immunitaire résultant de la même chimiothérapie, administrée selon le mode continu.

Deux conclusions pratiques s'imposent donc. La première est d'ordre méthodologique : la chimiothérapie ne doit plus être ce qu'elle a été trop longtemps, une thérapeutique « artistique » menée sans guide scientifique, consistant par exemple en l'application de combinaisons non établies sur la connaissance des interactions des drogues. La seconde raison est d'ordre logistique : la chimiothérapie doit être considérée par tous, cancérologues internistes, chirurgiens, radiothérapeutes et médecins de famille, comme une arme à part entière de l'arsenal anticancéreux, arme qui ne peut faire ce que font la chirurgie et la radiothérapie, mais qui peut faire ce que celles-ci ne peuvent accomplir ; il convient non seulement de ne pas lui demander ce qu'elle ne peut faire, mais d'obtenir d'elle tout ce qu'elle peut faire. Pour cela, ses diverses possibilités d'intervention doivent être intégrées dans la stratégie du traitement des cancers, laquelle doit d'ailleurs faire appel, en plus de la chirurgie et de la radiothérapie, à l'immunothérapie.

L'organisme libéré par lui-même

J'ai dit aux chapitres 2 et 7 que les cellules cancéreuses portent, à leur surface, des antigènes que ne possèdent pas les cellules normales d'un sujet non cancéreux, et qui permettent à certains globules blancs de l'organisme, les lymphocytes, de « reconnaître » les éléments tumoraux et de les rejeter éventuellement. Mais nous avons observé que le nombre de cellules cancéreuses que peuvent éliminer les mécanismes immunitaires est normalement très faible, de l'ordre de 20 chez la Souris, dans le cas de la plupart de ses tumeurs.

On peut donc raisonnablement imaginer que, dans le cas des quelques cancers que la chimiothérapie parvient à guérir, sans pouvoir détruire la « dernière cellule », elle abaisse en fait le nombre des éléments au chiffre équivalant chez l'Homme à celui de 20 chez la Souris.

On peut par ailleurs penser que, lorsque la chirurgie ou la radiothérapie guérissent des malades atteints de cancer, alors qu'elles ne suppriment que la tumeur qu'elles traitent localement, mais laissent intactes les cellules qui ont déjà migré en d'autres sites de l'organisme, le nombre de ces cellules est égal ou inférieur à cet équivalent de 20 chez la Souris, et que celles-ci sont, comme dans le cas de la chimiothérapie, détruites par la machinerie immunitaire de l'organisme.

Etant donné la fréquence des manques à guérir dans le cas du seul emploi de ces trois armes thérapeutiques, on pouvait supposer que le nombre des cellules qu'elles laissent généralement est supérieur à cet équivalent humain du chiffre 20 chez la Souris, ou qu'elles abaissent ce taux en réduisant les forces immunitaires, ce qui a été démontré dans les cas de la chimiothérapie et de la radiothérapie.

D'où l'idée d'amplifier ces forces immunitaires, dans le but d'élever le nombre des cellules tumorales qu'elles peuvent détruire. J'ai donné le nom d'« immunothérapie active * » à cette quatrième arme thérapeutique, qui ne fait d'ailleurs que ses premiers pas.

On peut, pour amplifier les réponses immunitaires à l'égard d'un élément antigénique, faire appel à deux méthodes. La première, spécifique, consiste à administrer l'élément antigénique lui-même ; dans le cas de sujets cancéreux, il est possible d'utiliser des cellules tumorales conservées aux basses températures, rendues inoffensives par une irradiation, et injectées dans le tissu sous-cutané, site particulièrement immunogénétique *, c'est-à-dire où les réactions immunitaires sont très vives ; cette administration de l'antigène en un tel lieu aboutit à la multiplication des lymphocytes concernés par l'antigène, ce qui amplifie donc les fonctions immunitaires à son égard. La seconde méthode consiste à administrer des agents que j'appelle « adjuvants systémiques de l'immunité » ; ces agents peuvent être des microbes, certains extraits préparés à partir de leurs parois, ou encore des molécules chimiques de synthèse (dont certains polynucléotides *) ; ils potentialisent les réactions immunitaires de façon non spécifique à l'égard de multiples antigènes, même ceux qui se trouvent être par ailleurs des vaccins spécifiques, ce qui est le cas du bacille de la tuberculose bovine, dit « de Calmette et Guérin » ou B.C.G., qui, partageant des antigènes avec le bacille de la tuberculose de l'Homme, vaccine spécifiquement les individus de notre espèce contre cette maladie.

Nos premières expériences, qui portèrent sur des leucémies de la Souris, démontrèrent que la stimulation immunitaire, appliquée après l'établissement de la tumeur, ce qui est la définition de l'immunothérapie dite « active », était bien efficace. Elles nous apprirent simultanément que cette méthode thérapeutique, contrairement à la chimiothérapie (qui ne peut tuer, en raison de son obéissance à la règle de la cinétique de premier ordre, la « dernière cellule »), est capable de détruire la population de cellules tumorales tout entière, mais qu'elle ne le fait que si le nombre total de celle-ci est égal ou inférieur à 100 000. Ces expériences ont également révélé que la combinaison du vaccin spécifique que représentent les cellules irradiées, et d'un adjuvant qui, dans ces premières études, était le B.C.G., est plus fréquemment curative * que l'emploi isolé d'un de ces deux procédés.

Des expériences ultérieures nous ont amenés à apporter quelques réserves au caractère absolu de ces règles d'action : quelques effets ont été obtenus sur des tumeurs dont la population tumorale était supérieure à 100 000 ; des résultats remarquables ont été enregistrés avec le seul emploi de B.C.G., particulièrement si celui-ci est appliqué après une chimiothérapie, une radiothérapie, ou une exérèse chirurgicale.

Nous avons aussi appris que, dans le cas des tumeurs dites « solides * », des résultats contraires à l'effet recherché peuvent être enregistrés, singulièrement une « facilitation * » de la croissance tumorale, ce qui nous a amenés à étudier les paramètres très précis de l'action de l'immunothérapie active. Il est une dose optimale de cellules tumorales conservées et irradiées ; une dose supérieure à celle-ci peut induire cette facilitation. Nous tentons d'ailleurs, dans le cas d'une certaine leucémie, de remplacer ces cellules conservées par des cellules cultivées que produit Rosenfeld dans notre Institut. Il est une dose et des modalités d'administration optimales de l'adjuvant : des doses fortes de B.C.G. peuvent réduire les réactions immunitaires en stimulant les cellules dites suppressives. Un autre microbe proposé comme adjuvant par Halpern, et qui se classe parmi les corynébactéries, peut réduire, dans certaines circonstances, l'action des lymphocytes T dont on a vu l'effet au chapitre 7. Les modalités d'action optimales de deux polynucléotides utilisés, l'un par Lacour, l'autre par nous-mêmes, ne sont pas encore définies, car leur emploi chez l'Homme n'en est qu'à son début.

Nous avons donc limité nos essais chez les malades aux conditions expérimentales optimales, particulièrement en ne traitant que des sujets porteurs d'aussi peu de cellules tumorales que possible (celles que laisse une chimiothérapie ou une intervention chirurgicale), en injectant un nombre modéré de cellules tumorales irradiées, et en utilisant l'adjuvant qui s'est révélé le plus efficace chez la Souris, le B.C.G.

L'effet de l'immunothérapie que nous avons observé sur les leucémies aiguës dans un essai pilote commencé en 1962, a été confirmé, entre 1970 et 1976, par plusieurs équipes de divers pays (notamment celle d'un groupe européen, pour la forme dite lymphoïde *, et celles de Powles et Wittaker en Grande-Bretagne, celle de Reizenstein en Suède, celles de Guttermann et de Bekesi aux Etats-Unis, pour la forme dite myéloïde *). Son action a été démontrée dans le cas de deux affections voisines, la maladie de Hodgkin par Lagarde et Hoerni, et le lymphosarcome (par nous-mêmes, ces mêmes médecins de Bordeaux et des équipes canadiennes et américaines). Il en a été de même dans celui de deux tumeurs dites solides qui furent soumises à un traitement par cet adjuvant après la chirurgie dont on sait qu'elle laisse des cellules ayant déjà migré à distance du cancer initial : le mélanome ou tumeur noire maligne de la peau, sur laquelle les premiers essais concluants ont été conduits par Gutterman et par Morton, et le cancer du poumon pour lequel les essais ont été menés à Villejuif et à Bligny, avec mon collaborateur Pouillart, et aux Etats-Unis par McKnelly.

Certains chercheurs, dont Gutterman, se sont appliqués à combiner, en les alternant, chimiothérapie et immunothérapie, dans le cas de tumeurs volumineuses. Ils ont enregistré des résultats encourageants. De tels essais ne sauraient, à mes yeux, être conduits que par des équipes spécialisées et capables de mesurer, par des tests précis de laboratoire et d'ailleurs désormais disponibles, les effets induits sur les réactions immunitaires, cela en raison de la possibilité évoquée plus haut de la « facilitation » de la croissance tumorale presque seulement observée dans le cas d'intervention immunitaire sur des sujets porteurs de grosses tumeurs. L'immunothérapie n'est donc pas une forme d'homéopathie, mais une thérapeutique à appliquer avec autant de rigueur que la chimiothérapie, la radiothérapie et la chirurgie.

Cette prudence avec laquelle doivent être menés les essais d'immunothérapie active concerne non seulement sa forme que l'on dit « systémique », dont l'indication pour le temps présent tout au moins s'applique presque exclusivement à la maladie résiduelle minimale *, mais aussi sa forme dite « locale », qui consiste en l'application de B.C.G. ou d'autres agents au niveau d'une tumeur perceptible : si, après ce geste thérapeutique, il est fréquent d'assister à la régression de la formation injectée, on doit redouter la « facilitation » possible d'éventuelles métastases à distance (ce qui a été observé dans le cas du mélanome).

L'immunothérapie active ne représente pas la seule approche immunitaire du traitement des cancers qui ait été proposée. L'immunothérapie passive*, qui consiste à administrer des anticorps dirigés contre des cellules tumorales, n'en est qu'au stade expérimental. L'immunothérapie adoptive réside dans l'utilisation des réactions de lymphocytes, soit transfusés, soit produits par un greffon de moelle osseuse *. Schwarzenberg et moi-même l'avons proposée dès 1958 pour le traitement des leucémies ; les transfusions de lymphocytes ont permis d'obtenir des rémissions généralement de courte durée, mais parfois chez des malades dont l'affection était chimiorésistante ; la greffe de moelle osseuse a permis d'obtenir des rémissions de très longue durée (dues d'abord à la réaction, contre les cellules leucémiques, des lymphocytes transfusés avec la moelle, puis de ceux qu'elle produit, enfin au remplacement du tissu malade par un tissu sain). Nous avons appliqué la greffe de moelle osseuse aux leucémies aiguës dès 1958, sur la base de données expérimentales enregistrées sur la Souris et des données humaines que nous avions enregistrées sur les physiciens yougoslaves victimes d'un accident de réacteur atomique, et que nous avons soumis, avec succès, aux premières greffes de ce tissu. L'action de cette méthode n'a été confirmée que récemment aux Etats-Unis, où l'on commence à l'employer assez (et même trop) largement. En raison de sa complication possible par une maladie secondaire due à la réaction des lymphocytes greffés contre les antigènes normaux du receveur, nous limitons son application aux formes résistantes à toutes les autres thérapeutiques. Elle permet néanmoins, dans ce cas, de donner à ces patients leucémiques une espérance de guérison de 20 %.

La stratégie

Si le médecin d'aujourd'hui dispose désormais de quatre armes pour le traitement des cancers, alors que le médecin d'hier n'en connaissait que deux, si ces armes ont multiplié leurs propres moyens, le pouvoir de chacune d'elles est encore limité : la chirurgie et la radiothérapie ne peuvent guérir que des patients porteurs de tumeurs localisées ; or, on sait qu'une tumeur localisée ne l'est souvent qu'en apparence, et que des cellules cancéreuses ont déjà très fréquemment migré, avant le traitement local, dans des organes distants où elles produiront des rechutes sous forme de métastases. Agissant aussi bien sur les cancers localisés que sur les tumeurs disséminées, la chimiothérapie ne peut cependant détruire qu'un certain pourcentage de cellules tumorales, jamais 100 %. Enfin, l'immunothérapie active, si elle peut tuer tous les éléments cancéreux, ne peut le faire que si leur nombre est extrêmement réduit. Des radio-, chimio- et immunorésistances * primaires sont responsables d'insensibilités initiales et totales de certaines tumeurs aux trois derniers moyens ; des résistances secondaires sont responsables de l'insensibilité de cancers avancés, qui sont alors composés de populations cellulaires nées de clone(s) * sélectionné(s) par ces résistances.

Ces insuffisances de chacun des grands moyens, leurs potentiels et limites d'action différents, amènent évidemment à les combiner, de même que l'insuffisance de chacune des drogues de la chimiothérapie a conduit à les associer.

La difficulté théorique que l'on rencontre dans les choix pour les combinaisons des quatre moyens réside dans le fait que ceux-ci sont à des stades différents de leur développement, que les différentes associations ou successions possibles n'ont pas été et ne peuvent toutes être comparées entre elles scientifiquement, enfin que, si l'établissement des profils d'un malade donné et de sa tumeur (bilans anatomique, cinétique, immunitaire) permet de prévoir avec une certaine précision, sinon son espérance de guérison, du moins son espérance de survie quelques années plus tard, cette prédiction ne fournit en fait qu'une probabilité d'un phénomène du tout ou rien : or, il va de soi que, si le malade est porteur d'une probabilité élevée de guérison par un moyen thérapeutique donné (par exemple la chirurgie), il est délicat de lui appliquer d'autres moyens qui, le plus souvent, ne sont pas sans inconvénients.

Premier cas : la tumeur est disséminée. Le moyen

thérapeutique qui s'impose d'abord est le plus souvent la chimiothérapie. Mais la sensibilité aux drogues est très variable pour les diverses raisons envisagées plus haut. Aussi les résultats le sont-ils également : beaucoup de cancers ne sont aucunement affectés ou presque (le volume tumoral s'inscrit en plateau ou tend à régresser de façon négligeable) ; d'autres présentent une régression incomplète, pouvant atteindre 50 % de la tumeur ou davantage, mais on a vu la futilité d'un tel résultat ; d'autres, exceptionnels, présentent une régression apparemment totale, mais celle-ci ne constitue une guérison que pour certains malades porteurs de rares variétés de cancers, le choriocarcinome placentaire *, la tumeur de Burkitt, certaines leucémies aiguës et lymphosarcomes *, et la maladie de Hodgkin* ; dans les autres cas, elle n'est qu'une « rémission apparemment complète » qui sera suivie d'une rechute.

Cette pauvreté de l'effet de la chimiothérapie s'explique par le fait qu'elle ne peut détruire, comme je l'ai expliqué plus haut, qu'un pourcentage limité des cellules, jamais 100 %. Cela suggère l'intérêt de la combiner à d'autres méthodes thérapeutiques : certaines pour préparer ou amplifier son action, c'est-à-dire abaisser le nombre des éléments cancéreux qu'elle a à réduire (ce sont la chirurgie et/ou la radiothérapie de réduction du volume tumoral) ; d'autres pour tuer les « dernières cellules » qui demeurent après son action (c'est l'immunothérapie active, à condition que le nombre des cellules résiduelles soit suffisamment faible).

La combinaison de la chimiothérapie à la chirurgie ou à la radiothérapie préalables de réduction du volume tumoral s'applique, bien sûr, aux masses importantes.

La combinaison de la chimiothérapie première et de l'immunothérapie active supplémentaire mérite d'être tentée dans des cas de tumeurs pour lesquelles la chimiothérapie a obtenu une rémission apparemment complète. et dont on sait qu'elle laisse généralement, tôt ou tard. place à une rechute.

Second cas : la tumeur est localisée ou régionale, mais incurable par la chirurgie et/ou la radiothérapie. Il convient de distinguer ici, d'une part, le cas d'une tumeur inopérable pour des raisons anatomiques, mais considérée comme plus ou moins radiosensible, à laquelle il faut donc appliquer d'abord une radiothérapie pour donner au malade la chance de bénéficier d'une chirurgie seconde, et, d'autre part, celui des cancers inopérables et radio-insensibles. Dans ce dernier cas, le patient est généralement soumis à une chimiothérapie : il est possible que celle-ci soit efficace et permette l'intervention secondaire. C'est notamment le cas de certains cancers des voies aérodigestives supérieures décrits par Cachin.

Mais, dans l'immense majorité des cas, la chimiothérapie, appliquée sur une tumeur solide de volume important, est inefficace, car les tumeurs solides, même lorsqu'elles sont chimiosensibles, le sont peu, ce qui signifie que les drogues ne détruisent qu'un faible pourcentage de leurs cellules. On sait par ailleurs que les grosses tumeurs sont très souvent insensibles aux agents chimiques. Il est évident, enfin, que, même en cas de sensibilité à la chimiothérapie, cette méthode est incapable de guérir le patient puisqu'elle ne détruit qu'un pourcentage limité de cellules tumorales : si, donc, une chimiothérapie d'efficacité exceptionnelle est capable de détruire 99 % des cellules, et si le poids de la tumeur est d'un kilogramme, il ne sera réduit qu'à dix grammes ; certes, cela paraît remarquable dans le cadre d'un calcul arithmétique, mais la nécessaire considération logarithmique montre que c'est, en réalité, négligeable : le nombre des cellules est passé de 10^{12} à 10^{10} ; on en a détruit deux logarithmes * et il en reste dix à détruire.

Ces raisons nous ont conduits à demander à nos amis chirurgiens, Garnier, Le Brigand, Binet, Petit, de faire précéder, en pareil cas, la chimiothérapie d'une intervention chirurgicale de réduction maximale du volume tumoral au niveau du cancer primaire et même des métastases. Si le chirurgien peut réduire la tumeur d'un kilogramme à un gramme, soit 10^9 cellules, la chimiothérapie la réduira, elle, à 10^7, nombre qui est beaucoup plus proche de celui que les « défenses » immunitaires sont capables de contrôler, ne serait-ce que temporairement. Il faut ajouter que la même chimiothérapie a toutes les chances d'être plus efficace, parce que la réduction du volume tumoral peut permettre à une plus grande proportion de cellules d'entrer dans le cycle, et parce que l'amélioration de l'irrigation de la partie inextirpable de la tumeur permettra à la drogue d'y arriver ; il faut ajouter à cela que les réactions immunitaires sont généralement inefficaces ou facilitantes * lorsque le volume tumoral est important, et que la réduction de celui-ci peut les rendre favorables au malade, comme on l'a vu au chapitre 7.

La radiothérapie peut évidemment jouer le même rôle de « réduction tumorale » dans le cas des tumeurs radiosensibles, et rendre sensible à une drogue une tumeur qui lui semblait résistante lorsque le volume tumoral était important.

Il va de soi que les patients dont les tumeurs localisées ou régionales étaient initialement considérées comme incurables par la chirurgie ou/et la radiothérapie, et qui ont été amenés à une rémission apparemment complète par de telles combinaisons de ces moyens thérapeutiques et de la chimiothérapie, sont justifiables d'une immunothérapie active systémique. Lorsque la tumeur est considérée comme chimio-insensible et très sensible à l'immunothérapie, l'intervention chirurgicale de réduction du volume tumoral ou sur métastase peut être suivie d'emblée de cette dernière.

Troisième cas : la tumeur est localisée et estimée éradicable par la chirurgie et/ou la radiothérapie pour un pourcentage variable de malades. Ces deux méthodes thérapeutiques permettent dans ces cas de contrôler souvent la maladie locale, mais non les métastases à distance qui ont pu se constituer et être imperceptibles au moment du diagnostic.

L'indication des combinaisons des divers moyens thérapeutiques dépend de la réponse à donner à deux questions : *a*) sur le plan locorégional, peut-on réduire l'acte thérapeutique et ses séquelles esthétiques ou fonctionnelles sans compromettre la qualité du résultat sur la survie et, notamment, sans augmenter les risques de récidives locales ? La réponse à cette question peut être apportée par une combinaison judicieuse de la chirurgie et de la radiothérapie, et même par leur combinaison à la chimiothérapie. *b*) Sur le plan général, peut-on élever les chances de la survie et sa qualité, en supprimant les micrométastases non perceptibles ou en retardant leur émergence clinique ?

La statégie se pose donc ici à ces deux niveaux.

Au niveau locorégional, la part respective de la chirurgie et de la radiothérapie est fonction des impératifs anatomiques qui conditionnent les possibilités d'exérèse à visée radicale, de la radiocurabilité de la tumeur qui dépend en fait de la radiosensibilité des cellules tumorales, du siège du cancer, de sa taille et de sa forme, enfin des progrès techniques. Le cancer de la langue, naguère confié au chirurgien, l'est maintenant au radiothérapeute. Dans certains cas, la tumeur elle-même est traitée par les radiations, tandis que les ganglions envahis le sont par le chirurgien. Pour d'autres, la tumeur est traitée par chirurgie, et les ganglions sont soumis à la radiothérapie. Ce sont généralement le volume tumoral et l'extension éventuelle de la tumeur en dehors des limites de l'organe qui amènent à choisir soit la seule chirurgie, soit la seule radiothérapie, soit la combinaison radiochirurgicale.

Au niveau de l'ensemble de l'organisme, se pose la question de l'application systématique, complémentaire au traitement local, d'un traitement total, c'est-à-dire d'une chimiothérapie, d'une immunothérapie active, ou des deux, afin de détruire les cellules qui ont déjà éventuellement migré dans les organes, où elles donneront ultérieurement des rechutes dites métastatiques.

L'adjonction d'une hormonothérapie dans le cas de

certains cancers du sein ou de la prostate, tumeurs hormonodépendantes, est utilisée depuis longtemps selon des règles établies par Tagnon. Mais il est des cas pour lesquels son efficacité ne compense pas ses inconvénients (lesquels l'emportent dans le cas du cancer de la prostate : ainsi, les œstrogènes, s'ils freinent l'évolution de la tumeur, peuvent-ils élever notablement les chances d'une athérosclérose grave).

Quel est le rôle de l'adjonction systématique des autres drogues de la chimiothérapie ? Une réponse générale ne peut, dans l'état actuel des connaissances, être donnée. Les bases expérimentales de cette modalité de traitement combiné ont été établies pour la chimiothérapie vers 1950. Ces études ont montré que les agents chimiothérapiques sont plus actifs sur de petits foyers de cellules malignes que sur des masses volumineuses, que les cellules cancéreuses circulant dans le sang périphérique sont particulièrement sensibles à la chimiothérapie, que la combinaison successive de chirurgie et de chimiothérapie est plus efficace pour éradiquer certaines tumeurs expérimentales que chacun de ces traitements administré seul.

Les premiers essais chez l'Homme de chimiothérapie complémentaire systématique ont été réalisés peu de temps après ces études par des groupes coopérateurs. La technique des essais comparatifs a été choisie le plus souvent pour ces études.

Pour démontrer l'efficacité de la chimiothérapie adjuvante, les responsables de ces essais avaient décidé de comparer le meilleur traitement curatif traditionnel et le même traitement suivi de la formule chimiothérapique à l'étude.

Dans plusieurs essais portant notamment sur les cancers du sein et du gros intestin, un bénéfice à peine significatif, donc faible, avait été obtenu par l'application de drogues après l'intervention. Dans d'autres cas, on n'avait enregistré aucun bénéfice.

La chimiothérapie postopératoire enregistrait donc un constat d'échec lorsque ont été publiés, ces dernières années, quatre séries de résultats spectaculaires : *a*) ceux de Jaffe et d'autres équipes (dont celle du « Groupe Européen des Tumeurs Osseuses » à laquelle nous appartenons), sur les effets du méthotrexate * à très haute dose et/ou de l'adriamycine *, administrés après l'amputation pour sarcome osseux, qui ont élevé le pourcentage des survivants sans métastases à la deuxième année de 20 % environ à plus de 65 % ; *b*) ceux de Fisher et ceux de Bonadonna et de quelques autres groupes concernant les effets d'une ou plusieurs drogues de la chimiothérapie, sur la survie sans rechute au 24e mois de femmes opérées pour cancer mammaire : c'est ainsi que le pourcentage des patientes qui sont en parfait état à la seconde année, parmi les malades porteuses d'au moins quatre ganglions axillaires atteints, est passé de 35 à 75 % ; *c*) ceux de Li sur les effets du fluoro-uracile *, appliqué après la chirurgie radicale pour cancer du gros intestin ou du rectum à des malades porteurs d'une tumeur au stade dit « 3 » : le pourcentage des survivants à la cinquième année après le seul traitement local a été de 24 %, alors qu'il est chez les patients soumis à cette chimiothérapie, de 57 % ; il nous semble que l'on puisse obtenir, en appliquant une combinaison de drogues, un bénéfice encore supérieur à celui fourni par le seul fluoro-uracile ; *d*) ceux du groupe japonais de Nakajima sur les effets de la mitomycine chez les malades opérés pour cancer de l'estomac au stade dit « 2 » : cette drogue élève la proportion des vivants, un an après l'opération, de 45 à 85 %.

La chimiothérapie systématique complémentaire au traitement local peut aussi être efficace après une irradiation, et c'est d'ailleurs avec la chimiothérapie postradiothérapique de la maladie de Hodgkin que nous avons, en collaboration avec Tubiana, dans le cadre des travaux de l'Organisation Européenne de Recherche sur le Traitement du Cancer (O.E.R.T.C.), obtenu les premiers résultats remarquables de cette combinaison stratégique faisant suivre le traitement local d'une chimiothérapie :

la proportion des malades atteints de l'affection aux stades I et II, soumis à la combinaison séquentielle et demeurant en rémission au 60e mois après le début du traitement, était de 62 %, alors que ne survivaient en parfait état que 45 % des patients seulement soumis à la radiothérapie.

En pratique et dans l'état actuel de notre ignorance sur la valeur de toutes les chimiothérapies postopératoires ou postradiothérapiques systématiques de toutes les tumeurs, la conduite la plus rationnelle semble être la suivante : si la prévision pronostique que permet l'inventaire préthérapeutique et/ou opératoire amène à conclure à une espérance de guérison peu élevée, il est indiqué d'appliquer une chimiothérapie systématique, à condition que le choix des composés et des modalités d'administration garantisse le maximum d'efficacité et le minimum de risques ; une chimiothérapie intermittente faisant appel à des combinaisons de drogues dépourvues de toxicité à long terme paraît, dans l'état actuel des possibilités, la plus indiquée. Si, au contraire, la prévision pronostique amène à conclure à une espérance de guérison très élevée, l'abstention en matière de chimiothérapie systématique complémentaire s'impose, encore que cette « espérance de guérison » doive être définie scientifiquement selon les règles que je discuterai plus loin.

Convient-il d'appliquer une immunothérapie active complémentaire systématique au malade venant de subir une ablation chirurgicale à visée curative, et dans l'organisme duquel la chirurgie a pu laisser quelques cellules cancéreuses ? Dans le cas où les tumeurs en question sont peu sensibles ou non réputées sensibles à la chimiothérapie, la réponse réside dans les remarquables résultats enregistrés par Morton sur le mélanome et dans ceux que nous avons obtenus à Villejuif et à Bligny, avec Pouillart, sur le cancer du poumon, résultats confirmés par McKneally aux Etats-Unis. Dans le cas du mélanome, tandis que 60 % des malades ont présenté des rechutes sous forme de métastases à la deuxième année après l'opération chirurgicale dans un groupe non soumis à l'immunothérapie, on n'en détecte que chez 20 % seulement des malades traités par le B.C.G.

Dans le cas du cancer du poumon opérable et opéré, le taux des patients en survie à la seconde année s'élève, dans notre étude, de 40 % (s'ils ne reçoivent aucun traitement complémentaire à l'intervention) à 70 % s'ils sont soumis à l'immunothérapie par le B.C.G.

Reste le problème de l'avenir des malades opérés pour un cancer du sein, des os ou du tube digestif ; le pourcentage de patients en parfaite santé à la seconde année est supérieur dans le groupe soumis à une chimiothérapie complémentaire à celui obtenu dans le groupe laissé sans traitement après l'intervention. La chimiothérapie n'étant pas capable, comme je l'ai répété souvent ci-dessus, de tuer la « dernière cellule », on doit évidemment redouter que ce traitement ne fasse que retarder les rechutes sans réduire leur fréquence à long terme. On pense naturellement à faire suivre cette chimiothérapie complémentaire à la chirurgie d'une immunothérapie supplémentaire. Des essais sont actuellement menés par un groupe coopérateur auquel nous appartenons dans le cas des cancers du sein, des os et du tube digestif, de même que sont conduites des études sur l'éventuel intérêt d'une chimiothérapie placée en sandwich entre la chirurgie et l'immunothérapie dans les cas du mélanome et du cancer du poumon.

Ainsi s'oriente le traitement moderne des cancers : les chirurgiens et radiothérapeutes compétents n'agissent plus en ordre dispersé ; ils ont cessé de ne confier aux chimiothérapeutes que leurs échecs, et d'évoquer l'immunothérapie comme une méthode expérimentale. Le traitement de tout cancer ne doit désormais être appliqué qu'après l'établissement, avant sa mise en œuvre, d'une stratégie adaptée au type et à la présentation de la maladie tumorale, la stratégie étant, en termes militaires, « la combinaison de toutes les armes pour la victoire ».

Cette nécessité de mettre au point, avant tout geste

thérapeutique, une stratégie propre à chaque cancer sera mieux comprise et acceptée par tous les médecins de toutes les disciplines et par les malades, à la lumière d'une notion fondamentale souvent méconnue ou volontairement ignorée, selon laquelle on ne peut affirmer à la plupart des patients porteurs de cancer qu'ils sont « définitivement » guéris ; on ne peut leur donner qu'une « espérance de guérison » qui ne se chiffre qu'en termes de probabilité.

L'espérance

Cette notion d'« espérance de guérison », qui permet aux malades atteints d'un cancer d'évaluer seulement en probabilité leur survie, ne les distingue d'ailleurs pas fondamentalement des individus normaux.

L'espérance de vie de la population normale se traduit en effet par une courbe d'abord lentement descendante, puis dont la pente s'accélère au fur et à mesure que l'âge croît. Si l'on exprime le pourcentage des survivants (en échelle logarithmique *) en fonction de l'âge (en échelle arithmétique), on obtient, en première approximation, une ligne droite.

Pour un cancer qui tue 100 % des patients, la courbe traduisant le taux de survie (en échelle logarithmique) en fonction du nombre d'années après le diagnostic est également une droite qui présente une pente plus rapide que celle de la population « normale ». Supposons, au contraire, que, pour un autre cancer, la guérison soit possible, et qu'à partir d'un moment T, il ne reste plus que des sujets guéris : pour ce groupe, l'espérance de vie sera devenue identique à celle du groupe témoin, et la courbe de son taux de survie sera parallèle à celle du taux de survie de la population « normale » ou, plus exactement, d'une population des mêmes âge, sexe et caractéristiques générales que ceux des sujets ayant été atteints du cancer donné.

On peut, par extrapolation, déterminer l'espérance de guérison au moment T.

On déduit aisément de cette observation qu'il convient d'exprimer, pour chaque cancer, le pronostic en « espérance de guérison » au temps T, T étant le numéro de l'année après le diagnostic, au-delà de laquelle la courbe de la population des patients n'ayant pas présenté de rechutes devient parallèle à la courbe de la population normale du même âge. T est égal à cinq ans pour certains cancers : cela signifie que, pour ceux-ci, si le patient n'a pas présenté de récidive avant la cinquième année, il a beaucoup de chances d'être guéri, sans que la guérison puisse être, pour autant, affirmée de façon absolue pour chaque individu de la population.

On peut donc considérer que la thérapeutique donne l'« espérance de guérison » à un certain pourcentage de patients atteints d'une affection potentiellement mais non cent pour cent mortelle, lorsque la courbe cumulative des durées de survie sans rechute ou des durées de première rémission devient parallèle à celle de la population normale, ou lorsqu'elle demeure en plateau si l'affection atteint des sujets jeunes. La durée cumulative de survie en parfait état des enfants atteints de leucémie aiguë dite « lymphoïde » présente un plateau qui concerne 50 % d'entre eux après cinq ans de traitement par immunothérapie active précédée de chimiothérapie.

Les cancers traités seulement localement ne cessent malheureusement pas de rechuter après la cinquième année, et les tableaux donnant l'« espérance de guérison » doivent mentionner les pourcentages des patients en état de non-rechute à cinq ans et à dix ans, pour répondre aux critères de l'objectivité scientifique et de l'éthique. Ces tableaux doivent également donner les résultats obtenus en fonction des diverses présentations des cancers, car les différences selon les paramètres de ces présentations (tableau II) peuvent être grandes.

Les malades qui pourraient être inquiétés par ces résultats des traitements seulement locaux, peuvent être

TABLEAU II

POURCENTAGE DES PATIENTS EN ETAT DE NON-RECHUTE A LA 5e ET A LA 10e ANNEE APRES LEUR SEUL TRAITEMENT LOCAL, POUR QUELQUES CANCERS ET SELON QUELQUES-UNES DE LEURS PRESENTATIONS

	5 ans	10 ans	15 ans
Lèvres			
Global	67 %	26 %	
T_1 et T_2 N—		80 %	
T_3, T_4 et ou N +	59 %		
Mélanomes			
Stade I	80 %	61 %	55 %
Stade II	39 %	21 %	15 %
Stade III	0 %		
Sein			
Global	44 %	35 %	
Stades I et II	75 %	59 %	
Stade III	41 %	26 %	
Stade IV	18 %	0 %	
« Maladie de Paget »	81 %		

Formes
A croissance rapide : 11 à 36 % selon la présentation
A croissance rapide et inflammatoire : 0 %.

	5 ans	10 ans	15 ans
Rein			
Global	20 %	13 %	
Stade I	60 %	31 %	
Stade II	37 %	23 %	
Stades III et IV	5 %	3 %	
« Hypernéphromes »	40 %		
« Epidermoïdes »	0 %		

rassurés par les récents résultats de la chimiothérapie et de l'immunothérapie appliquées systématiquement après ces traitements : elles ont, en effet, pour six cancers au moins, cassé les courbes de survie descendantes pour réduire leur régression, voire les rendre horizontales. Ils peuvent l'être aussi par les résultats obtenus dans certains cancers d'emblée disséminés, tels que la leucémie aiguë lymphoïde et la maladie de Hodgkin, et dont la plus rigoureuse expression laisse espérer une véritable guérison.

Ces tableaux, qui expriment les résultats du traitement local plus valablement que le seul chiffre du taux des survivants à la cinquième année, doivent enfin lever les scrupules que certains médecins éprouvaient à conseiller à un malade opéré, et porteur d'un pronostic à cinq ans relativement bon, de se soumettre à un traitement médical général complémentaire. Ils doivent garder à l'esprit la notion selon laquelle le cancer est le plus souvent déjà une maladie générale lorsqu'ils le voient et le traitent ; les thérapeutiques médicales, à condition qu'on leur demande tout ce qu'elles peuvent aujourd'hui donner, ne sont plus impuissantes devant les cancers généralisés.

Le problème n'en demeure pas moins de tenter de porter un pronostic chez chaque malade, qu'il puisse s'exprimer en « guérison » vraie, ce qui est le cas de la plupart des cancers de la peau *stricto sensu* (les mélanomes en étant donc exclus), ou en « espérance de guérison », comme dans le cas de la plupart des autres tumeurs malignes. Il s'agit donc de reconnaître ou de deviner l'absence ou l'existence de la maladie résiduelle imperceptible, composée de quelques cellules que n'a pas tuées une chimiothérapie, ou qui s'étaient échappées de la tumeur primitive avant son ablation chirurgicale ou sa radiothérapie ; ces cellules ne donneront lieu à des métastases perceptibles que lorsqu'elles auront atteint un nombre élevé, variable d'ailleurs selon leurs sites.

L'idéal serait de disposer de traceurs de ces cellules, de marqueurs indiquant leur présence, dont j'ai déjà évoqué l'intérêt qu'ils présenteront prochainement pour le dépistage des cancers. Il va de soi que toutes les manifestations qu'on a décrites sous le nom de « syndromes paranéoplasiques » révèlent la présence de la tumeur ou de son retour à un volume notable. On cherche et on peut trouver diverses substances produites par les cellules cancéreuses : *a*) des antigènes * embryonnaires (l'un est presque particulier aux cancers du foie, l'alpha-fœtoprotéine* ; l'autre est fréquemment présent dans le sang en cas de tumeurs de l'appareil digestif, comme l'ont montré Gold et Burtin, l'antigène dit « cancéro-embryonnaire ») ; *b*) des hormones, dont certaines sont spécifiques de tumeurs particulières, telles les gonadotrophines chorioniques * dans le cas des choriocarcinomes placentaire et testiculaire, et d'autres qui peuvent être produites par des cancers très divers, telles que les stimulines de la corticosurrénale ou d'autres glandes endocrines (qui exercent une action semblable à celle des stimulines normalement produites par l'hypophyse), telles que la calcitonine* et les prostaglandines* ; *c*) des enzymes telles que des phosphatases*, dites « acides et tartrate-labiles », que peuvent fabriquer les cellules du cancer de la prostate ; *d*) d'autres protéines, telles que les anticorps* dans le cas du cancer des cellules dont la fonction est de les produire (myélome*), ou la caséine du lait, ou encore le lysozyme, substance que contiennent divers types de cellules ; *e*) des médiateurs chimiques fabriqués par les cellules de certains cancers des cellules nerveuses ; *f*) des polyamines*, enfin.

De toute évidence, il convient de soumettre régulièrement les patients traités à un questionnaire minutieux, à un examen clinique et à une batterie d'examens complémentaires systématiques, mais il va de soi que leurs modalités et la fréquence avec laquelle ces examens doivent être répétés varient avec la forme de la maladie tumorale.

Il faut bien préciser : *a*) qu'il n'existe pas de test universel capable de détecter la maladie résiduelle imperceptible ; *b*) que les modifications de certains tests et dosages, spécifiques ou non, d'un cancer déterminé, ne sont un témoin fidèle de l'évolution de celle-ci qu'à condition qu'ils aient été perturbés au cours de l'inventaire du cancer en cause ; *c*) que les tests les plus sensibles ne peuvent généralement révéler la maladie résiduelle que si elle atteint un certain volume. Un test peut donc demeurer longtemps négatif avant une rechute, alors que persistent quelques cellules.

Aussi le médecin est-il amené, pour l'immense majorité des cancers, à porter un pronostic en termes de probabilité, en se fondant sur l'inventaire multifactoriel : le site anatomique, l'extension locale, l'atteinte décelable ou l'intégrité des ganglions, la présence ou l'absence de métastases, le type microscopique, la vitesse de croissance, les réactions immunitaires et autres du patient.

Les rôles respectifs du stade topographique et du type microscopique sont essentiels dans le pronostic de la maladie de Hodgkin. L'examen microscopique donne souvent une idée des réactions immunitaires du patient : la forme riche en lymphocytes, cellules qui exercent un rôle essentiel dans l'immunité, est d'un bien meilleur pronostic que la forme pauvre en ces cellules.

L'importance de ces réactions immunitaires étudiées par des tests consistant à mesurer les réponses cutanées à l'application d'antigènes, dont le dinitrochlorobenzène*, a récemment été démontrée par Morton : 1 patient sur 19 opérés pour cancer et présentant une réponse positive à cet antigène a rechuté au sixième mois, contre 18 sur 19 présentant une réponse négative.

Une dernière remarque est à faire, qui concerne les formes tumorales de petit volume, donc de pronostic conventionnellement considéré comme bon : elle porte sur la contradiction possible entre un pourcentage élevé de malades en parfait état à la cinquième année et la baisse de la courbe des survies qui se poursuit néanmoins, parallèle ou presque à celle de l'ensemble des patients ; cette notion doit également conduire à faire réfléchir ceux qui auraient tendance à ne pas soumettre à un traitement médical complémentaire les malades opérés pour un «petit cancer».

La logistique

Choisir pour chaque malade la stratégie thérapeutique qui apparaît logiquement la meilleure d'après les connaissances qu'ont permis d'enregistrer les études expémentales et cliniques, lui assurer la possibilité d'être soumis à cette stratégie thérapeutique dans le respect de ses conditions psychologiques propres, voilà l'objet de la logistique.

Son rôle peut être fondamental pour le pronostic. Nombreux sont les exemples qui l'illustrent. Les femmes atteintes de choriocarcinome placentaire* peuvent guérir dans près de 90 % des cas si leur est appliquée précocement une chimiothérapie convenable ; un traitement insuffisant ne leur laisse aucune chance. La courbe des survies des patients porteurs de la leucémie aiguë lymphoïde peut prendre, après l'application du protocole combinant chimiothérapie et immunothérapie, l'allure d'un plateau, qui équivaut à l'espérance de guérison. Or, ce plateau est beaucoup plus élevé pour les patients qui ont été soumis à ce protocole dès le début de leur affection que pour ceux qui lui ont été soumis avec un certain retard. Ainsi, le pronostic varie donc selon le traitement appliqué initialement au malade. Les femmes atteintes de cancer mammaire ne doivent plus être soumises à des traitements variables selon le spécialiste auquel elles sont confiées dès la découverte de la tumeur. La décision doit être prise après confrontation des divers spécialistes. Elle peut aboutir à une économie des moyens thérapeutiques, et notamment les plus agressifs : dans certaines conditions, on peut se contenter, grâce à une combinaison à la chirurgie des autres moyens thérapeutiques, d'une intervention limitée, peu délabrante, donc psychologiquement mieux tolérée, avec des résultats à long terme identiques à ceux d'une intervention mutilante.

Certaines formules chimiothérapiques, surtout les combinaisons de drogues, peuvent léser la moelle osseuse momentanément au point de réduire considérablement le taux sanguin des globules blancs et, partant, les « défenses » contre les infections. Il est donc indiqué, lorsqu'on veut appliquer une chimiothérapie dont on redoute un tel effet, de protéger le malade contre toute infection d'origine externe, au moins pendant et après la première application des drogues. Nous avons construit pour cela des chambres sans microbes, dites « aseptiques », dont l'expérience de quinze ans que nous en avons à l'Unité Fred-Siguier de l'Hôpital Paul-Brousse de Villejuif nous a montré l'extrême intérêt. Ce modèle ou des modèles voisins de protection contre les microbes fondés sur le même principe ont été adoptés dans tous les grands hôpitaux du monde dans lesquels est exercée la cancérologie.

Le choix du thérapeute auquel le malade est confié initialement est donc déterminant. Selon ses moyens logistiques et scientifiques, les résultats quant à la sécurité, l'espérance de guérison, les conditions psychologiques du malade, pourront varier considérablement.

Les structures françaises pour l'application des traitements des cancers sont diverses.

Il existe, dans notre pays, une vingtaine d'établissements spécialisés, autonomes, dit « semi-publics », les centres anticancéreux. Sur le plan thérapeutique, l'équipe médicale y comprend obligatoirement un médecin interniste cancérologue, un radiologue et un chirurgien au moins, et les décisions thérapeutiques concernant chaque patient sont prises dans les réunions des « comités » que forme cette triade.

L'inconvénient de ces centres est que leur dénomination, voire leur réputation, est redoutée par certaines familles comme pouvant altérer le moral des patients.

Leur avantage réside dans leur équipement radiothérapique très élaboré, et dans la constitution de leur personnel qui comprend des cancérologues internistes.

Ces centres traitent environ 15 à 20% des malades.

Dans les établissements généraux, hôpitaux publics et cliniques privées (qui soignent 80 à 85% des sujets atteints de tumeurs), les divers chirurgiens opèrent les cancers dont le siège anatomique relève de leur spécialité ; un service de radiothérapie a été créé et développé dans quelques hôpitaux et dans un bon nombre de cliniques privées. Un service de médecine interne cancérologique devrait exister dans chaque grand hôpital ou clinique privée, en tout cas dans ceux qui disposent d'un service de radiothérapie. Il n'en existe encore que deux prototypes dans le cadre des hôpitaux publics qui comportent, comme il se doit, des professeurs ou agrégés de cancérologie dans leur personnel médical.

Il convient évidemment de les multiplier. On en compte, aux Etats-Unis, autant que d'hôpitaux universitaires.

Les avantages des hôpitaux généraux et des cliniques privées résident dans l'anonymat des services et dans la possibilité théorique qu'a le médecin de famille de choisir, pour chaque patient et pour chaque séquence du traitement, le chirurgien, le radiothérapeute et le médecin interniste cancérologue qu'il juge être les plus qualifiés.

Un intérêt supplémentaire des services de médecine interne cancérologique des hôpitaux généraux se trouve dans la possibilité qu'ils offrent aux médecins de famille de demander conseil, pour les indications thérapeutiques, sur un cas quelconque pour lequel ils pensent que l'interniste peut être plus objectif en ce qui concerne le choix du traitement local, entre chirurgie et radiothérapie, que le chirurgien ou le radiothérapeute.

Le Syndicat National des Internes des Hôpitaux, qui a organisé, en 1976, les Etats Généraux de la Santé, avait inscrit la logistique cancérologique parmi ses sujets d'étude. Les membres de la commission consacrée à ce sujet « n'ont pas retenu comme raisonnable la multiplication des centres anticancéreux dans leur forme actuelle, d'autant que l'expansion des moyens médicaux laisse présager que les besoins en radiothérapie n'augmenteront pas notablement, et que c'est surtout l'application des thérapeutiques médicales qui posera des problèmes de réalisation, d'autant que de récentes acquisitions laissent à penser qu'elles devront être appliquées systématiquement chez presque tous les malades après les traitements locaux pour prévenir les métastases. La solution qui est apparue la plus souple, la moins coûteuse et la plus adaptée aux besoins de soins et d'enseignements réside donc dans l'installation de services de médecine interne cancérologique dans les centres hospitalo-universitaires (C.H.U.) auxquels n'est pas rattaché un centre anticancéreux... Il va de soi que les médecins de ces services devront collaborer avec les autres médecins, les chirurgiens et les spécialistes du C.H.U. et des hôpitaux généraux, pour réaliser les équipes dont la nécessité est évidente pour la meilleure qualité du traitement ».

« Il est souhaitable que des organes de coopération et d'information mutuelle existent entre les centres anticancéreux, les services de médecine interne cancérologique évoqués, et les cliniques privées œuvrant en cancérologie. Il est indispensable que soit créé, en complément du Certificat de Cancérologie Générale et Expérimentale, un diplôme de cancérologie clinique, qui conditionnera la pratique de cette discipline. Il est urgent d'augmenter les places de chefs de clinique et d'autres enseignants (professeurs agrégés) de cancérologie, pour faire face à la brusque augmentation des besoins justifiés ci-dessus. Il est nécessaire que les divers établissements dans lesquels est pratiquée la cancérologie soient l'objet d'une coordination, voire d'un contrôle en ce qui concerne les praticiens divers qui y exercent et en ce qui concerne les équipements. »

« Mais il convient de ne pas établir de règles trop rigides, notamment limitatives, du développement de tel ou tel service, centre, institut ou établissement, lorsque le dynamisme d'une équipe est à l'origine d'un développement particulièrement remarqué et précieux dans la compétition internationale. »

Voici pour les établissements spécialisés et les spécialistes. Il est évident qu'ils sont loin de représenter tous les établissements et médecins qui concourent à la pratique cancérologique, et il est évident qu'un rôle essentiel revient au médecin de famille et aux consultants dont il peut être amené à s'entourer.

C'est en effet le médecin de famille qui, le plus souvent, initie le diagnostic, car c'est lui que consulte avec raison un sujet qui se découvre une manifestation inquiétante. C'est ce praticien qui, le plus souvent, fait faire les examens complémentaires permettant de porter ce diagnostic.

La diversité des structures évoquées ci-dessus et leurs avantages et inconvénients respectifs soulignent le rôle majeur que le médecin de famille peut et doit exercer aussi dans les choix stratégique et logistique du traitement des cancers. Lui seul peut savoir *a priori* si le malade et sa famille supporteront sans dommage psychologique la consultation et l'éventuel séjour dans un centre anticancéreux. Il doit avoir déjà décidé des indications concernant le traitement pour diriger le malade vers un thérapeute chirurgien ou radiologue ou médecin interniste cancérologue. Il est normal qu'il souhaite choisir, en accord avec la famille et le malade, le technicien qui appliquera le traitement ; il doit exiger que le premier technicien auquel il confie son patient le consulte pour toute décision concernant les étapes ultérieures. Ce sont là les droits et devoirs du médecin de famille qui lui permettent d'assurer à son malade le maximum de sécurité et de confort physique et moral qui lui sont dus.

Parmi les missions importantes du médecin de famille, s'inscrit encore la surveillance du malade après l'application du traitement par le chirurgien, le radiothérapeute et le médecin interniste cancérologue auxquels il l'a confié, lorsque le malade (dont l'espérance de guérison est variable, mais très rarement nulle), reprend ses activités.

C'est le médecin de famille qui devra faire face aux problèmes organiques et psychologiques résultant des interventions sur la gorge, de l'amputation du sein ou d'un membre, de la mise en place de l'anus artificiel.

Suivre jusqu'à la fin et soulager au maximum un patient jugé incurable constitue une autre mission, lourde, délicate, mais essentielle et combien noble, du médecin de famille. Ce malade présente généralement de multiples problèmes d'ordre organique ou psychologique, dont certains sont parfaitement connus des praticiens, et dont les autres nécessiteront l'aide des services spécialisés (notamment pour le traitement des métastases et des multiples complications fonctionnelles possibles, dont la thérapie la plus efficace, toute palliative qu'elle est alors, doit le plus souvent consister en l'application même des moyens s'opposant à la croissance tumorale, particulièrement la radiothérapie et la chimiothérapie). C'est ainsi qu'on parviendra parfois à corriger une cachexie* que l'on pouvait croire terminale, souvent des troubles biochimiques divers, des infections, une anémie, très souvent des douleurs qui ne sont plus qu'exceptionnellement réfractaires aux combinaisons des moyens anticancéreux, des antialgiques, des neuroleptiques* et des tranquillisants*, voire de certaines interventions chirurgicales sur les voies de la sensibilité.

Mais le rôle du médecin de famille doit dorénavant dépasser ces tâches souvent pénibles, qui s'étendent de la découverte d'un cancer au soulagement des mourants, en passant par le secours à ceux que la maladie ou le traitement a handicapés.

Il voit s'ouvrir désormais à lui trois missions complémentaires et plus aisées.

La première mission est l'application des traitements médicaux de la maladie résiduelle imperceptible, qui sont la chimiothérapie et l'immunothérapie, dont il choisira certes les modalités avec le médecin interniste cancérologue, mais qu'il pourra le plus souvent administrer et contrôler lui-même.

La seconde est le dépistage, et le contrôle de l'autodépistage des cancers qui s'y prêtent, tels que celui du col utérin et du sein.

Si l'intérêt du dépistage n'est pas discutable, son

objet étant de découvrir des lésions aussi récentes que possible, sachant que le pronostic est d'autant meilleur qu'elles sont traitées plus précocement, il ne connaît pas pour autant un succès suffisant. La raison majeure est, à mon sens, qu'on a voulu l'intégrer dans une médecine de masse qui n'attire pas les individus et même leur déplaît, et dont le prix est prohibitif, d'où la conclusion fausse à laquelle ont abouti certains qui ont avancé que le dépistage n'est pas « rentable ».

Cette conclusion est en effet valable pour le dépistage polyvalent de masse, inclus dans un « examen de santé », comme l'ont montré plusieurs essais menés dans divers pays ; c'est ainsi que, dans une étude qui portait sur 8 152 sujets, un cancer n'a été découvert que chez 0,5% d'entre eux. Les examens systématiques de cette sorte, accordés par des dispensaires ou des consultations d'organismes publics, ne soulèvent d'ailleurs guère d'enthousiasme, même aux Etats-Unis, où le « check-up » est pourtant bien considéré : seulement 26% des citoyens de ce pays sont prêts à l'accepter une fois par an, et 17% de façon épisodique. L'anonymat du personnel médical de ces établissements, le doute quant à sa valeur professionnelle, et le peu d'intérêt qu'il peut porter aux sujets non moins anonymes qu'il examine en série, le risque de maladresses psychologiques qui en résultent, justifient pleinement cette réserve.

Le dépistage spécialisé, particulier à certaines localisations, est évidemment plus « rentable », parce qu'il concerne une population de sujets sélectionnés du fait que leur attention a été attirée sur l'organe qui les a amenés à consulter le spécialiste. Une expérience menée à Louisville sur les patients des hôpitaux, des cliniques et des consultations de planning familial, et qui a consisté à soumettre à un examen cytologique* annuel les femmes présentant les conditions et les symptômes connus pour favoriser ou révéler le cancer du col utérin, est très encourageante : la proportion des tumeurs malignes décelées au stade I est passée de 37 à 66,7% en quinze ans ; le rapport du nombre des cancers non invasifs dits *in situ** sur le nombre des cancers invasifs, de 0,15 à 2,7, et la fréquence annuelle de ces derniers a baissé de 38%. Le coût de la détection d'un cancer a pu être estimé à 850 dollars.

Ce type de dépistage est donc plus satisfaisant que le précédent, d'autant qu'il s'inscrit dans des structures sanitaires préexistantes. Il présente cependant le grave inconvénient, en ce temps où la médecine se casse en des spécialités de plus en plus nombreuses et de plus en plus étroites, d'accentuer cette division qui désoriente le malade et lui retire une grande part du sentiment de sécurité : le spécialiste d'un organe ne s'intéresse trop souvent qu'aux désordres de celui-ci et, lorsqu'il les a traités, sa conscience est satisfaite, même si une affection grave d'un autre organe est en train d'évoluer. Il est inutile qu'un gynécologue rassure une femme sur l'état de son col utérin, s'il laisse évoluer une maladie de Hodgkin. Il est non moins grotesque qu'un cancérologue rassure un sujet chez lequel il ne trouve pas de tumeur, si une hypertension artérielle ou un diabète sévères demeurent méconnus.

L'exposé des avantages et des défauts de ces deux systèmes conduit à la seule solution raisonnable, le dépistage par le médecin de famille.

Ce modèle de dépistage présente les avantages du premier système, notamment la polyvalence. Il possède, comme le second, l'avantage de pouvoir être orienté par l'estimation des risques, que le praticien peut établir mieux que le dispensaire et le spécialiste, puisqu'il est informé *a priori* des éventuelles prédispositions génétiques de chaque famille (dont il connaît ou a connu, en règle générale, la plupart des membres), des conditions professionnelles et du mode de vie, de l'environnement enfin.

Les facteurs qui augmentent les risques pour les diverses localisations sont bien connus des praticiens. Il est évident que l'attention doit être, pour chaque sujet, particulièrement dirigée vers les sites que son profil de risque rend spécialement sensibles à la cancérogenèse.

Cette orientation du dépistage par le profil de risque est également justifiée par des raisons financières : il a, par exemple, été montré, au cours de l'expérience menée à Louisville, que le coût du dépistage systématique du cancer du col de l'utérus est de 850 dollars s'il porte sur toutes les femmes ; il tombe à 337,58 dollars si ne lui sont soumises que les personnes âgées de plus de trente ans. Il est de 355,55 dollars chez les femmes ayant eu un enfant avant vingt ans, et de 1 093,75 dollars chez les femmes qui n'ont jamais été mariées ni enceintes.

Il est un facteur de risque de grand intérêt théorique, parce qu'il est commun à plusieurs types de cancers, et pratique, parce qu'il amène à un dépistage de haut rendement : c'est l'existence, dans les antécédents du sujet, d'un cancer traité, même si celui-là est considéré comme porteur d'une haute espérance de guérison. Les cas de cancers multiples sont, en effet, assez fréquents pour être l'objet d'une recherche systématique : 5,1 % des patients atteints d'une tumeur maligne en développent une autre, soit simultanément à la première, soit ultérieurement. Dans 2,8 % des cas, ce second cancer affecte un système anatomico-fonctionnel différent de celui qu'atteignait le premier.

Dans d'autres cas, la tumeur concerne les organes doubles. La fréquence d'un cancer dans l'organe pair est surtout élevée dans le cas des cancers mammaires : Moertel a constaté, dans les dix ans qui ont suivi l'opération pour un cancer du sein, la survenue d'une tumeur maligne dans l'autre sein chez 3,7 % des patientes. Ce risque de cancérisation de l'autre glande mammaire est cinq fois plus élevé que celui de la population générale. Ce risque est deux fois plus haut avant 50 ans qu'après cet âge. Le cancer bilatéral des ovaires est encore décelé plus souvent, puisque sa fréquence varie de 20 à 90 % : mais on n'est jamais parvenu à distinguer une néocancérisation d'une métastase. La cancérisation simultanée ou successive des testicules est de l'ordre de 2,2 %. Celle des reins est fréquente dans le cas des tumeurs embryonnaires.

Il faut mentionner ici le risque élevé de présenter un second cancer que portent les sujets guéris une première fois par une radiochimiothérapie intensive : le risque normal est multiplié par environ 25 chez les patients guéris d'une maladie de Hodgkin ainsi traitée.

En dehors de ces cas particuliers, il va de soi que le dépistage systématique ne peut que se limiter aux organes facilement accessibles, hautement menacés par le risque de cancérisation, et dont les tumeurs sont curables.

L'attribution au médecin de famille de la responsabilité du dépistage présente d'autres avantages, notamment la protection morale des sujets chez lesquels un cancer est décelé : ce praticien, parce qu'il connaît la structure et l'environnement psychologiques du patient, est seul compétent pour choisir la formule selon laquelle la nouvelle peut être annoncée avec le minimum d'agression psychologique. Parmi les autres avantages s'inscrit la facilité avec laquelle certains sujets se soumettent à l'examen de leur médecin de famille pour un « bilan », comparée à la fréquentation moins suivie des dispensaires.

Le médecin de famille dispose-t-il du temps nécessaire ? Une organisation adaptée et rationnelle ne manquera pas de résoudre ce problème. Le temps de l'examen le plus long est d'ailleurs l'interrogatoire, et celui-ci peut être remplacé par les réponses des sujets à des questionnaires systématiques qui permettent de détecter des anomalies ou notions qui passent souvent inaperçues à l'entretien conventionnel le plus attentif.

Un essai de dépistage organisé à Toledo a prouvé le bien-fondé de l'attribution du dépistage des cancers au médecin de famille. Le programme a commencé par une campagne d'information recommandant aux femmes de consulter leur praticien habituel. Celui-ci remplit une fiche de renseignements simplifiée, pratique un examen gynécologique, et fait des frottis vaginaux pour cytologie qu'il confie au laboratoire de son choix. Ce dernier porte les résultats de la lecture sur une fiche, dont une copie est destinée au praticien et une autre au centre de contrôle statistique qui enregistre les données, suit les patientes dont le bilan s'est révélé anormal et rappelle chaque année la date de l'examen au praticien. Plus de 100 000 femmes ont été suivies en cinq ans, soit plus des deux tiers des femmes de plus de 30 ans. La proportion des cancers invasifs du col utérin est tombée, en dix ans, de 9,6 à 4,3 %, tandis que celle des cancers *in situ* est passée de 0,8 à 1,8 %. Une autre expérience, menée en Colombie britannique, qui a concerné plusieurs centaines de milliers de femmes et intéressé 12 000 médecins, a abouti à des résultats non moins encourageants.

Il va de soi que les médecins de famille ne pourront assumer cette mission essentielle qu'est le dépistage des cancers, que si le pays possède les structures compétentes nécessaires, notamment les laboratoires spécialisés, et que si la population est suffisamment éduquée en matière de santé pour comprendre l'intérêt d'une telle médecine.

Cette éducation relève non seulement du médecin de famille lui-même, mais aussi des journalistes médicaux, de l'école et des pouvoirs publics. Des campagnes d'information avec distribution de films et de brochures, comme en organisent les « ligues contre le cancer » des divers pays, sont efficaces à cet égard.

Il est, bien sûr, évident que dépistage et prévention sont indissociables. S'il n'est pas question de restreindre les responsabilités du médecin du travail en ce qui concerne la détection et l'élimination des risques professionnels, c'est cependant encore au médecin de famille qu'il faut confier la prévention générale. Il faut le faire parce qu'une grande part de celle-ci consiste à traiter des lésions et états précancéreux, donc à les dépister ; il faut le faire parce que le médecin de famille connaît les facteurs génétiques et pathologiques favorisants que portent ses clients, et les facteurs et agents exogènes.

C'est dire que la Sécurité sociale bénéficierait largement de l'institution d'un acte médical dit « dépistage et prévention », qui serait remboursé plus cher que l'acte « consultation » ordinaire.

Une médecine humaine

L'enseignement d'Hippocrate paraît un stéréotype facile : il me semble pourtant essentiel, en ces temps où la technique tend à supprimer l'humain dans la médecine moderne, d'évoquer le souci premier de celui qui incitait déjà à tenir compte « non pas seulement de la maladie, mais de l'homme malade ». Ce souci, que résume cette phrase de Platon : « c'est folie que de vouloir guérir le corps sans vouloir guérir l'esprit », s'applique à la cancérologie plus qu'à toutes les autres branches de la médecine.

Le cancer induit, en effet, des manifestations psychologiques non seulement lorsqu'il est présent, mais aussi lorsqu'il est seulement soupçonné, et j'ai évoqué aux chapitres 5 et 7, la possibilité que des profils ou agressions psychologiques particuliers puissent favoriser ou défavoriser son développement ; des expériences de « stress » appliquées à des animaux déjà porteurs de tumeurs ont pu notablement accélérer leur croissance. Cela constitue une raison de plus pour le médecin d'intervenir sur la psychologie du malade, non seulement pour tenter de réduire les dégâts faits par le cancer, mais aussi pour limiter les effets de réactions psychologiques peut-être favorables à la croissance de la tumeur.

Le malade atteint de cancer, comme tout patient, et sa famille, comme toute famille de malade, sont évidemment le centre d'une légitime inquiétude. Mais celle-ci est plus fréquemment décompensée que celle des autres patients ou familles, en ce sens qu'elle tourne plus souvent à l'angoisse voire à la dépression. La réputation de maladie particulièrement redoutable, voire, dans beaucoup d'esprits, de maladie incurable, que porte le cancer, en est pour beaucoup responsable. Le public pense volontiers que tous les états intermédiaires existent entre l'athérosclérose bénigne et l'athérosclérose maligne : lorsqu'un sujet est atteint de cette affection, il espère qu'il s'agit d'une forme bénigne ou intermédiaire. Le cancer paraît, au contraire, spontanément toujours malin : seul le traitement peut renverser le pronostic ; mais le public ignore tout ou presque tout en matière de traitement et de ses résultats, si ce n'est qu'on utilise une « bombe » pour la radiothérapie, terme aussi néfaste qu'inexact, et qu'on ampute les organes essentiels aux fonctions ou à l'esthétique. Il sait enfin que les médecins ne révèlent habituellement pas le diagnostic au malade, et non seulement les familles sont, en règle générale, d'accord sur cette conduite, mais elles l'exigent le plus souvent *a priori*.

D'où un climat particulier à l'environnement dans lequel doit vivre, au moins pour un temps, le patient porteur de cancer, et qui d'ailleurs contribue souvent à son angoisse.

Le rôle du médecin de famille est donc, là encore, essentiel : éviter au malade et à sa famille toute agression inutile, et leur présenter les problèmes pronostiques selon le potentiel de tolérance psychologique de chacun.

C'est dans la détermination de ce que le médecin et la famille doivent révéler au malade que réside la difficulté majeure. Certains praticiens, dans certains pays, les Etats-Unis notamment, révèlent d'emblée la « vérité » à tous les patients, quelles que soient leurs conditions psychologiques et même leur âge. Si les conséquences en sont financièrement favorables pour la recherche cancérologique, elles sont, souvent, catastrophiques pour le moral du malade, qui tombe dans l'angoisse et le découragement. D'autres médecins mentent par principe, affirmant la bénignité de tous les cas, même de ceux qui sont, aux yeux de tous, d'une malignité évidente. Une telle conduite aboutit rapidement à la déception du malade, à la perte de confiance en son médecin et en la médecine, et amène à la même angoisse et au même découragement que la précédente.

Même dans les pays les plus « évolués », l'opinion de la population est loin d'être unanime sur le désir de recevoir la « vérité » : dans une enquête menée par Taube en Suède, si 51 % des hommes et 48 % des femmes sont en faveur de la révélation de toute la vérité, 27 % et 26 % conseillent de nommer la maladie sans dire qu'elle est incurable, et 2 et 6 % de ne rien dire du tout.

Il me semble que la meilleure solution se situe entre les deux positions extrêmes et systématiques. D'abord, le médecin ne doit pas mentir, condition nécessaire au maintien de la confiance du malade qui la retirerait si sa dignité n'était pas respectée, et à la prévention des contradictions d'un médecin à l'autre. Ensuite le « degré de vérité » doit varier d'un cas à l'autre : selon le cancer, s'il est curable à 100 %, il n'y a rien à cacher ; s'il est mortel à 100 %, il y a intérêt à cacher beaucoup ; selon l'état psychique du patient, certains tolèrent moins que d'autres leur inquiétude, compensent moins que d'autres leur angoisse.

Enfin, il m'est apparu que la révélation d'un pronostic quantifié sous forme de probabilité, tel qu'il est exprimé scientifiquement après estimation fondée sur l'inventaire préthérapeutique en « espérance de vie à cinq ans », permet généralement une meilleure tolérance psychologique. Il va de soi que le pourcentage de chances présenté au malade peut être plus ou moins différent du pourcentage estimé selon le moment et le profil mental ; ainsi peut-on laisser espérer à un patient dont les chances de survie à cinq ans sont seulement d'environ 30 %, qu'elles sont de l'ordre de 50 %. La vérité, si elle est altérée, ne l'est que quantitativement, non dans son essence ; le malade porteur de responsabilités sociales comprend qu'il doit prendre les mesures qu'entraîne la non-certitude d'une guérison ; les chances assez élevées de survivre qu'on lui laisse espérer lui permettent de compenser son inquiétude et de reprendre une vie normale, condition non moins nécessaire au maintien de son moral.

Le problème est parfois compliqué du fait que le traitement peut exiger une intervention cruelle, telle qu'une amputation, ou laisser d'importantes séquelles. Il convient, en pareil cas, d'informer suffisamment le malade pour qu'il accepte de partager avec le médecin la responsabilité de ce traitement.

Il n'est, en revanche, aucunement nécessaire d'avancer trop dans la « vérité », en raison de la nécessité de confier le patient à une équipe, à un service ou à un centre spécialisé dans le traitement des cancers, ou de l'y envoyer en consultation. Les patients, quelle qu'ait été la réserve de ceux qui les ont informés, ont le pressentiment de porter une maladie sérieuse. Et une enquête menée à Villejuif m'a appris que la plupart des consultants ne trouvaient pas « inquiétant » mais « rassurant » d'être pris en main par l'équipe d'un service hospitalier de cette ville. Cette enquête et des ouvrages écrits par des personnes atteintes de cancer m'ont appris que les malades viennent à Villejuif « non pas pour mourir, mais pour guérir » : « J'arrive le cœur joyeux à Villejuif », a écrit Gisèle de Pas, une de mes patientes.

Il va sans dire que refuser à un malade les moyens thérapeutiques que lui donne un centre ou un service spécialisés, sous le prétexte de maintenir son confort moral, constitue une grave faute d'éthique.

Ces centres et services spécialisés reçoivent encore trop de malades de « deuxième main », déjà traités et qui ont rechuté, ou dont le traitement est déjà engagé, mais mal engagé. Ce n'est pas le rôle des médecins de ces services d'appliquer des traitements palliatifs, de « bricoler, comme disait Cioran, dans l'incurable ». Leur mission essentielle est, au contraire, d'établir des stratégies thérapeutiques à visée curative.

L'intérêt général est que le traitement de chaque patient soit soumis à la meilleure stratégie et à la meilleure application des armes aujourd'hui disponibles, et le rôle des services spécialisés est, d'une part, de coopérer avec tous les médecins, lesquels doivent être conscients de la nécessité de la collaboration de tous ceux qui participent au traitement des cancers, d'autre part, de mettre au point de nouvelles armes et de nouvelles stratégies qui augmentent l'espérance de guérison et le confort des malades.

Mais cancérologues et médecins de famille ne doivent pas pour autant mesurer leurs soins aux malades condamnés, pas davantage que leurs familles, dont un nombre de plus en plus inquiétant cherchent à s'en débarrasser, à tel point que Constance Holden a récemment proposé, dans le journal *Science*, la création d'« hospices pour les mourants », dont il existe un exemplaire à Londres, l'Hôpital Saint Christophe, « qui permet à des médecins et infirmières de se spécialiser dans ce champ médical largement inexploré qu'est la période terminale de la vie ».

Je pense personnellement que les deux types de médecins que sont le médecin de famille et le cancérologue peuvent davantage aider de tels patients que les thanatologues, et que c'est à eux que revient la tâche de donner les soins aux personnes « condamnées », car ceux-ci ne se sentent pas, en leurs mains, dépaysés, ayant été suivis par eux pendant le cours de leur maladie. Il faut que ne soit jamais donnée par quiconque l'impression que la médecine baisse les bras devant l'état d'un patient, qu'on l'envoie dans un mouroir, portant pour enseigner la phrase de Dante : « Oh ! vous qui entrez ici, laissez toute espérance », ou qu'on l'abandonne aux mains des charlatans.

Les quelque 300 000 « guérisseurs » français trouvent un champ d'action idéal dans le cancer. Qu'ils soient de bonne foi ou non, quelle que soit la fausse science à laquelle ils empruntent leur méthodes (magie, sorcellerie, « phrénologie », « physiognomonie », « radiesthésie », « spiritisme », « magnétisme », « voyance »), ils fondent plus leur action sur l'ignorance et la crédulité que sur la psychothérapie. Ils pourraient cependant raisonnablement faire appel à celle-ci si ses résultats n'étaient, en fait, inexistants dans le cas du cancer. Les prétendus succès dont ils font état ne sont évidemment pas soumis au moindre contrôle objectif.

Les médecins doivent donc éviter que les malades atteints de cancer, pour lesquels ils ont loyalement fait connaître à la famille le pronostic fatal, ne soient confiés aux charlatans dont les patients seront les victimes. Et pour cela, ils doivent se comporter vis-à-vis du malade et de la famille de façon telle que ceux-ci leur gardent leur confiance, ce qui est d'ailleurs un des plus précieux secours qu'ils puissent leur apporter.

L'autre composante du comportement est l'application du meilleur traitement pour l'état du patient, ce traitement fût-il coûteux pour la société. Laissons aux pays dont la médecine n'est plus que technique et économique le refus de soins aux incurables, et à Crick * l'évocation d'un « death control », et donnons à tous nos malades ce que la médecine peut leur donner. C'est ainsi que j'ai vu des patients considérés comme condamnés survivre plus que la durée prévue, grâce à un traitement tenace, puis survivre parce qu'est « tombé », au moment où ce traitement défaillait, un nouveau moyen thérapeutique. Plusieurs malades que je considérais, il y a plus de vingt ans, comme condamnés, vivent aujourd'hui, d'autant plus normalement qu'ils n'ont jamais su qu'ils étaient condamnés, et qu'ils ne savent même pas encore aujourd'hui qu'ils ont porté un cancer. C'est dire que le premier devoir du cancérologue est d'être à l'affût de toutes les acquisitions de la recherche, une des plus productrices de toutes les branches de la science médicale, et de contribuer lui-même à cette recherche.

11

Et espérer

> « C'est une idée, dit Cottard, mais ça ne servira à rien. La peste est trop forte...
> — Nous le saurons, dit Tarrou, sur le ton de la patience, quand nous aurons tout essayé. »
>
> ALBERT CAMUS.

Il n'est pas de malade atteint de cancer, qu'il soit « condamné » par une certaine médecine ou déclaré « guéri », qui n'ait à espérer ou à bénéficier de la recherche : pas seulement de celle qui s'accomplit au stade opérationnel, dans des essais cliniques, mais de celle, expérimentale ou fondamentale, qui est conduite dans les laboratoires. Or, une découverte peut avoir été annoncée, et n'être pas connue de tous, y compris de tous les cancérologues ; elle peut ne pas être encore publiée et demeurer le secret espoir de quelques chercheurs ou même d'un seul.

C'est pourquoi je n'accepte pas l'existence de deux types de cancérologie, praticienne et expérimentale, et que j'ai œuvré, surtout par l'enseignement du Certificat de Cancérologie Générale et Expérimentale et par la construction d'un Institut de recherche mixte, clinique et biologique, pour que la cancérologie française réponde à cette « certaine idée » que je m'en fais.

Ce critère est la condition nécessaire, sinon suffisante, pour que des espoirs ne dorment pas des années durant dans les comptes rendus d'expériences de laboratoires ou dans des articles de journaux scientifiques, même les plus lus, pendant que meurent et se désespèrent des cancéreux. N'oublions pas que la pénicilline fut découverte par Fleming en 1928, qui n'en entrevit pas les applications, et utilisée seulement pendant la dernière guerre, après que Florey et Chain en démontrèrent l'intérêt et obtinrent qu'une firme américaine, Burroughs and Welcome, la produise en masse en 1942.

Un survol de ce que possèdent ou préparent nos laboratoires s'impose donc ici. Je présenterai, mêlées, les données des expérimentateurs et celles des cliniciens, aussi précieuses à mes yeux les unes que les autres.

La recherche travaille dans deux directions, la promotion du traitement des cancers constitués, et la prévention de ceux qui se préparent.

La récolte thérapeutique

Nous avons vu que la thérapeutique actuelle enlève, détruit par des moyens externes, ou fait détruire par la machinerie immunitaire, les cellules cancéreuses. La recherche thérapeutique poursuit ces objectifs en tentant de les rendre plus efficaces contre la tumeur et moins nocifs à l'égard du patient. Elle étudie des moyens d'action radicalement différents, tels que la conversion des cellules cancéreuses en cellules normales.

La chirurgie, pour ancienne qu'elle soit, progresse encore, dans deux directions d'ailleurs apparemment opposées : *a*) l'opération de cancers « inopérables », même s'il ne s'agit que de réduire la population des cellules tumorales à un nombre accessible à la chimiothérapie et à l'immunothérapie ; *b*) le remplacement d'opérations par lesquelles le chirurgien estropiait son malade, en ne tenant compte que de l'objectif « radical » de l'ablation, par des interventions aussi peu mutilantes que possible, d'autant qu'on sait aujourd'hui que ce caractère « radical » n'est souvent qu'illusoire. C'est ainsi que l'amputation du sein tend à être remplacée aussi souvent que possible par la seule ablation de la tumeur et des ganglions, et que certains substituent même à l'amputation du membre inférieur, pour sarcome osseux, la seule exérèse de la tumeur, suivie d'une prothèse tendant à maintenir au maximum esthétique et fonction.

La chirurgie explore également des voies physiothérapiques : l'ablation de la rate, organe contenant plus de lymphocytes B que de T, pourrait faire pencher la balance immunitaire au profit des réactions à médiation cellulaire (celles qui jouent un rôle majeur dans la destruction des cellules tumorales, tandis que certains anticorps produits par les lymphocytes B pourraient protéger ces cellules) ; aussi est-elle à l'essai en tant que complément de l'ablation de certains cancers de l'abdomen.

La radiothérapie progresse avec l'acquisition de nouveaux rayonnements, singulièrement les neutrons* rapides, qui peuvent être émis par des cyclotrons*, et qui ont l'avantage théorique par rapport aux radiations conventionnelles de déposer plus d'énergie au niveau des cellules, et d'y provoquer des lésions irréversibles, même en l'absence d'oxygène. Les résultats des essais conduits en Grande-Bretagne et aux Etats-Unis sont encourageants. L'emploi des mésons, particules découvertes dans les rayons cosmiques et ayant, au repos, une masse comprise entre celle de l'électron et celle du proton, ne fait que débuter. Il en est de même des noyaux d'azote privés de tous leurs électrons périphériques.

Une autre direction qu'emprunte la radiothérapie est sa combinaison simultanée avec certains composés chimiothérapiques. Agissant essentiellement à la phase S du cycle*, la radiothérapie peut être avantageusement associée à des drogues affectant les cellules à d'autres phases. Enfin, certaines drogues, dont l'actinomycine * et la bléomycine *, inhibent les réparations de l'A.D.N.

et peuvent donc s'opposer aux radiorésistances qui lui sont dues.

La chimiothérapie est l'objet d'un effort considérable dans beaucoup de pays. Plusieurs dizaines de produits, extraits de microbes, de champignons et de plantes, ainsi que d'agents fabriqués par synthèse, sont actuellement à l'étude clinique, et l'on sait déjà que des tumeurs insensibles aux drogues disponibles jusqu'ici sont sensibles à certains de ces nouveaux produits. En particulier, le nombre des agents actifs sur les tumeurs cérébrales se multiplie. Deux laboratoires français de chimie thérapeutique, celui de N. Dat-Xuong et de N. Dang Tan à Gif-sur-Yvette, et celui d'Imbach à Montpellier, nous présentent à eux seuls plus de trente composés nouveaux à étudier chaque année. Umezawa vient de découvrir un dérivé de l'adriamycine* seize fois moins toxique qu'elle au niveau du cœur.

Les chimistes multiplient non seulement les familles de drogues, mais également les agents au sein d'une même famille, et ils en produisent qui agissent sur des cellules résistantes aux drogues antérieurement disponibles de la même famille, ou qui atteignent, en raison par exemple de leur solubilité dans tel ou tel composant tissulaire, des sites inaccessibles à celles-ci. On connaît, pour certaines drogues, les mécanismes intimes de la résistance des cellules à leur égard, et quelques modifications de leurs formules peuvent supprimer cette résistance.

Les nouveaux agents sont soumis à des examens systématiques sur des modèles expérimentaux pour détecter leurs effets, puis, s'ils présentent une efficacité notable sur ces modèles, à des essais cliniques. Les modèles expérimentaux sont essentiellement des tumeurs de petits rongeurs, dont la sensibilité est proche de celle des principaux cancers humains ; ces tumeurs croissent en culture ou sont greffées sur des animaux de lignées pures. Les recherches actuelles, non seulement multiplient ces modèles animaux pour qu'ils correspondent à tous les types de tumeurs humaines, mais établissent des modèles constitués de cellules de cancers humains en culture ou greffés sur des souris sans réactions immunitaires, appartenant par exemple à des lignées héréditairement dépourvues de thymus.

De très nombreux travaux conduits chez l'animal et sur l'Homme permettent de comparer les valeurs de différentes combinaisons de drogues, afin de déceler celles qui amplifient au maximum l'effet antitumoral pour une toxicité globale tolérable. On s'attache, comme dans le cas de la radiothérapie, à combiner les agents inhibant les réparations de l'A.D.N. à ceux qui l'altèrent. Quelques drogues augmentent la perméabilité des cellules à d'autres composés, ce qui justifie leurs combinaisons selon une séquence déterminée. Certains chimistes combinent des agents chimiothérapiques à des substances, telles que les polynucléotides *, qui les transportent électivement aux cellules tumorales. Diverses substances chimiques, qui n'exercent elles-mêmes aucun effet sur les éléments cancéreux, peuvent amplifier celui des composés actifs, soit en augmentant la circulation sanguine au niveau de la tumeur au moment de leur application, soit en rendant les cellules plus sensibles à leurs actions. On a enfin récemment remarqué que l'élévation de la température au niveau de la tumeur peut augmenter considérablement l'effet sur celle-ci d'une chimiothérapie.

L'effet de la plupart des drogues est conditionné par le stade des cellules dans le cycle, et l'on peut donc les choisir en fonction de la cinétique cellulaire de chaque tumeur (situation de ses différentes populations de cellules par rapport au cycle). On étudie cet état, non seulement en suivant l'incorporation de précurseurs (marqués par des isotopes) de l'A.D.N., mais en mesurant le taux de telle enzyme, par exemple telle polymérase *, ou encore en détectant un certain aspect du noyau quand il prépare la condensation des chromosomes.

Dans le cas de la chimiothérapie par les hormones

ou de l'hormonomanipulation par des interventions sur certaines glandes endocrines, on peut prévoir l'effet du traitement par la détection de récepteurs d'hormones sur les cellules cancéreuses. On connaît bien les récepteurs des hormones femelles, et l'on avance dans la connaissance des autres.

Il ne suffit pas de prévoir l'effet d'une chimiothérapie ; il est nécessaire, pour la poursuivre ou la modifier, de pouvoir juger quantitativement son effet : cela n'est pas facile dans le cas des tumeurs profondes, dont le volume n'est pas quantifiable ; aussi s'efforce-t-on de découvrir les marqueurs de la destruction cellulaire, parmi lesquels le taux sanguin de certaines polyamines semble un des plus prometteurs.

La recherche en chimiothérapie ne se limite pas à découvrir de nouvelles drogues et combinaisons. Elle étudie les meilleurs moyens de les appliquer. On sait, par des tests conduits sur des cellules en culture, que celles de certaines tumeurs ne sont tuées en pourcentage élevé que par une concentration donnée de la drogue ; or, celle-ci subit, après son administration, un destin très variable selon les modalités d'application et les divers tissus et humeurs. La pharmacocinétique, discipline de création récente, étudie ce destin, non seulement chez l'animal, mais chez l'Homme, car il varie selon les espèces. Cette discipline se prolonge, grâce au développement de l'informatique, dans la pharmacosimulation. Celle-ci consiste à demander à un ordinateur, dont la mémoire détient un modèle mathématique fondé sur toutes les données de la pharmacocinétique, ainsi que le profil pathologique du malade, la prévision des comportements de la drogue et des métabolites * dans les divers tissus et dans le temps, et, partant, les effets favorables et toxiques. Ne seront ainsi appliquées, dans l'avenir, que les formules pour lesquelles la simulation prévoira une action maximale pour un risque minimal. Il n'est plus de Boeing dont le vol ne soit aujourd'hui simulé au départ. Il n'y aura plus demain de patient porteur de cancer dont l'action de la thérapeutique ne sera simulée avant son administration.

On doit en effet tendre à prévoir non seulement les effets anticancéreux, mais les effets toxiques et les séquelles des drogues, et à appliquer à chaque patient, non pas une formule générale, mais une formule adaptée par l'ordinateur à ses conditions propres, actuelles et passées. Parmi les séquelles toxiques, on peut citer une insuffisance des cellules progénitrices du sang dans la moelle osseuse ; on peut redouter aussi la stérilité et les mutations, certains agents étant spermatocides * et mutagènes, ce qui peut élever le risque d'un second cancer et faire courir d'autres risques à la descendance, d'où l'intérêt d'éviter, à certains âges, tout au moins, les agents qui se potentialisent à cet égard.

L'immunothérapie, si elle est moins appliquée encore que la chimiothérapie parce qu'elle n'a que quinze ans d'âge, poursuit sa marche en avant, qui s'est accélérée depuis la confirmation en Amérique de son efficacité. Elle a reçu droit de cité à l'Institut National du Cancer américain, et de très nombreuses équipes se sont constituées, qui accumulent données scientifiques et résultats cliniques enrichissants pour la promotion de cette arme nouvelle.

L'immunothérapie adoptive *, réalisée par la greffe de moelle osseuse, permet actuellement de sauver 20 % des patients leucémiques devenus résistants à tous les autres moyens thérapeutiques ; mais les lymphocytes du greffon réagissent non seulement contre les cellules leucémiques, mais aussi contre les antigènes normaux du receveur, ce qui produit une maladie secondaire dite de « réaction du greffon contre l'hôte ». Cette complication suscite actuellement d'importantes recherches tendant à rendre ces lymphocytes plus tolérants à l'égard de cet hôte, ce que nous avons réussi avec Olga Halle-Pannenko, et plus réactifs contre les cellules leucémiques.

L'immunothérapie passive, qui fait appel à des anticorps dirigés contre les antigènes tumoraux, n'est pas l'objet, à mon sens, d'un nombre suffisant de recherches, et celles-ci ne dépassent pas le stade expérimental, au niveau duquel Motta a pu obtenir des anticorps très actifs contre les antigènes tumoraux et inactifs contre les antigènes normaux des cellules cancéreuses qu'il a utilisées pour immuniser les donneurs d'anticorps.

C'est sur l'immunothérapie active que se concentrent les équipes d'expérimentateurs et de médecins.

Dans le domaine de l'intervention non spécifique sur les réactions immunitaires, tandis que la plupart des chercheurs travaillent encore sur le B.C.G., le plus efficace des adjuvants, définissant les paramètres de son effet anticancéreux, analysant ses mécanismes d'action, préparant des extraits de membranes des bacilles et comparant leurs activités selon les modes d'extraction, quelques-uns se consacrent à d'autres adjuvants, notamment les corynébactéries, les brucelles et les polynucléotides.

Dans le domaine de l'immunothérapie spécifique, on s'efforce surtout d'atteindre deux objectifs. Le premier tend à rendre les cellules cancéreuses plus immunogéniques *, c'est-à-dire capables de susciter des réactions immunitaires plus intenses ; pour ce faire, certains chercheurs traitent ces cellules par des enzymes qui décapent leur surface, ce qui libère les antigènes ; d'autres chercheurs les contaminent avec des virus, ou les traitent avec des agents chimiques qui modifient les rapports entre les antigènes tumoraux et les antigènes normaux ; d'autres encore les couplent par hybridation avec des cellules d'espèces différentes pour les rendre plus immunogènes *. Le second objectif consiste à préparer et purifier les antigènes tumoraux. Mais ces antigènes solubles peuvent aussi bien stimuler les lymphocytes dans le sens recherché, que bloquer leurs sites de reconnaissance et les rendre ainsi indifférents aux cellules tumorales vivantes qu'on veut leur faire détruire. Ils peuvent aussi former, avec les anticorps, des complexes qui « bloquent » les réactions immunitaires, comme on l'a vu au chapitre 7.

Les essais cliniques de l'immunothérapie active se multiplient, qui étudient la valeur des divers adjuvants et l'intérêt de les combiner à des cellules tumorales modifiées ou non, ou à l'antigène tumoral purifié.

Des tests sont à l'étude chez l'animal et chez l'Homme, destinés à mesurer les effets, sur les diverses fonctions immunitaires, des traitements appliqués pour les amplifier ou pour les restaurer chez des patients dont les réactions sont effondrées. Ces tests concernent les réactions générales et celles propres aux antigènes tumoraux.

Des études sont consacrées chez l'animal, et des essais thérapeutiques chez des patients, à différentes combinaisons stratégiques des moyens évoqués ci-dessus, et notamment à l'intérêt, déjà prouvé par plusieurs travaux menés chez l'Homme, de la chimiothérapie et de l'immunothérapie appliquées après l'exérèse chirurgicale ou la radiothérapie locale de diverses tumeurs. Un nombre considérable d'essais sont en cours sur les cancers les plus variés, et la séquence chimiothérapie-immunothérapie appliquée aux tumeurs solides après leur traitement local est déjà aussi à l'épreuve.

Certains chercheurs étudient par ailleurs l'intérêt de l'immunothérapie appliquée avant l'irradiation ou avant la chirurgie.

Le traitement général de la maladie résiduelle imperceptible laissée par un premier traitement suscite des recherches sur la détection de celle-ci. Ces recherches s'appliquent également au dépistage des cancers inapparents dont on a vu l'intérêt, puisque la précocité de l'application des traitements est un des facteurs majeurs d'un pronostic favorable.

La recherche de traceurs ou marqueurs des cellules tumorales est conduite selon diverses approches : les unes font appel à des tests immunitaires, recherchant notamment soit des anticorps contre la tumeur, soit des antigènes de celle-ci (solubles, dans le sérum, le plus sensible étant, on l'a vu, l'antigène dit « carcino-embryonnaire * »), soit encore des complexes d'antigènes et d'anticorps ; d'autres approches font appel à des traceurs biochimiques, détection de molécules relâchées dans le sang par le cancer (polyamines * déjà mentionnées, gangliosides *, protéines sucrées de la surface cellulaire, enzymes, lysozyme, etc.) ; d'autres études détectent et recherchent la production ectopique d'hormones, parmi lesquelles la calcitonine* et les prostaglandines* ; mais la plupart de ces tests, lorsqu'ils sont positifs, dénoncent la présence d'un nombre certes imperceptible, mais déjà notable, de cellules tumorales, d'où la nécessité de les rendre plus sensibles.

Les moyens et les méthodes thérapeutiques ont tous en commun d'enlever la tumeur ou de détruire ses cellules, l'immunothérapie présentant l'originalité de le faire faire par l'organisme lui-même. Certains chercheurs prennent des directions complètement originales par rapport aux précédentes : on a découvert dans le sang de malades dont la moelle osseuse a été détruite par certaines drogues, des substances qui empêchent les cellules tumorales aussi bien que normales de se diviser ; des substances capables de différencier des cellules en interférant avec les gènes qui initient la transcription ont été décelées dans des tissus comportant beaucoup de cellules différenciées ; des produits aussi simples que le diméthylsulfoxyde, utilisé pour conserver des cellules aux basses températures, la N-méthyl acétamide, peuvent provoquer la différenciation normale de cellules cancéreuses indifférenciées.

Ces résultats surprennent moins à la lumière d'études portant sur un cancer constitué de cellules embryonnaires dit « tératome * », provenant de souris d'une couleur donnée et possédant une enzyme de type dit « a ». Certains chercheurs ont greffé de telles cellules dans des embryons très jeunes de souris d'une autre couleur et possédant une enzyme de type « b » : 10 à 30 % des animaux issus de ces embryons ont présenté un ou plusieurs tissus mosaïques, composés à la fois de cellules provenant de l'embryon hôte et des cellules greffées, c'est-à-dire cancéreuses. Les cellules embryonnaires cancéreuses peuvent donc se différencier en différents tissus et en tissus normaux. Le processus qui maintient le cancer n'est pas, dans leur cas, irréversible.

Certains, hybridant des cellules cancéreuses et des cellules normales, obtiennent des cellules contenant les informations des deux, et notamment celles de la normalité, c'est-à-dire de l'obéissance à l'homéostasie*. D'autres chercheurs ont été plus loin, avec le transfert d'A.D.N., voire de gènes*, d'une cellule bactérienne ou d'un virus à une autre cellule : la greffe de gènes est possible chez les êtres monocellulaires ; demain, des chercheurs tenteront la greffe, à des cellules cancéreuses, de gènes codant les comportements normaux des cellules.

Il n'est pas déraisonnable de considérer que certaines rechutes de cancers ne représentent pas la progéniture des quelques cellules laissées par la thérapie, mais sont dues à la réinduction de la tumeur par le cancérogène qui avait provoqué la première tumeur et qui a persisté dans l'organisme. D'où les recherches sur des agents qui s'opposent à la prolifération des virus, en particulier l'interféron qu'étudie Gresser, sur certains produits qui induisent, dans l'organisme, la production de cette substance, tels que des polynucléotides, et sur certains agents qui inhibent la transcriptase inverse, tels que la rifampicine* et les ions minéraux condensés* de Jasmin.

Enfin, l'hypothèse selon laquelle l'immunothérapie, prolongée assez longtemps, pourrait agir en tant qu'immunoprévention du cancer éventuellement réinduit par l'agent cancérogène, est à l'étude sur des souris porteuses de la leucémie spontanée virale : la chimiothérapie, qui tue apparemment presque toutes les cellules au point que la maladie n'est plus transmissible par greffe, n'entraîne qu'une guérison momentanée des souris, suivie d'une rechute ; l'immunothérapie, au contraire, en guérit un bon nombre définitivement ; l'hypothèse selon laquelle

elle agit en tant qu'immunoprévention d'une nouvelle leucémie provoquée chez les mêmes animaux par le même virus est raisonnable.

Nous voici dans la prévention. Mais il est évident que si la prévention est la grande ambition, elle ne peut être fondée que sur les résultats de la recherche.

La suprême ambition

La recherche sur la prévention, dans ses deux directions, la libération de l'Homme des agents et facteurs cancérogènes et la vaccination, passe en effet par la recherche de ces agents et facteurs et par l'étude de leurs mécanismes d'action. Cette recherche est menée par deux types d'équipes, celles des épidémiologistes, et celles des expérimentateurs.

Les épidémiologistes confrontent les fréquences des différents cancers avec tous les paramètres écologiques et constitutionnels qu'ils peuvent embrasser, sans pouvoir d'ailleurs, on l'a vu, toujours les démêler. Quand ils soupçonnent un facteur ou un agent, ou la synergie des deux, ou plusieurs d'entre eux, ils demandent aux expérimentateurs de soumettre chacun d'eux à des examens qui, sur la base de leur étude à l'état pur, permettent de confirmer les soupçons et d'attribuer le rôle qui revient à chacun, quitte à rechercher, par l'étude des combinaisons, si d'autres facteurs interviennent comme complices. Les conclusions expérimentales peuvent relancer l'enquête épidémiologique dans des directions plus précises.

Parmi les cancérogènes physiques et chimiques de l'environnement, les épidémiologistes concentrent actuellement leurs investigations policières sur le rôle de l'eau javellisée de certaines villes, qui peut contenir, outre des dérivés chlorés, de l'amiante, cancérogène que nous respirons par ailleurs dans beaucoup de nos maisons en quantités inquiétantes, avec les poussières qui se détachent des isolants dont certains sont désormais constitués de cette matière, et dont nous pouvons saupoudrer les fesses de nos bébés et les plaies de nos malades, certaines préparations de talc pouvant en contenir des doses notables. Le rôle du café, dont l'alcaloïde qu'il partage avec le thé, la caféine *, est un mutagène, celui de laits de vaches qui consomment certaines fougères, celui des contraceptifs dont on soupçonne le risque tumorigène au niveau du col de l'utérus, celui de divers autres médicaments..., sont à l'étude.

Les expérimentateurs confirment que les fumées crachées par les tuyaux d'échappement des voitures cancérisent les poumons des hamsters, que la nicotine du tabac s'ajoute, même à petites doses, au rôle des hydrocarbures de la fumée, que la caféine facilite l'effet cancérogène des ultra-violets, que le talc provoque des tumeurs chez le rat et la Souris, que l'allopurinol, drogue que prescrivent les rhumatologues contre la goutte, amplifie l'effet des cancérogènes de la vessie.

Au terme de cette liste d'exemples, on peut se demander ce qui n'est pas cancérogène.

Je dois avouer que, s'il m'est facile de citer de mémoire cent cancérogènes dans nos milieux extérieur et intérieur tels que Claude Bernard les a définis, il me serait impossible de citer cent matériaux parmi les cinq cent mille produits chimiques que nous a donnés l'industrie, dont je pourrais affirmer qu'ils ne sont pas aujourd'hui visés par les épidémiologistes les moins soupçonneux.

Le premier problème opérationnel consiste donc à développer les méthodes et moyens de détection systématique.

Il est hors de nos possibilités matérielles d'injecter, de faire manger ou inhaler à des rats tous les matériaux suspects, et cela ne suffirait d'ailleurs pas : la durée de vie de ces animaux, leurs singularités chimiques, les transformations qu'ils font subir aux agents et facteurs diffèrent des nôtres ; quand les accusés sont cancérogènes chez eux comme chez nous, cas du chlorure de vinyle, le monomère des plastiques, ils sont du plus grand intérêt ; quand ils ne le sont que dans certaines espèces et pas dans d'autres, ils ne sont pas innocentés pour autant.

Macieira-Coelho, dans notre Institut, considère que la méthode répondant de façon la plus acceptable à la fois « à la fiabilité et à la faisabilité », réside dans le test de transformation de cellules eucaryotes en culture. Mais il va de soi que les agents étudiés ne subissent pas les modifications que l'organisme leur impose, et que les laboratoires les mieux organisés sont eux-mêmes rapidement saturés.

On s'est alors tourné vers des tests plus rentables, bien qu'évidemment moins fiables : ceux de la mutagénicité*. Une mutation* consiste en un changement brutal dans la composition ou l'arrangement des gènes, changement qui est donc héréditaire de la cellule atteinte, à ses cellules filles. Les « bons » mutagènes étant de « bons » cancérogènes et *vice versa*, et les risques génétiques de l'espèce humaine et des autres espèces d'animaux, des plantes et des microbes, devenant aussi préoccupants que les risques de cancer, on a toutes raisons de tenter de faire d'une pierre deux coups en liant les deux problèmes. Malheureusement pour cette recherche hybride, les tests de mutagénicité sont conduits sur des organismes encore plus lointains de l'Homme que ne le sont les rongeurs pour la cancérogenèse expérimentale : on utilise classiquement, en effet, pour révéler la mutagénicité, la mouche du vinaigre ou drosophile, dont le génome est moins sensible aux poisons de l'A.D.N. que celui de l'Homme, et dont l'organisme transforme différemment les agents suspects.

On travaille donc avec acharnement, non seulement sur les modèles disponibles, mais à découvrir d'autres modèles.

On en recherche d'abord de simples : Zadjela conduit ses études sur des levures ; Ames sur des bactéries qu'il fait se multiplier en présence des produits suspects, après les avoir soumis aux remaniements de leurs molécules par des extraits de foie, cet organe étant celui qui les modifie le plus dans l'organisme. On rêve de tests de mutation portant sur des cellules humaines, par exemple sur celles qui se divisent intensément à l'état normal ; on pense à des tests faisant appel à la génétique des populations et applicables à l'Homme ; on parle de développer des systèmes de transfert de gènes en cultures de cellules...

Le cancérologue ne voit, bien sûr, aucun inconvénient à lier sa recherche à celle du généticien. Il ne peut cependant confondre les effets mutagènes et cancérogènes. Lorsqu'il provoque, par des cancérogènes, des tumeurs chez cette espèce de solanacée originaire de l'île de Tobago, juste vengeance, et qu'il étudie les mutations somatiques portant sur certains gènes, par exemple ceux de la pigmentation, il constate à regret que les deux événements portent non seulement sur des gènes, mais sur des cellules cibles différentes.

Il n'en reste pas moins que les deux études conjointes permettent d'aller plus loin dans les recherches sur les facteurs dose et temps et sur les « risques acceptables ».

Les expérimentateurs de la cancérogenèse chimique travaillent évidemment sur les substances que j'ai maintes fois évoquées, sur leur destin et sur celui de leurs descendants, ce qui donne des idées sur leur éventuelle distribution dans l'organisme ou au niveau de leurs vecteurs écologiques.

La connaissance des enzymes qui inactivent ou activent ces agents est une autre voie possible de prévention, car on sait aujourd'hui faire induire des enzymes par certaines substances chimiques, notamment par des drogues aussi communes que les barbituriques* ; on peut espérer détecter des sujets à haut risque (on étudie en particulier le taux, dans certaines cellules du sang, de l'aryl hydrocarbone hydroxylase, enzyme dont le degré d'inductibilité héréditaire détermine la susceptibilité à certains cancérogènes de la famille des hydrocarbures, agents funestes majeurs de la fumée de tabac).

On a vu le rôle de la réparation de l'A.D.N. dans la

résistance à la radiothérapie et à certaines chimiothérapies, et les recherches tendant à l'empêcher. Dans le domaine des cancérogènes, leur éventuel effet inhibiteur de cette réparation peut amplifier leur action, et les chercheurs doivent apprendre à la restaurer. Ils disposent d'un excellent modèle humain, une maladie de la peau, dite *xeroderma pigmentosum**, qui se complique presque toujours de cancer après exposition aux rayons ultra-violets du soleil, pour la raison majeure que les sujets qui portent cette affection manquent congénitalement du système cellulaire de réparation de l'A.D.N.

Mais nous voici dans la cancérogenèse par les radiations, que j'ai sacrifiée au profit de la transformation chimique, laquelle suscite aujourd'hui plus de travaux expérimentaux que la première en raison des accusations de plus en plus fortes que portent aujourd'hui les écologues du cancer à notre environnement chimique, pratiquement incontrôlable en temps de paix, alors que le radio-environnement ne le serait qu'en temps de guerre. Il faut d'ailleurs dire ici que les problèmes fondamentaux de la radio- et de la chimiocancérogenèse sont proches, sinon communs, notamment en ce qui concerne les relations entre cancérogenèse et mutagénicité, et les influences de la réparation de l'A.D.N.

Il est même délicat de séparer clairement ce qui revient aux radiations, aux cancérogènes chimiques et aux virus auxquels j'arrive enfin. Latarjet et Duplan ont trouvé des virus chez des souris victimes d'une leucémie provoquée par les rayons, ces particules pouvant, à elles seules, produire la même maladie chez d'autres animaux non irradiés de la même lignée. Ne vient-on pas de découvrir, dans les tumeurs du poisson *Exos Lucius*, dont la fréquence augmente avec la pollution chimique des rivières dans lesquelles il vit, de tels virus ? Cela ne déplaira pas à Huebner, que j'ai cité au chapitre 6, qui suggère que tous les cancers, qu'ils soient provoqués par des radiations ou par des agents chimiques, sont induits par des virus, ces « agents doubles » de Jay A. Levy.

Aussi les chercheurs en cancérogenèse virale ne se laissent-ils pas oublier au profit des spécialistes de l'environnement physique et chimique.

Sachant, par les études des précédentes années, que la transformation cellulaire par des virus à A.D.N., tels que le S.V. 40, s'accompagne de l'intégration de ce matériau dans un ou plusieurs sites de l'A.D.N. de la cellule, les chercheurs se préoccupent des mécanismes de cette intégration. Ils utilisent, pour ces études, des traitements de l'A.D.N. par des radiations ou des cancérogènes chimiques, qui augmentent la fréquence de ces transformations. Monnier conclut que les lésions produites au niveau de l'A.D.N. cellulaire par ces agents fournissent des sites d'intégration à l'A.D.N. viral.

J'ai consacré aux virus à A.R.N. le chapitre 4. Parmi les nombreuses questions posées, les plus étudiées portent sur les mécanismes de la transformation et de la reproduction virales, et sur les parts de l'A.D.N. copié sur l'A.R.N. viral par la transcriptase inverse qui sont responsables de la transformation, de la production virale et de celle de l'enzyme.

Deux problèmes sont l'objet d'importants efforts, et la solution du premier pourrait grandement aider à régler le second.

Le premier problème concerne l'activation ou l'induction de virus à A.R.N. de type C, qui a été rendue possible dans des cellules ne présentant pas de virus détectables, soit en greffant celles-ci sur des hôtes immunosupprimés, soit en faisant entrer les cellules en multiplication, lorsqu'elles s'y prêtent, ce qui est le cas des lymphocytes, soit en contaminant ces cellules par un virus à A.D.N., par exemple un adénovirus ou un virus de la famille de l'herpès, y compris le virus herpès simplex* dont j'ai dit qu'on l'accusait d'être à l'origine du cancer du col de l'utérus et dont on vient de démontrer qu'il cancérise le hamster.

Le second problème concerne la recherche et l'étude de virus responsables de cancers humains. Les recherches épidémiologiques sur le virus d'Epstein-Barr se poursuivent pour tenter de mieux préciser son rôle à l'origine de la tumeur de Burkitt en Afrique et du cancer du pharynx en Chine, ainsi que les raisons de son association à ces deux affections malignes dans ces régions, et à la mononucléose infectieuse, maladie bénigne, dans la nôtre. Encore que l'on ait observé chez l'animal que certains virus leucémigènes puissent, dans certaines conditions, provoquer une simple anémie (dite hémolytique*). Les cocarcinogènes, le terrain génétique jouent donc un rôle fondamental dans les effets tumorigènes ou non d'un agent cancérogène donné. On sait même que la résistance au virus du cancer mammaire chez la Souris est liée au gène qui gouverne la compatibilité de greffe.

Les virus candidats à la cancérogenèse humaine ne manquent pas, mais le problème est de taille, puisqu'on ne peut prouver leur rôle naturel, en dehors des cultures, qu'en s'adressant à d'autres espèces, et que nous savons que des virus peuvent être saprophytes d'une espèce et en cancériser une autre, ce qui est le cas des adénovirus portés par l'Homme, très probablement innocents à son égard, et capables de cancériser le Hamster.

Pour les virus à A.R.N. eux-mêmes, qui, chez l'animal, sont responsables des leucémies, des sarcomes et des cancers mammaires, on ne manque pas de candidats, et parmi les données récemment récoltées, on peut citer : *a*) la découverte, chez des humains porteurs de cancer mammaire, d'anticorps actifs contre des particules virales relâchées par des cultures de cellules de ce cancer, et contre des particules du virus du cancer mammaire de la Souris ; *b*) la découverte de la transcriptase inverse dans beaucoup de types de cellules cancéreuses humaines ; *c*) la découverte, dans de telles cellules, d'A.R.N. présentant des caractéristiques de l'A.R.N. des virus de type C ; *d*) la découverte d'homologies entre l'A.R.N. extrait de cellules de divers cancers humains et les A.D.N. de cellules de cancers animaux provoqués par les virus à A.R.N., et d'homologies partielles entre l'A.D.N. de cellules de leucémies humaines et l'A.R.N. de virus cancérogènes chez des animaux.

Ces travaux sur les virus cancérogènes trouvent leur suite logique dans la recherche d'agents à action antivirale, sur lesquels, à mon sens, sont conduits trop peu de travaux : l'interféron, substance antivirale produite par certaines cellules, les inducteurs de cette substance, et de nombreux agents chimiques d'extraction ou de synthèse. Il est même raisonnable d'espérer affecter les virus à A.R.N. endogènes, car certains agents, dont la rifampicine et les ions minéraux condensés* inhibent, on l'a vu plus haut, la transcriptase inverse *. Jay A. Levy a récemment découvert dans le sérum un facteur neutralisant ces virus.

Mais c'est évidemment à d'éventuels vaccins préventifs que l'on rêve, en s'attachant à la préparation et à la purification de virus. Les chercheurs travaillant sur les candidats à la cancérogénicité humaine sont très encouragés à poursuivre dans cette voie par le fait que la vaccination des poules par le virus de la maladie de Marek (ce virus rappelle celui d'Epstein-Barr, et cette maladie la tumeur de Burkitt) a permis d'éliminer cette affection dans certains élevages. Il va de soi que les médecins sont très tentés de soumettre à un vaccin, par le virus d'Epstein-Barr, les populations à haut risque de tumeur de Burkitt en Afrique et du cancer de la gorge en Chine.

Des études expérimentales sont également menées sur les possibilités de vacciner préventivement des sujets à haut risque par des cellules cancéreuses portant les antigènes tumoraux dont l'immunogénicité* est éventuellement potentialisée par un des procédés indiqués plus haut, ou encore par les antigènes tumoraux extraits et purifiés : mais les données expérimentales sont loin d'être applicables à l'Homme, car l'on sait que, si les antigènes de toutes les tumeurs produites par un même virus sont similaires, ils sont, au contraire, singuliers à chaque tumeur dans le cas des cancers chimio-induits. Marie-Claire Martyre a obtenu, dans notre laboratoire, des résultats variant du favorable au défavorable, selon le mode de purification de l'antigène.

Plus avancés sont les essais sur l'immunoprévention des cancers par les adjuvants non spécifiques : de nombreux résultats expérimentaux ont été obtenus, en particulier dans notre laboratoire, avec le B.C.G. J'ai cité les données acquises sur les enfants vaccinés par ce micro-organisme : la fréquence des leucémies dans leur population est la moitié de celle des non-vaccinés.

On ne saurait clore une revue, aussi superficielle soit-elle, des promesses de la recherche, sans ajouter à la liste de ses acquisitions et de ses espoirs « la découverte inattendue et inattendable », que Charlotte Friend considère comme la plus probable.

Les chercheurs

Qui accomplit et doit accomplir cette recherche ? En dépit de la boutade de Bachelard pour qui « la médecine est trop difficile pour les médecins », il va de soi que les cliniciens qui veulent aller plus loin que les soins peuvent travailler efficacement dans le développement de la cancérologie, notamment dans la conduite des études cliniques ; certains mènent de pair des essais chez l'Homme et des expériences chez les animaux, appliquant à celui-là ce qu'ils ont trouvé chez ceux-ci, vérifiant chez ceux-ci ce qu'ils ont découvert chez celui-là. Mais la recherche demande aussi des biologistes, des chimistes, des physiciens et des mathématiciens purs. On a parfois opposé la recherche contre le cancer que mèneraient les médecins, à la recherche sur le cancer auquel s'adonneraient les scientifiques non cliniciens. Cette distinction, jadis assez exacte, ne l'est plus, les deux approches s'étant aujourd'hui rejointes. J'ai un jour présenté les médecins comme « évoquant ces coureurs de fond qui besognent vers un but précis, et les fondamentalistes, ces athlètes qui s'entraînent à leur gré dans les sentiers forestiers pour le seul plaisir de l'effort ».

D'autres ont opposé les premiers, pragmatiques, dont le critère de la vérité ne réside que dans la réalisation, et les seconds, rationalistes, considérant qu'une chose n'est pas vraie parce qu'elle est utile, mais utile parce qu'elle est vraie. Je suis heureux de constater qu'aujourd'hui, les deux types d'hommes concourent identiquement à des réalisations précises, le plus souvent fixées par les responsables et comités de la recherche médicale au sommet, qui en ont fait, dans tous les pays, une recherche « sur objectifs » ; je pense même que cette recherche thématique ne laisse plus désormais suffisamment de temps ni d'argent à l'« imagination créatrice » libre d'Alain.

Épilogue

> « Il y a des gens qui voient les choses qui existent et demandent pourquoi. Je rêve de celles qui n'existent pas et demande : pourquoi pas ? »
>
> GEORGE BERNARD SHAW.

A ceux qui l'auront lu pour ce qu'il est

Cet essai est adressé à tous ceux qui, de près ou de loin, s'intéressent à cette peste du XXe siècle, le cancer. J'ai tenté d'attirer l'attention sur les problèmes qu'il pose au regard des processus internes de la vie, des facteurs de notre environnement et de nos comportements. J'ai voulu montrer les possibilités actuelles et les espoirs considérables de guérison des malades.

Puissent biologistes et médecins, écologues et sociologues, malades et leurs familles, trouver dans une meilleure compréhension du phénomène « cancer » les moyens d'aider les hommes à échapper à ce fléau.

A ceux qui seront déçus

Certains me reprocheront de ne pas avoir tenté de tirer de l'organisation cellulaire les fondements d'une nouvelle sociétologie.

Je me suis gardé de cette attitude, car je me méfie de ces extrapolations d'un modèle à un autre, qui procèdent par analogies et simplifications successives.

Je redoute toujours ces démarches qui figent le raisonnement à partir de connaissances scientifiques destinées, par définition, à être remises en question, et conduisent à bâtir des théories générales à partir de réponses provisoires. On ne peut répondre à l'angoisse multiforme du monde contemporain par référence aux acquis d'une seule science.

Peut-être inconsciemment ai-je redouté de n'apprendre rien à personne en montrant qu'un système sociologique fondé sur la répression, qui régit la division du travail, la répartition des fonctions, la coopération et la coordination, pouvait être l'objet d'échecs aboutissant aux plus graves insoumissions. Qu'un tel système comporte un ou plusieurs organe(s) capables de détecter et de supprimer les réfractaires, ceux-ci peuvent malgré tout leur échapper et engendrer le désordre. Les agents et facteurs incitant à la dérépression et à l'échappement se multiplient d'autant plus que la nature est dénaturée par l'Homme à l'occasion de son « développement ». Mais il reste que ce phénomène se produit toujours, même dans les conditions les plus « naturelles ». C'est là une fonction tout aussi normale que celles assurant la marche de l'organisation sans laquelle l'individu ne survivrait pas.

A ceux sans lesquels nous ne pouvons rien

J'ai écrit cet essai dans le seul objet de contribuer au maximum à la lutte contre le cancer, parce que je pense, et veux en convaincre toutes les opinions, que l'heure est venue où peut et doit être lancée l'entreprise de liquidation, d'« éradication » de ce fléau.

La victoire est en vue, au bout d'un combat qui ne durera guère plus que le prochain quart de siècle : des prospectivistes compétents estiment que 70 % des patients atteints de cancer seront curables en l'an 2000.

Mais si les guerres sont conduites par les militaires, si donc les cancérologues doivent mener la bataille contre le cancer, seuls les responsables politiques peuvent donner aux armées les forces et les hommes nécessaires à la victoire.

Une opération française contre le cancer ?

Le bugdet général de la recherche scientifique en France est tombé de 2,2% du produit national brut, en 1967, à 1,7 % en 1976. On peut, avec cela, mener quelques recherches *sur* le cancer, mais cela ne permet pas de participer à la recherche finale *contre* le cancer telle que la conçoivent désormais nos confrères américains.

Tandis que les Etats-Unis ont consacré en 1976, 743 millions de dollars à la recherche contre le cancer et vont en consacrer 820 en 1977, chiffres à comparer aux 400 millions que leur coûtent les soins des malades, la France n'a investi dans cette recherche que 50 à 80 millions de francs. Or, nous dépensons autant, par habitant, que les Etats-Unis pour soigner nos malades. Pour atteindre le même rapport « recherche/soins » que l'Amérique, c'est une somme de 800 millions de francs qui devrait être attribuée par la France à la recherche contre le cancer. Nous sacrifions l'avenir sans rien économiser dans le présent.

Serait-ce si scandaleux de consacrer 800 millions de francs à la recherche contre le cancer, alors que, chaque année, 5 milliards se diluent dans l'alcool et autant s'envolent en fumée de tabac ? Notre budget social atteint 200 milliards, et le cancer nous coûte annuellement 30 milliards, qui seraient prochainement économisés si l'on acceptait d'investir 800 millions. On pourra d'ailleurs calculer que cette somme correspond aux contributions fiscales directes et indirectes annuelles des patients que la médecine a guéris en France d'un cancer.

Que dirait-on d'une guerre menée avec un budget

quinze fois inférieur au minimum nécessaire ? On dirait que, quelle que soit la valeur des soldats, la défaite est assurée.

Il y a quelque chose d'illogique et d'incompréhensible dans le comportement du ministère des Finances qui fixe le budget de la recherche cancérologique à un niveau aussi misérable contre le souhait des contribuables.

Et pourtant, quel beau sujet de référendum : « Considérez-vous comme raisonnable de consacrer 800 millions de francs par an à une opération spéciale de recherche intensive contre le cancer ? »

Lorsque nous faisons appel à l'aide volontaire des Français, et nous y avons recouru maintes fois par l'intermédiaire de la « Ligue française contre le Cancer », du « Groupe des entreprises dans la Lutte contre le Cancer » (G.E.F.L.U.C.), de l'« Association pour le développement de la Recherche sur le Cancer à Villejuif », et, plus récemment, par celui de la « Fondation pour la Lutte contre les Maladies sanguines, immunitaires et tumorales », on les trouve plus que volontaires : ils sont généreux.

Ces institutions philanthropiques apportent aux laboratoires des ressources dont la gestion est plus souple que celle imposée par le ministère des Finances. Cela permet le lancement ou la promotion très rapide d'opérations imprévues au moment de la préparation du budget de l'Etat ; mais ces ressources ne suffisent pas à remplacer ce budget.

Le président de la République, au terme d'un pénible conflit qui m'a opposé pendant quatre mois à Mme Simone Veil, ministre de tutelle de la Recherche médicale, a permis à la D.G.R.S.T. de lancer une action coordonnée « Cancérogenèse et pharmacologie du cancer », à laquelle a été affectée la somme de... 2 millions de francs par an.

Cet essai doit être « transformé », et pour cela il faut multiplier cette somme par un facteur adapté au potentiel de recherche du pays ; il faut aussi consacrer les hommes nécessaires si l'on veut que notre pays participe à l'ultime combat contre le cancer. Ces hommes existent. Ils sont formés et ne demandent qu'à lutter. Mais le nombre des postes disponibles pour l'agrégation universitaire et les commissions du C.N.R.S. et de l'I.R.S.E.R.M. est insuffisant, et c'est une lutte incessante et stérilisante que les « patrons » doivent mener pour tenter, le plus souvent en vain, d'obtenir le poste qui permette à un jeune chercheur doué et motivé de « s'engager » dans ce combat.

L'Alliance Européenne contre le Cancer

Parce qu'elle est en bonne position en matière scientifique, et pour être également fidèle à sa mission, la France doit développer, avec les autres pays de la C.E.E., une véritable « Alliance Européenne contre le Cancer ». Le chemin en a été tracé par la Fondation de l'« Organisation européenne de Recherche sur le traitement du Cancer » (O.E.R.T.C.), créée en 1962, à l'initiative de spécialistes des plus grands instituts et services cancérologiques des pays de la C.E.E. et de la Suisse, avec pour objectif de donner une dimension européenne à leur travail.

L'O.E.R.T.C. est une aventure scientifique et médicale commune, englobant plus de cent hôpitaux et instituts à la pointe de la recherche sur le cancer.

Or, pendant plusieurs années et encore actuellement, la presque totalité du budget de l'O.E.R.T.C. est venue de l'Institut National du Cancer des Etats-Unis. Voilà qui est humiliant et inadmissible. La responsabilité financière de cette organisation, qui a fait la preuve de son efficacité, incombe désormais à l'Europe.

L'O.E.R.T.C. travaille, bien sûr, en liaison étroite avec l'Institut National du Cancer des Etats-Unis, et, également avec une organisation de même nature qui coordonne la recherche cancérologique des pays de l'Est. Mais elle doit pouvoir tenir son rang.

L'O.N.U. contre le cancer ?

Je vois encore le général de Gaulle me demander, en 1961, s'il était un type de recherche contre le cancer qui gagnerait à être conduit à l'échelle du monde. Il avait formé le projet de proposer aux « Grandes Nations » de consacrer 0,5% de leur budget militaire à un institut planétaire de lutte contre le cancer.

Je lui ai répondu par un exposé succinct d'épidémiologie du cancer, soulignant l'intérêt d'une vaste étude comparant les fréquences des différentes tumeurs selon les pays, les comportements, les races et les environnements.

Il m'avait demandé si la France connaissait une fréquence particulièrement importante de certains cancers. « Le cancer de l'œsophage, lui avais-je répondu, est fort répandu en France », et je lui exposai sa répartition en certaines zones géographiques, qui sont aussi celles de la haute consommation d'alcool.

Il en avait conclu que nous étions bien placés pour conserver notre médaille d'or, et aussi que la connaissance des causes d'une maladie ne suffit pas à la prévenir. Et il m'avait demandé s'il ne serait pas plus efficace et moins cher d'orienter notre effort scientifique vers la recherche de quelque vaccin.

Je n'ai pu que lui faire part de ma conviction selon laquelle nous guérirons les trois quarts des cancers avant d'avoir réussi à en réduire le nombre actuel d'un quart par des mesures de « prévention » concernant des facteurs parfaitement connus et en augmentation.

Quatre cent mille Français vivent aujourd'hui grâce aux traitements qui leur ont été appliqués. « Sont-ils vraiment guéris ? » me demanda le Général.

Guérit-on jamais de cette drôle de maladie qu'est la vie ?

Références

PROLOGUE

1. MATHÉ G. : *Le Cancer*, Paris, 1967, Hachette.

2. MATHÉ G. : *Immunothérapie des cancers, immunoprévention et immunorestauration. Une introduction*, Paris, 1976, Expansion scientifique française.

3. MATHÉ G. et CATTAN A. : *Cancérologie (à l'usage du praticien et de l'étudiant)*, Paris, 1976, Expansion scientifique française.

4. MATHÉ G. et KENIS Y. : *La chimiothérapie des cancers (leucémies, hématosarcomes et tumeurs solides)*, 3e éd., Paris, 1975, Expansion scientifique française.

CHAPITRE 1

BERKALOFF A., BOURGUET J., FAVART P. et GUINNEBAULT M. : *Biologie et physiologie cellulaires*, 4e éd., Paris, 1973, Hermann édit.

CALVIN M. : *Chemical evolution, molecular evolution towards the origins of living systems on the earth and elsewhere*, New York,1969, Oxford University Press.

CURTIS H. : *The viruses.* The natural history Press, New York, 1965, Garden City.

JACOB F. : *La Logique du vivant*, Paris, 1970, Gallimard.

LURIA S.E. : *La Vie, expérience inachevée*, Paris, 1975, Armand Colin.

LWOFF A. : *L'Ordre biologique*, Paris, 1969, Laffont.

MONOD J. : *Le Hasard et la Nécessité*, Paris, 1970, Seuil.

SCHAPIRA G. et DREYFUS J.-C. : *Pathologie moléculaire*, Paris, 1975, Masson.

WATSON J. D. : *La Double Hélice* (trad. franç.), Paris, 1968, Laffont.

WATSON J.D. : *Biologie moléculaire du gène* (trad. franç.), Paris, 1968, Ediscience.

CHAPITRE 2

BECKER F.F. (ed.) : *Cancer. 3. A comprehensive treatise. Biology of tumors : cellular biology and growth*, New York, 1975, Plenum Press.

BECKER F.F. (ed.) : *Cancer. 4. A comprehensive treatise. Biology of tumors : surfaces, immunology and comparative pathology*, New York, 1975, Plenum Press.

MACGRADY P. : *The Savage Cell*, New York, 1964, Basic Books Inc. Publ.

MATHÉ G. et CATTAN A. : *Cancérologie (à l'usage du praticien et de l'étudiant)*, Paris, 1976, Expansion scientifique française.

SYMINGTON T. et CARTER R.L. (eds.) : *Scientific foundations of oncology*, Londres, 1976, W. Heinemann Medical Books.

WEISS L. (ed.) : *Fundamental aspects of metastasis*, Amsterdam, 1976, North Holland.

CHAPITRE 3

BECKER F.F. (ed.) : *Cancer. 1. A comprehensive treatise. Etiology : chemical and physical carcinogenesis,* New York, 1975, Plenum Press.

BECKER F.F. (ed.) : *Cancer. 2. A comprehensive treatise. Etiology : viral carcinogenesis,* New York, 1975, Plenum Press.

FRAUMENI J.F. (ed.) : *Persons at high risk of cancer,* New York, 1975, Academic Press.

GROSS L. (ed.) : *Oncogenic viruses,* New York, 1961, Pergamon Press.

GRUNDMANN E. (ed.) : *Special topics in carcinogenesis,* Heidelberg-New York, 1974, Springer Verlag.

KOLBER A. (ed.) : *Tumor virus-host cell interaction,* New York, 1975, Plenum Press.

SKANDIA INTERNATIONAL SYMPOSIA : *Health control in detection of cancer,* Symposium sept. 23-25, 1975, (H. Bostrom, T. Larsson and N. Ljungstedt eds.)

WEISBURGER J.N. et WEISBURGER E.K. : *Chemicals as causes of cancer,* New York, 1966, Chemical and Engineering News.

« Pollution de l'environnement et risques cancérogènes », *Inserm Symposia,* Séries 52, Paris, 1976, I.N.S.E.R.M. édit.

CHAPITRE 4

Autoimmunity (N. Talal, ed.), New York, 1977, Academic Press.

BECKER F.F. (ed.) : *Cancer. 2. A comprehensive treatise. Etiology: viral carcinogenesis,* New York, 1975, Plenum Press.

BRIEN P. : *Le Vivant,* Bruxelles, 1974, Ed. Univ. Bruxelles.

GOTTLIEB A.A., PLESCIA O.J. et BISHOP D.H.L. :

Fundamental aspects of neoplasia, Heidelberg, 1975, Springer Verlag.

GROSS L. : *Oncogenic viruses,* New York, 1961, Pergamon Press.

KOLBER A. (ed.) : *Tumor virus-host cell interaction,* New York, 1975, Plenum Press.

LEVY J.A. : « *Endogenous C-type viruses: double agents in natural life processes* », *Biomedicine* 1976, *24,* 89.

MONOD J. : *Le Hasard et la Nécessité,* Paris, 1970, Seuil.

CHAPITRE 5

FRAUMENI J.F. : *Persons at high risk of cancer,* New York, 1975, Academic Press.

Genetic concepts and neoplasia, Baltimore, 1970, Williams and Wilkins.

KENYON D.H. et STEINMAN G. : *Biochemical predestination,* New York, 1969, Mac Graw-Hill.

KOLLER P.C. : *The role of chromosomes in cancer biology,* Heidelberg-New York, 1972, Springer Verlag.

LAMY M. et DE GROUCHY J. : *L'Homme et l'hérédité. Introduction à la génétique humaine d'aujourd'hui,* Paris, 1967, Hachette Littérature.

Problèmes psychologiques en rapport avec le cancer, C.R. Marseille 1975, Institut J. Paoli.

CHAPITRE 6

BECKER F.F. (ed.) : *Cancer. 1. A comprehensive treatise. Etiology: chemical and physical carcinogenesis,* New York, 1975, Plenum Press.

BECKER F.F. (ed.) : *Cancer. 2. A comprehensive treatise. Etiology: viral carcinogenesis,* New York, 1975, Plenum Press.

GRUNDMANN E. (ed.) : *Special topics in carcinogenesis*, Heidelberg-New York, 1974, Springer Verlag.

KOLBER A. (ed.) : *Tumor virus-host cell interaction*, New York, 1975, Plenum Press.

SYMINGTON T. et CARTER R.L. (eds) : *Scientific foundations of oncology*, Londres, 1976, W. Heinemann Medical Books.

WATSON J.D. : *Biologie moléculaire du gène* (trad. franç.), Paris, 1968, Ediscience.

CHAPITRE 7

BECKER F.F. (ed.) : *Cancer. 1. A comprehensive treatise. Etiology: chemical and physical carcinogenesis*, New York, 1975, Plenum Press.

BECKER F.F. (ed.) : *Cancer. 2. A comprehensive treatise. Etiology: viral carcinogenesis*, New York, 1975, Plenum Press.

BECKER F.F. (ed.) : *Cancer. 4. A comprehensive treatise. Biology of tumors : surfaces, immunology and comparative pathology*, New York, 1975, Plenum Press.

BEERS R.F., CARMICHAEL TILGHMAN R. et BASSETT E.G. (eds) : *The role of immunological factors in viral and oncogenetic processes*, Baltimore, 1974, The Johns Hopkins University Press.

BURNET F.M. : *Immunological surveillance*, Oxford, 1970, Pergamon Press.

CROWELL R.L., FRIEDMAN H. et PRIER J.E. (eds) : *Tumor virus infections and immunity*, Baltimore, 1976, University Park Press.

FRAUMENI J.F. : *Persons at high risk of cancer*, New York, 1975, Academic Press.

MATHÉ G. : *Immunothérapie des cancers, immunoprévention et immunorestauration. Une introduction*, 1 vol., Paris, 1976, Expansion scientifique française.

SUSS R., KINZEL V. et SCRIBNER J.D. : *Cancer*

experiments and concepts, 1 vol., Heidelberg, 1973, Springer Verlag.

SYMINGTON T. et CARTER R.L. (eds) : *Scientific foundations of oncology*, Londres, 1976, W. Heinemann Medical Books.

CHAPITRE 8

Environment and cancer, Baltimore, 1972, Williams and Wilkins.

FRAUMENI J.F. : *Persons at high risk of cancer*, New York, 1975, Academic Press.

GRUNDMANN E. (ed.) : *Special topics in carcinogenesis*, Heidelberg-New York, 1974, Springer Verlag.

MATHÉ G. : *Immunothérapie des cancers, immunoprévention et immunorestauration. Une introduction*, 1 vol., Paris, 1976, Expansion scientifique française.

MATHÉ G. et CATTAN A. : *Cancérologie (à l'usage du praticien et de l'étudiant)*, Paris, 1976, Expansion scientifique française.

SYMINGTON T. et CARTER R.L. (eds) : *Scientific foundations of oncology*, Londres, 1976, W. Heinemann Medical Books.

WALFORD R.L. : *The immunologic theory of aging*, Baltimore, 1969, Williams and Wilkins.

CHAPITRE 9

BECKER F.F. (ed.) : *Cancer. 1. A comprehensive treatise. Etiology: chemical and physical carcinogenesis*, New York, 1975, Plenum Press.

BECKER F.F. (ed.) : *Cancer. 2. A comprehensive treatise. Etiology: viral carcinogenesis*, New York, 1975, Plenum Press.

Fraumeni J.F. : *Persons at high risk of cancer*, New York, 1975, Academic Press.

Grundmann E. (ed.) : *Special topics in carcinogenesis*, Heidelberg-New York, 1974, Springer Verlag.

Mathé G. et Cattan A. : *Cancérologie (à l'usage du praticien et de l'étudiant)*, Paris, 1976, Expansion scientifique française.

Skandia International Symposia : *Health control in detection of cancer*, Symposium sept. 23-25, 1975 (H. Bostrom, T. Larsson and N. Ljungstedt, eds).

Symington T. et Carter R.L. (eds) : *Scientific foundations of oncology*, Londres, 1976, W. Heinemann Medical Books.

Tozer E. : *The thinking man's guide to quitting cigarettes*, 1971, U.S.A.

CHAPITRE 10

Bagshawe K.O. : *Medical oncology*, Londres, 1975, Blackwell.

Bucalossi P. et Veronesi U. (eds) : *Oncologia clinica*, 3 vol., Milan, 1973, Casa Editrice Ambrosiana.

Compte rendu des Journées médicales sur les problèmes psychologiques en rapport avec le cancer, Marseille, 1975, Institut J. Paoli-Calmette.

End results in cancer, Report n° 4, Bethesda, 1972, U.S. Department of Health, Education and Welfare.

Enquête permanente cancer : survie à long terme, Paris, 1976, I.N.S.E.R.M. édit.

Holland J.F. et Frei E. III. : *Cancer medicine*, Philadelphie, 1974, Lea and Febiger.

Institut Gustave-Roussy : *Carcinologie*, Paris, 1962, Editions médicales Flammarion.

Karcher K.H. (ed.) : *Krebsbehandlung als interdisziplinäre Aufgabe*, Heidelberg-New York, 1975, Springer Verlag.

MATHÉ C. et MATHÉ G. : *La santé est-elle au-dessus de nos moyens ?* Paris, 1970, Plon.

MATHÉ G. : *Immunothérapie des cancers, immunoprévention et immunorestauration. Une introduction*, Paris, 1976, Expansion scientifique française.

MATHÉ G. et CATTAN A. : *Cancérologie (à l'usage du praticien et de l'étudiant)*, 1 vol., Paris, 1976, Expansion scientifique française.

MATHÉ G. et KENYS Y. : *La chimiothérapie des cancers (leucémies, hématosarcomes et tumeurs solides)*, 3e éd., Paris, 1976, Expansion scientifique française.

Mortalité par cancer en France, année 1969, Paris, 1976, I.N.S.E.R.M. édit.

Mortalité par cancer en France, année 1970, Paris, 1976, I.N.S.E.R.M. édit.

SMITH A. : *Psychosocial aspects of cancer patient care. A self-instructional text*, Mc Graw-Hill eds, 1975.

SMITH A. : *A comprehensive approach to rehabilitation of the cancer patient. A self-instructional text*, Mc Graw-Hill eds, 1975.

TUBIANA M., DUTREIX J., DUTREIX A. et JACQUET P. : *Bases physiques de la radiothérapie et de la radiobiologie*, Paris, 1963, Masson.

CHAPITRE 11

Comptes rendus du XIe Congrès international sur le Cancer, Florence, 1974, U.I.C.C., Genève.

« Comptes rendus du Premier Congrès de la Société de Médecine Interne cancérologique », *Europ. J. Cancer* (numéro spécial), 1975, 1976.

Proceedings of the Annual Meetings of the American Association for Cancer Research, 1974, 1975, 1976, Baltimore, Williams and Wilkins.

Proceedings of the Annual Meetings of the American Society of Clinical Oncology, 1974, 1975, 1976, Baltimore, Williams and Wilkins.

EPILOGUE

CROWTHER J.G. : *Science in modern society*, Londres, 1967, The Cresset Press.

DE SOLLA D.J. : *Little science, big science*, New York, 1963, Columbia University Press.

GILPIN R. : *La Science et l'Etat en France*, Paris, 1970, Gallimard.

MATHÉ G. : *Le temps d'y penser*, 1 vol., Paris, 1974, Stock.

MATHÉ C. et MATHÉ G. : *La santé est-elle au-dessus de nos moyens ?* 1 vol., Paris, 1970, Plon.

NOSSAL G.J.V. : *Medical science and human goals*, Londres, 1975, Edward Arnold.

Glossaire

Accélérateur linéaire : appareil accélérant les particules de l'atome* et les libérant chargées d'une très haute énergie cinétique utilisée en radiothérapie.

Acétylcholine : médiateur chimique libéré au niveau de certaines terminaisons des nerfs, qui transmet à certaines cellules des messages apportés par ceux-ci.

Acides : substances de saveur acide qui produisent des sels avec des bases ou des métaux.

Acides aminés : composants azotés monomères* des protéines*. Une vingtaine d'acides aminés sont indispensables à la vie.

Acide désoxyribonucléique ou *A.D.N. :* acide nucléique* dont le sucre est le désoxyribose.

Acide ribonucléique ou *A.R.N. :* acide nucléique* dont le sucre est le ribose.

Acides nucléiques : polymères* de nucléotides* qui se présentent sous deux formes : l'acide désoxyribonucléique (ou A.D.N.)* et l'acide ribonucléique (ou A.R.N.)*. Ils sont, le premier toujours, et le second parfois, constituants de gènes.

Acide ribonucléique de transfert ou A.R.N. de transfert : molécule d'A.R.N. qui permet à la molécule d'A.R.N. messager* de transcrire ses messages (inscrits sous forme de séquences de bases) pour la biofabrication des protéines* dont la spécificité est déterminée par leurs séquences d'acides aminés*.
C'est au niveau des ribosomes* que sont produites ces protéines. Les molécules d'A.R.N. de transfert sont libres dans le cytoplasme de la cellule et apportent les acides aminés sur l'A.R.N. messager.

* Désigne les termes définis dans ce glossaire.

Acide ribonucléique messager ou *A.R.N. messager :* A.R.N. qui transmet les messages de l'A.D.N.* pour la bioproduction des protéines à la machinerie de cette fabrication qui se situe dans les ribosomes*.

Actinomycine : substance extraite d'un champignon microscopique utilisé dans la chimiothérapie des cancers.

Activés (macrophages) : se dit des macrophages* qui ont subi certaines incitations mettant en action leurs fonctions.

Adaptation : appropriation d'un organisme au milieu dans lequel il vit et aux changements de celui-ci. Selon la théorie de Darwin*, le milieu ne fait que sélectionner les organismes qui ont les moyens de s'adapter à lui. Selon celle de Lamarck*, l'organisme possède les moyens de se transformer pour s'adapter au milieu.

Adaptation (enzymes d') : enzymes* élaborées en fonction de la composition du milieu extérieur.

Adénocarcinome : cancer des glandes.

Adénome : tumeur bénigne des glandes.

Adénovirus : virus à A.D.N.* Ils doivent leur nom au fait qu'ils ont été découverts dans des cultures de tissu adénoïde (« végétations » et amygdales). Ils peuvent provoquer, chez l'Homme, des affections respiratoires ou oculaires, des angines et des maladies bénignes des ganglions abdominaux.

Adjuvant : agent qui module les réactions immunitaires*.

A.D.N : abréviation pour acide désoxyribonucléique*.

A.D.N. polymérase : enzyme* qui catalyse la polymérisation de nucléotides* pour la formation d'A.D.N.*

Adoptive : se dit de la forme d'immunité* que l'on ne peut transférer d'un animal à un autre que par des lymphocytes*.
Se dit de la forme d'immunothérapie* qui fait appel à l'injection de ces cellules ou à la greffe du tissu qui les produit, la moelle osseuse.

Adriamycine : substance extraite d'un champignon microscopique, utilisée dans la chimiothérapie des cancers.

Aflatoxine : substance sécrétée par un champignon microscopique, qui contamine certains tourteaux et qui est cancérogène pour le foie.

Akr : lignée pure* de souris qui se singularise par la haute fréquence des leucémies spontanées.

Alcaloïdes : terme recouvrant l'ensemble des substances organiques extraites de plantes, comportant de l'azote, et qui sont actives physiologiquement, pharmacologiquement, et toxicologiquement : la caféine, la morphine, la nicotine, la quinine, la strychnine, etc., sont des alcaloïdes, ainsi que deux substances utilisées dans la chimiothérapie des cancers, la vinblastine et la vincristine.

Alcool éthylique : alcool dit « primaire », contenu dans les boissons dites « alcoolisées », et qui est responsable de diverses affections qui rentrent dans le cadre de l'alcoolisme encore appelé « éthylisme ».

Alcoylants (ou *ALKYLANTS*) *:* substances très réactives, notamment avec les grosses molécules telles que celles d'A.D.N.*, d'A.R.N.* ou de protéines. Elles sont utilisées dans la chimiothérapie des cancers.

Alkylants : Voir ALCOYLANTS.

Alpha-1-fœtoprotéine : protéine* présente dans le sérum du sang du fœtus humain et chez les patients porteurs de certaines tumeurs.

Amines : bases* organiques azotées, dérivant de l'ammoniaque et jouant un rôle considérable dans la biofabrication d'acides aminés, de protéines, d'alcaloïdes...

Amines secondaires : le terme « secondaire » signifie que ces amines ont été formées à partir de précurseurs tels que les nitrates et les nitrites.

Amphétamine : amine* qui stimule le système nerveux central.

Amplification génétique : Voir PROTOVIRUS.

Anaphylaxie (du grec *ana*, en haut, et *phylaxie*, protection) : phénomène décrit par Portier et Richet en 1902, qui est une forme d'expression de l'immunité à médiation humorale* et qui résulte du contact entre un antigène* et son anticorps* lors d'un second contact de l'organisme avec cet antigène. Il libère des substances qui sont capables, dans certaines circonstances, de provoquer un choc dû à la libération importante et instantanée d'histamine, substance qui agit sur les muscles lisses et notamment sur ceux des vaisseaux.

Anaplasique (du grec *ana*, en haut, et *plassein*, façonner) : se dit de tissus ou de cellules cancéreuses qui apparaissent très peu différenciés.

Androgène(s) : hormone(s) mâle(s).

Anémie hémolytique (du grec *haima*, sang, et de l'anglais *lysis*, destruction) : réduction du taux des globules rouges du sang liée à leur destruction anormale.

Aniline : amine* cyclique extraite de la houille et utilisée dans l'industrie des colorants. Certains de ses dérivés sont utilisés comme médicaments antialgiques.

Angström : un dix millième du micron*.

Antagoniste : se dit de substances anticancéreuses dont la formule chimique est assez voisine de celle de certaines substances indispensables aux biofabrications des matériaux pour qu'elles soient assimilées par la cellule, mais qui en diffèrent suffisamment pour que ces biofabrications ne s'accomplissent pas ou aboutissent à des matériaux anormaux.

Anticodon : groupe de trois nucléotides sur l'A.R.N. de transfert* qui s'apparie avec le codon* de l'A.R.N. messager*. Il place les acides aminés* à l'endroit approprié de la chaîne protéique qui se développe au cours de la fabrication des protéines au niveau des ribosomes.

Anticorps : molécule produite par des animaux, singulièrement leurs plasmocytes*, en réponse à l'exposition à un antigène*. L'anticorps se combine à l'antigène. Si celui-ci est porté par des cellules microbiennes ou autres, l'anticorps peut fixer à leur niveau le complément* qui les tue.

Anticorps cytotoxique : anticorps qui fixe au niveau des cellules cibles, le complément* capable de tuer ces cellules.

Antigène : substance qui suscite des réactions immunitaires* dans un organisme à l'égard duquel elle est « étrangère ».

Antigène Australien : antigène* du virus de la forme d'hépatite dite « B » ou « sérique » (souvent transmise par la « seringue »).

Antigène cancéro- ou *carcino-embryonnaire* (du grec *carcinos*, cancer) : substance définie par ses propriétés antigéniques*, révélée par des méthodes immunologiques*, qui est commune à divers cancers et aux tissus embryonnaires.

Antigène de greffe : antigène* porté par les membranes des cellules nucléées d'un organisme et qui donne à celui-ci sa singularité. Les antigènes de greffe suscitent les réactions immunitaires* de rejet.

Antigènes tumoraux : antigènes* mis en évidence sur ou dans les cellules tumorales et non sur les cellules normales d'individus normaux.

Antigénique : qui suscite des réactions immunitaires*.

Antihormones : substances qui s'opposent à l'action des hormones et qui sont utilisées dans la chimiothérapie des cancers.

Antimitotique : substance anticancéreuse qui inhibe spécifiquement la phase mitotique* du cycle cellulaire*.

Anuscopie : examen de l'anus à l'aide d'un anuscope, type particulier d'endoscope*.

Armés (macrophages) : se dit de macrophages* non immuns* qui sont rendus cytotoxiques* à l'égard des cellules cancéreuses par des lymphocytes* immuns à l'égard de ces cellules, ou par des substances produites par ces lymphocytes.

A.R.N. : abréviation d'acide ribonucléique*.

A.R.N. messager :
Voir ACIDE RIBONUCLEIQUE MESSAGER.

A.R.N. polymérase : enzyme* qui catalyse la polymérisation des nucléotides pour la biofabrication de l'A.R.N.* par copie de l'A.D.N.*

A.R.N. de transfert :
Voir ACIDE RIBONUCLEIQUE DE TRANSFERT.

A.R.N. 70S : A.R.N.* de grande taille, caractéristique de l'A.R.N. des virus à A.R.N. cancérogènes.

Aromatique : en langage commun : qui possède une odeur marquée. En langage chimique : se dit des molécules dont la formule possède un ou plusieurs noyaux benzéniques (voir « benzène »).

Asparaginase : enzyme que l'on extrait de divers microbes et qui détruit l'acide aminé dit « asparagine* ». Elle est utilisée en chimiothérapie anticancéreuse.

Asparagine : acide aminé*.

Asymptote : droite dont la forme est telle que la distance d'un

point d'une courbe à cette droite tend vers le zéro quand le point s'éloigne à l'infini sur la courbe.
Se dit de deux branches infinies de courbes extrêmement voisines.

Atome : élément le plus petit de la matière. Les atomes sont rassemblés en molécules* pour former des substances qui constituent les matériaux naturels. Un atome est composé d'un noyau comportant des neutrons* et des protons* autour duquel gravitent les électrons*.

Auto-immunes : se dit des réactions immunitaires* dirigées apparemment contre les propres cellules de l'organisme, et des affections associées à ces réactions.

Auto-immunisation : immunisation d'un organisme à l'égard de certains de ses propres antigènes*.

Autosomale : Voir AUTOSOMES.

Autosomes (chromosomes) :* se dit des chromosomes autres que les chromosomes sexuels Y (femelle) et X (mâle). L'espèce humaine en compte 44.

Autotolérance : tolérance d'un organisme à l'égard de ses propres constituants.

Azoïques : se dit de certains composés azotés.

Bactéries (du grec *baktéria*, petit) : micro-organismes monocellulaires procaryotes*.

Bactériophages : virus de bactéries.

Barbituriques : ensemble de médicaments dérivés de l'acide barbiturique, ou malonylurée, qui possèdent la propriété d'être hypnotiques et d'induire des enzymes d'adaptation*.

Bases : substances qui produisent un sel et de l'eau en se combinant avec un acide.

Bases puriques : bases qui composent les acides nucléiques*.

Bases pyrimidiques : bases qui composent les acides nucléiques*.

B.C.G. : bacille de la tuberculose bovine, isolé par Calmette et Guérin.

Benzène : hydrocarbure* (mono) cyclique extrait des goudrons de la houille.

Benzopyrène : hydrocarbure* polycyclique cancérogène.

Bêtatron : accélérateur magnétique d'électrons* qui produit également des rayons X* très pénétrants. Ces électrons et ces rayons X sont utilisés en radiothérapie.

Bicaténaire : se dit d'une molécule d'acide nucléique qui comporte deux brins.

Biocénose : communauté des espèces animales et végétales qui peuplent un milieu donné.

Biomasse : ensemble des organismes vivants.

Biopsie : prélèvement d'un fragment de tissu pour examen au microscope des coupes de celui-ci.

Biosphère : milieu dont les conditions physiques et chimiques permettent la vie.

Biosynthèse : production des matériaux organiques par des éléments, organismes ou organites vivants. Cette biofabrication fait appel à l'action de catalyseurs particuliers aux agents vivants que l'on appelle des enzymes*.

Bléomycine : substance extraite d'un champignon microscopique utilisé dans la chimiothérapie des cancers.

Blocage : phénomène d'inhibition des sites des lymphocytes* qui reconnaissent l'antigène*.
Phénomène de masquage de l'antigène qui empêche les lymphocytes de le reconnaître.

Bloquant : se dit de certains anticorps qui se fixent sur les antigènes* portés par des cellules sans apporter le complément* au niveau de celles-ci. Se dit également d'antigènes solubles présents dans les humeurs, qui se fixent sur les sites de reconnaissance des lymphocytes*, les bloquent et les empêchent de « reconnaître » ces antigènes. Se dit de complexes d'antigènes et d'anticorps* qui possèdent les deux propriétés.

Bourse de Fabricius : organe présent chez les oiseaux et absent chez les mammifères, situé près du cloaque, qui, comme le thymus*, est composé de deux types de cellules. Les unes, dites épithéliales, sont probablement porteuses d'un message qu'elles transmettent au deuxième type d'éléments qui sont des cellules de la lignée lymphocytaire* venues de la moelle osseuse. Elles leur confèrent ou confirment le caractère de lymphocytes B*. Il s'agit là de l'exemple type d'un organe jouant un rôle déterminant dans la différenciation cellulaire*.

Bromodésoxyuridine : base pyrimidique* voisine de l'uracile et bromée.

Bronchoscopie : examen endoscopique des bronches (voir ENDOSCOPIE).

Buckythérapie : radiothérapie par des rayons qui pénètrent très peu profondément dans les tissus (car de très faible énergie).

Burkitt (lymphosarcome de, ou *tumeur de) :* tumeur constituée de cellules appartenant à la famille des lymphocytes*, singulière par l'aspect de ceux-ci, qui ressemblent à des lymphocytes transformés ou immunoblastes*, et par l'infiltration de la population de ces cellules par des macrophages*. Le lymphosarcome de Burkitt a été décrit par ce chirurgien en Afrique centrale. L'existence de formes extra-africaines est discutée.

Cachexie : maigreur extrême.

Caféine : alcaloïde contenu dans le café et dans le thé. Agent stimulant des cellules nerveuses. Mutagène*.

Calcitonine (ou thyrocalcitonine) : hormone produite par certaines cellules de la glande thyroïde et intervenant dans la régulation du calcium.

Canavalia ensiformis : globuline extraite de la fève des marais.

Cancérogène (du latin *cancer* et du grec *genos*, génération) : qui provoque des cancers.

Cancérologie : science qui étudie les cancers.

Cancérolytiques (du latin *cancer* et de l'anglais *lysis*, dissociation) : se dit d'agents physiques, chimiques ou biologiques qui détruisent les cellules cancéreuses.

Cancérostatiques (du latin *cancer* et du grec *stassis*, arrêt) : *se* dit d'agents physiques, chimiques ou biologiques qui inhibent les divisions des cellules.

Cancers multiples : cancers multiples apparus chez le même individu simultanément ou successivement.

Cancer primaire : cancer initial, par opposition aux cancers secondaires ou métastases.

Cancers secondaires : métastases de cancers primaires.

Carcino-embryonnaire (du grec *carcinos*, cancer) :
Voir ANTIGENE CANCERO- OU CARCINO-EMBRYONNAIRE.

Carcinogène (du grec *carcinos,* cancer, et *genos,* génération) : qui provoque des cancers.

Carcinome (du grec *carcinos,* cancer) : cancer des tissus épithéliaux (dans la nomenclature internationale).

Cartésien : se dit d'une méthode inaugurée par Descartes, et qui n'est rien d'autre qu'un style de pensée par « idées claires et distinctes », dont l'objet essentiel était de libérer la réflexion philosophique de toute autorité (religieuse et politique) et d'inaugurer ainsi la pratique de la méditation personnelle. Ses principaux élèves, Leibniz, Spinoza et Malebranche, ont développé des modèles de pensée physiques ou métaphysiques qui ont prétendu promouvoir le rationalisme et plus tard le matérialisme, sans cependant débarrasser vraiment leurs considérations de la mystique et du spiritualisme. Le cartésianisme est invoqué à la fois par les idéalistes, les spiritualistes et les matérialistes.

Catalyseur (du grec *katalarsis,* dilution) : agent physique, chimique ou biologique qui peut accélérer une réaction chimique sans entrer dans la composition du produit passé dans la réaction ou obtenu à partir de celle-ci. Les enzymes* sont des catalyseurs biologiques.

Cathode (du grec : *kata,* en bas, et *hodos,* chemin) : électrode reliée au pôle négatif d'une source de courant.

Cathodique (rayon) : rayon émis par la cathode*.

Cellules germinales : cellules reproductrices (ovules et spermatozoïdes), par opposition aux cellules somatiques*.

Cellules K : cellules dont la nature est inconnue (lymphocytes* B ou monocytes* peu différenciés), qui sont capables de détruire (K, de *killer,* tueur) des cellules porteuses de l'anticorps* dirigé contre leur antigène*, sans l'intervention du complément*.

Cellules souches : cellules indifférenciées ou peu différenciées, qui donnent, en se multipliant, d'autres cellules souches et/ou des cellules plus différenciées (voir DIFFERENCIATION).

Centrioles : organites cellulaires exerçant leur rôle au cours de la mitose* ; ce rôle consiste à tendre les filaments du fuseau*.

Centromère : portion d'un chromosome* qui maintient accolés les deux chromatides* et exerce un rôle essentiel dans la répartition des chromosomes dans les deux cellules filles relevant d'une division cellulaire.

Césium 137 : corps radioactif* produit au cours de la fission nucléaire, qui se désintègre en baryum 137m avec émission d'un rayonnement bêta*, tandis que le baryum se désintègre en émettant un rayonnement gamma*.

Chalones : substances probablement issues de cellules différenciées et dont le taux contrôle la production par leurs cellules progénitrices.

Chlorure de vinyle : substance chimique monomère* des plastiques, cancérogènes pour les vaisseaux du foie.

Choriocarcinome placentaire (du grec *chorion*, placenta) : cancer du placenta.

Chromatides : nom des deux filaments qui constituent un chromosome et qui sont reliés par le centromère.

Chrome 51 : élément radioactif* qui émet essentiellement un rayonnement X et un rayonnement gamma.

Chromosomes (du grec *kroma*, couleur) : organites figurés qui apparaissent dans le noyau de la cellule au moment de la mitose*. Ils sont constitués d'A.D.N.* et de protéines* et sont les supports des gènes* qui transmettent les caractères héréditaires. Leur nombre est caractéristique de l'espèce. Il est de 46, dont 44 autosomes* et deux sexuels : XX chez la femelle, XY chez le mâle.

Chronique : se dit d'une maladie de longue durée.

Cinétique : discipline qui étudie l'évolution des systèmes.

Cinétique cellulaire : discipline qui étudie l'évolution des cellules.

Cinétique de premier ordre : règle selon laquelle une même proportion et non un même nombre absolu de cibles est affectée par une agression donnée lorsque celle-ci est répétée.

Cistron : unité génétique responsable d'une fonction, c'est-à-dire d'une séquence acides aminés* dans une protéine*.

Clone : progéniture cellulaire provenant d'une seule cellule et possédant tous les caractères de celle-ci.

Cobalt 60 : élément radioactif* qui émet des rayons bêta*, alpha* et gamma*.

Cocarcinogène : Voir CARCINOGENE ou CANCEROGENE ; agent amplifiant l'action d'un autre cancérogène, mais inactif lorsque appliqué seul.

Code génétique : ensemble des mécanismes qui régit la spécificité des messages héréditaires.

Coder : transformer un texte en des équivalences.

Codon : séquence de trois nucléotides* successifs de l'A.R.N.* constituant le code d'un acide aminé*.

Coiffe : rassemblement des antigènes* d'une cellule en un site de sa membrane, qui précède leur ingestion par les cellules qui les portent.

Colloïdal : qui a l'apparence de la colle de gélatine : concerne des émulsions de grosses molécules* non solubles.

Coloscopie : endoscopie* du côlon.

Complément : substance du sang capable de se fixer sur des systèmes antigènes-anticorps*, et qui peut détruire (lyser) des cellules porteuses de ces systèmes.

Concanavaline A : protéine extraite des grains de Jaquier. Elle stimule de façon élective les lymphocytes T*. Elle les fait entrer dans le cycle cellulaire en les transformant en cellules ressemblant à des immunoblastes*.

Conjonctif (tissu) :
Voir TISSU CONJONCTIF.

Constitution génétique : constitution liée à l'hérédité.

Contacthérapie : radiothérapie cutanée, dont les rayons sont très peu pénétrants car de très faible énergie et émis par une source placée très près de la peau.

Cortisone : hormone produite par les glandes surrénales. Appartient à la famille des stéroïdes*.

Crick : chimiste anglais qui a partagé avec Watson la découverte de la structure de l'A.D.N.*, et qui s'est encore rendu célèbre pour son éthique qui dévie de l'éthique traditionnelle.

Curatif : qui guérit.

Curie (Ci) : unité d'activité d'une source radioactive*.

Curiethérapie : radiothérapie consistant à placer dans des cavités naturelles (curiethérapie « endocavitaire ») ou à implanter au sein de tissus tumoraux (curiethérapie « interstitielle ») des sources constituées d'aiguilles, de tubes, de fils, de perles ou de solutions colloïdales contenant un isotope radioactif*.

Cuti-réaction tuberculinique : réaction immunitaire rentrant dans le cadre de l'immunité à médiation cellulaire* qui se produit au niveau de la peau chez les sujets sensibilisés à la tuberculine*, vingt-quatre à soixante-douze heures après que cette protéine* extraite du bacille tuberculeux ait été placée sur une scarification intradermique cutanée.

Cycle cellulaire : ensemble des phases qui permettent la division d'une cellule : G1 ou premier « gap » ou phase postmitotique, S ou de synthèse de l'A.D.N.*, G2 ou deuxième « gap » ou phase prémitotique, M ou phase de mitose* ou division *stricto sensu.* Les cellules qui ne sont pas dans le cycle cellulaire sont dites « en G_0 ».

Cyclotron : accélérateur de particules.

Cystéine : acide aminé soufré qui entre dans la constitution des protéines*.

Cytogénétique (du grec *kytos*, cellules, et *genos*, race) : science qui étudie les chromosomes*.

Cytologie (du grec *kytos*, cellule, et *logos*, science) : science principalement morphologique, mais également physiologique et physicochimique, qui étudie la cellule.

Cytologique (du grec *kytos*, cellule, et *logos*, science) : se dit de l'étude des cellules.

Cytolytique (du grec *kytos*, cellule, et de l'anglais *lysis*, dissociation) : qui détruit les cellules.

Cytoplasme (du grec *kytos*, cellule, et *plasma*, objet façonné) : corps de la cellule, à l'exclusion du noyau qui baigne en son sein. Il comprend de nombreux organites.

Cyclostatique (du grec *kytos*, cellule, et *stasis*, arrêt) : désigne les agents, notamment thérapeutiques, qui empêchent les divisions des cellules.

Cytotoxique (du grec *kytos*, cellule) : qui tue les cellules.

Darwin : naturaliste anglais (1809-1882). A proposé, pour expliquer l'adaptation* des espèces, la théorie de la sélection naturelle*.

Débloquant (facteur) : facteur mis en évidence dans le sérum du sang après ablation d'une tumeur et stimulation immunitaire*, et qui annule les effets du facteur bloquant*.

Défectifs : se dit de virus qui ne se reproduisent qu'en présence d'autres virus dits « helpers » (terme anglais = auxiliaire).

Dégénéré : se dit du code génétique* qui comporte plusieurs notations différentes pour la plupart des acides aminés*.

Délétion : absence, dans certaines cellules cancéreuses, de parties ou de fonctions de chromosome(s)* ou d'autres organites ou composés ou fonctions de la cellule présents dans les cellules homologues normales.

Dépendant (cycle ou *phase) :* se dit d'agents de la thérapeutique des cancers qui n'agissent que pendant le cycle cellulaire* (donc pas G_0) ou pendant une de ses phases (voir CYCLE CELLULAIRE).

Dérépression : levée de la répression d'un gène.

Déréprimé : se dit d'un gène ou d'une fonction qui est l'objet d'une dérépression*.

Désoxyribonucléique (acide) :
Voir ACIDE DESOXYRIBONUCLEIQUE ou A.D.N.

Désoxyribose : sucre dérivé du ribose* qui entre dans la constitution de l'acide désoxyribonucléique* ou A.D.N.*

Différence de potentiel : désigne la différence entre les quantités d'électricité portées par des conducteurs de celle-ci.

Différenciation : transformation d'un élément embryonnaire n'exerçant aucune fonction apparente, en un élément spécialisé dans une fonction déterminée. Transformation en cellules spécialisées dans une ou plusieurs fonctions de cellules produites par des cellules souches* peu différenciées de l'organisme adulte*.

Dinitrochlorobenzène (DNCB) : substance chimique dérivée du benzène* que les organismes humains ne rencontrent pas dans la nature, et à l'égard de laquelle ils ne se sont donc pas sensibilisés. Le DNCB est dit de ce fait un antigène* « primaire ».

Dizygotes : se dit de jumeaux provenant de deux ovules différents et présentant des constitutions génétiques différentes.

Dominant : se dit d'un caractère héréditaire, donc déterminé par un gène*, qui masque l'activité d'un autre caractère déterminé par le gène allèle, c'est-à-dire situé sur un chromosome* homologue du premier, lui correspondant, et appelé « récessif ».

Doublement (temps de) : temps que met une population de cellules pour doubler son nombre. Le temps de doublement d'une tumeur ne dépend pas que du nombre de divisions cellulaires ; il peut être influencé par les pertes de celle-ci.

Duodénoscopie : examen endoscopique du duodénum (voir ENDOSCOPIE).

Duplication : doublement des chromosomes*.

Echinodermes : embranchement d'animaux marins dont les principaux types sont les oursins et les étoiles de mer.

Ecologie (du grec *oikos,* maison, et *logos,* science) : science qui étudie les êtres vivants en fonction du milieu naturel dans lequel ils se développent et vivent.

Ecosociologie : science qui étudie les êtres vivants en fonction du milieu naturel dans lequel ils se développent et vivent, et en fonction des autres êtres vivants, notamment au sein de chaque espèce.

Ecotropiques (*virus*) [du grec *ecos,* maison, et *tropikos,* qui tourne] : virus qui ne sont acceptés que par les cellules de l'espèce dans laquelle ils ont été découverts et qui ne sont reproduits que par ces cellules.

Electromagnétique : caractérise les propriétés magnétiques des courants électriques.

Electron : particule de charge négative qui, avec les protons* et les neutrons*, fait partie des constituants de l'atome*. Il est en mouvement dans les orbites autour du noyau.

Electron-volt ou eV : énergie acquise par un électron* accéléré sous une différence de potentiel d'un volt.

Embryogenèse : stade du développement de l'embryon après la fécondation de l'œuf par le spermatozoïde.

Endocrines (ou ENDOCRINIENNES) : se dit des glandes qui produisent les hormones, de leurs fonctions et de leurs maladies.

Endogène (du grec *endon*, en dedans, et *genos*, origine) : qui se forme à l'intérieur.

Endoradiothérapie (du grec *endon,* au-dedans) : radiothérapie pour laquelle la source qui émet les radiations est située à l'intérieur du corps.

Endoscope (du grec *endon*, à l'intérieur, et *skopein*, examiner) : appareil destiné à éclairer et à examiner des cavités naturelles non accessibles à l'inspection immédiate. Dans les endoscopes classiques, le système de transmission visuelle est constitué d'une chaîne de lentilles (voir aussi FIBROSCOPE).

Endoscopie (du grec *endon*, à l'intérieur) : examen des cavités naturelles avec un endoscope*.

Energie : faculté que possède un système de fournir un travail, de la chaleur, etc.

Enzyme (mot anglais) : catalyseur* biologique qui, comme tout catalyseur, agit à des doses infimes et rend possible une synthèse ou fabrication de molécules biologiques. Les enzymes, que l'on appelait autrefois « ferments » ou « diastases », permettent cette catalyse en augmentant la vitesse de la réaction.

Epidémiologie : science qui étudie les fréquences et les distributions géographiques des maladies.

Epidémiologique :
Voir EPIDEMIOLOGIE (ne pas confondre avec « épidémique »).

Epstein-Barr (virus d') [*EBV*] *:*
Voir VIRUS D'EPSTEIN-BARR.

Erg (de *ergon*, travail) : unité de travail.

Ergatoplasme (de *ergon*, travail, et *plasma*, objet façonné) : organite du cytoplasme* cellulaire comportant une membrane ou « réticulum endoplasmique » recouvert de ribosomes*, usines responsables de la fabrication des protéines. Ces dernières s'accumulent dans le sac que forme la membrane.

Ethylique (alcool) :
Voir ALCOOL ETHYLIQUE.

Eucaryotes (du grec *eu*, bien et *karyon*, noyau) *:* se dit des organismes dont les cellules possèdent des noyaux séparés du cytoplasme par une membrane.

Eugénisme (du grec *eu*, bien et *genos*, origine) : science qui étudie les conditions favorables au maintien des qualités de l'espèce humaine.

eV :
Voir ELECTRON-VOLT.

Excitation : transfert d'un électron d'une orbite de l'atome* à une autre orbite dans laquelle son énergie sera plus élevée.

Exogène (du grec *exo*, au-dehors, et *genos*, origine) : qui se forme à l'extérieur.

Exophytique : se dit d'une tumeur dont la croissance est essentiellement extériorisée et végétante.

Exploration isotopique : exploration par un isotope*.

Exponentielle : se dit d'une quantité dont l'exposant est variable ou inconnu.

Facilitation : ensemble des processus qui protègent la croissance tumorale à l'égard des réactions immunitaires*.

Facteur activant les macrophages (MAF ou *macrophage activating factor*) : substance du type des lymphokines* libérée par les lymphocytes T* au cours de l'immunité à médiation cellulaire*, qui donne aux macrophages* le pouvoir de détruire les cellules porteuses de l'antigène ayant déclenché la réaction immunitaire*.

Facteur inhibant les macrophages (MIF ou *macrophage inhibiting factor*) : substance du type des lymphokines*. produite par des lymphocytes T* au cours de réactions immunitaires à médiation cellulaire*, qui retient les macrophages* au niveau du site de la réaction immunitaire*.

Familles à cancer : familles dans lesquelles la fréquence des cancers, voire d'un type de cancer, est supérieure à celle de la population générale.

Feed-back : terme anglais qui signifie « rétroaction ».

Fibroblastes : cellules souches* de certaines cellules des tissus (dits « conjonctifs ») de soutien ou de connexion.

Fibrome : tumeur bénigne constituée de cellules descendant des fibroblastes*.

Fibroscope : endoscope* dont le système de transmission visuelle est constitué de fibres de quartz engainée dans un manchon flexible.

Finaliste : se dit de théories qui expliquent les structures et les mécanismes en fonction de finalités.

Fluoro-uracile : substance de synthèse utilisée dans la chimiothérapie des cancers.

Fœtoprotéine : voir ALPHA-1-FŒTOPROTEINE.

Fréons ou foranes : hydrocarbures* fluorés de faible poids moléculaire (exemple : CF_2 Cl_2).

Fréquence : nombre de périodes exprimées en hertz* ou en cycles par unité de temps.

Fuseau : ensemble de fibres qui, au milieu de la mitose*, tirent les chromosomes* homologues respectivement vers les centrosomes* des deux futures cellules filles.

G_0 (G vient de l'anglais *gap*, fossé) : état des cellules qui ne sont pas dans le cycle* cellulaire (voir G1 et G2).

G_1 : phase du cycle cellulaire* qui se situe avant la phase S de synthèse ou fabrication de l'A.D.N.*

G_2 : phase du cycle* cellulaire qui se situe après la phase S de synthèse ou fabrication de l'A.D.N.* et avant la phase de mitose*.

G.A.L.V. (Gibbon Ape Leukemia Virus) : virus de la leucémie du singe gibbon.

Gamma (rayons) : radiations électromagnétiques de très courte longueur d'onde, émises par des corps radioactifs.

Ganglions lymphatiques : organes contenant des lymphocytes* et des macrophages*, et qui sont situés sur les vaisseaux lymphatiques*, notamment au sortir de divers organes et tissus. Ces ganglions exercent un rôle de filtre pour retenir des éléments antigéniques* et, par les lymphocytes* et les macrophages* qu'ils contiennent, sont les sites de réactions immunitaires*.

Gangliosides : Substances chimiques composées de corps gras et de sucres, que l'on trouve particulièrement dans certains organes, notamment le cerveau, et dont la présence dans le sérum sanguin ne peut être élevée chez certains malades porteurs de cancer.

Gastroscopie : endoscopie* de l'estomac.

Gène : unité du matériel génétique* qui contrôle un processus reconnaissable sous forme d'une fonction ou d'une structure, et qui est modifiable par une mutation*.

Générateur (du grec *genos*, génération) : qui engendre de l'électricité, des radiations.

Gène régulateur : gène* dont la fonction est de contrôler la fabrication des produits dépendant d'autres gènes.

Génétique (du grec *genetikos*, qui concerne la génération) : science de l'hérédité normale et pathologique. Se dit également des caractères déterminés par le matériel génétique.

Génétique (code) :
Voir CODE GENETIQUE.

Génome : matériel génétique* d'une cellule.

Génotype : ensemble de tous les gènes* d'un organisme. Ces caractères, qui sont tous hérités des parents, ne sont pas nécessairement observés dans le phénotype*.

Germinales (cellules) :
Voir CELLULES GERMINALES.

Glandes génitales : testicules et ovaires, organes qui produisent les cellules germinales*.

Glycocallix : couche de protéines* sucrées qui recouvrent la surface cellulaire.

Gompertz (courbe de) : courbe de l'évolution de population qui se caractérise par la succession de deux segments, l'un qui traduit une croissance exponentielle*, l'autre qui traduit un ralentissement de la croissance (phase de « saturation »), qui peut être un plateau.

Gonadotrophines : hormones produites par l'hypophyse*, qui stimulent les fonctions des glandes génitales, ovaires ou testicules.

Grain de beauté : petite tache sur la peau, qui peut se transformer en mélanome, cancer des cellules responsables de la pigmentation.

Greffe : transfert de cellules, de tissus ou d'organes d'un individu à un autre individu.

Greffe (antigène de) :
Voir ANTIGENE DE GREFFE.

Greffon : organe ou tissu ou cellules greffés.

Groupe coopérateur : groupe de médecins qui coopèrent pour mener un essai thérapeutique ou une autre étude.

Hegel : philosophe allemand (1770-1831). Voir HEGELIEN.

Hégélien : qui concerne la doctrine de Hegel et de ses élèves : une certaine forme de « relativisme » en est l'élément le plus intéressant.

Hélium : corps simple gazeux, de numéro atomique 2, qui existe en très petite quantité dans l'air.

« *Helper* » (terme anglais : qui aide) : se dit de virus ou de lymphocytes* qui aident respectivement d'autres virus à être répliqués ou à exprimer certaines fonctions, ou d'autres lymphocytes à accomplir une fonction.

Hématologique (du grec *haima*, sang, et *logos*, science) : qui concerne le sang.

Hématosarcome (du grec *haima*, sang, et *sarkoma*, excroissance de chair) : sarcome portant sur certaines cellules du sang ou productrices de celles-ci.

Hémihypertrophie : hypertrophie portant sur la moitié du corps.

Hémolytique (du grec *haima*, sang, et de l'anglais *lysis*, dissociation) : qui détruit les globules rouges du sang.

Hépatite B : forme d'hépatite due à un virus, lequel est souvent « transmis » par la « seringue ».
Voir ANTIGENE AUSTRALIEN.

Hépatome : cancer du foie.

Hérédité (du latin *heres*, héritier) : propriété que possèdent certains caractères d'être transmis à la descendance.

Herpès (du grec *herpes*, dartre) : maladie infectieuse chronique due à un virus de la famille herpès. Sont particulièrement fréquents l'herpès génital et l'herpès labial, dus à deux virus différents.

« *Herpès simplex* » (du grec *herpes*, dartre) : infection due au virus herpès.

« *Herpès virus* » (du grec *herpes*, dartre) : groupe de virus à A.D.N. comportant l'*Herpes hominis* (de l'herpès commun), l'*Herpes varicellae* (de la varicelle) et l'herpès cytomégalique (de la maladie dite des inclusions « cytomégaliques »).

Hertz : unité de fréquence correspondant à un cycle par seconde.

Histiocytes : formes évoluées des monocytes*, qu'ils prennent lorsqu'ils sont dans les tissus.

Histiocytome : tumeur bénigne des cellules dites « fibroblastes* » du tissu conjonctif* et appelée conventionnellement mais de façon erronée « histiocytome », car cette tumeur n'est pas constituée d'histiocytes.

Histocompatibilité (du grec *histos,* tissu) : similitude (le plus souvent relative) des antigènes de greffe* entre un donneur et un receveur d'un greffon.

Histologique (du grec *histos,* tissu, et *logos,* science) : se dit de la discipline qui examine au microscope des coupes de tissus dont l'épaisseur est assez fine pour que la lumière du microscope puisse les traverser.

HL-A : abréviation de *human leukocyte-antigens* (antigènes leucocytes humains) qui désigne l'ensemble de certains caractères de groupe de tissus révélés sur certains leucocytes ou globules blancs.

Hodgkin (maladie de) : cancer dont les cellules constitutives ne sont pas identifiées (certains lymphocytes* ? ou macrophages* ?) et sont mêlées à des cellules sanguines « réactionnelles » qui témoignent peut-être de réactions immunitaires*.

Homéostasie (du grec *homoios,* semblable, et *stasis,* arrêt) : maintien de la constance des conditions de vie intérieure aux organismes grâce à l'ensemble des régulations automatiques internes.

Homologie :
Voir HYBRIDATION MOLECULAIRE.

Horizontale (transmission) : transmission de l'agent responsable d'une maladie d'individu à individu ; s'oppose à la transmission verticale de parents à enfants.

Hormonodépendantes : se dit de tumeurs qui régressent lorsqu'on diminue la concentration d'une hormone qui stimule leur croissance.

Humoral : qui se trouve dans les humeurs (sang, lymphe, etc.).

Hybridation cellulaire (du grec *hybris,* viol) : fusion expérimentale de deux cellules pour aboutir à une cellule possédant les matériels génétiques des deux cellules.

Hybridation moléculaire (du grec *hybris,* viol) : méthode basée sur l'interaction spécifique entre deux chaînes de polynucléotides* dont les bases*, si elles sont complémentaires, s'apparient.

Grâce à cet appariement spécifique, il est possible d'étudier de façon quantitative le degré d'homologie des séquences de bases d'acides nucléiques* provenant de cellules ou de virus. Trois types de réactions d'hybridation sont utilisés : A.D.N.-A.R.N., A.D.N.-A.D.N. et A.R.N.-A.R.N.*. En bref, plus deux brins différents ont tendance à s'apparier, plus leurs séquences complémentaires sont étendues.

Hybride (du grec *hybris*, viol) : se dit d'un individu résultant du croisement de deux individus différents.

Hydantoïne : famille de dérivés de la glycoylurée utilisée dans le traitement de l'épilepsie.

Hydrates de carbone : terme ancien pour désigner les sucres.

Hydrocarbures : désigne les substances chimiques résultant de la combinaison de carbone et d'hydrogène.

Hydrocarbures polycycliques : hydrocarbures dont la formule chimique comporte plusieurs cycles.

Hypersensibilité immédiate : réaction immunitaire* apparaissant immédiatement après le contact avec l'antigène* chez un sujet sensibilisé à celui-ci, et qui est liée à la présence d'anticorps* circulants dans les humeurs. Elle est généralement confondue aujourd'hui avec l'« immunité à médiation humorale* ». Elle est transmissible d'un sujet à l'autre par le sérum du sang.

Hypersensibilité retardée : réaction immunitaire* ne se manifestant chez les sujets sensibilisés que vingt-quatre à soixante-douze heures après le contact avec l'antigène. Elle est rattachée à l'« immunité à médiation cellulaire* ». Elle n'est transmissible d'un sujet à un autre que par des lymphocytes*.

Hypophyse : glande endocrine située à la face ventrale du cerveau et qui comprend la posthypophyse d'origine nerveuse, l'antéhypophyse et le lobe intermédiaire. Elle sécrète la plupart des hormones dite « stimulines », qui activent les sécrétions et la prolifération des cellules d'autres glandes endocrines. Les sécrétions des stimulines sont elles-mêmes réglées par les taux sanguins des hormones dont elles activent les sécrétions, un taux bas libérant la sécrétion des stimulines, un taux élevé l'abaissant.

Hypothalamus : région du cerveau située à la base de celui-ci, au voisinage de l'hypophyse. Il est notamment un centre de coordination de l'activité du système nerveux sympathique*.

Immun (du latin *immunis*, exempt de mal) : qui concerne l'immunité.

Immunitaire (du latin *immunis*, exempt de mal) : se dit d'une réaction qui appartient au processus de l'immunité* au sens restreint.

Immunité (du latin *immunis*, exempt de mal) : au sens large, propriété que possèdent certains organismes d'être exempts d'une maladie en présence des agents qui déterminent habituellement celle-ci.
Au sens restreint et d'ailleurs habituel, pouvoir que possédent les organismes au-delà des échinodermes* de reconnaître les éléments dont la constitution est différente de la sienne, et de les détruire.

Immunité à médiation cellulaire : immunité* qui ne se transfère d'un organisme sensibilisé à un autre non sensibilisé que par l'injection de lymphocytes*. Ces réactions ne s'expriment qu'après vingt-quatre à soixante-douze heures de latence, d'où le terme d' « hypersensibilité retardée* » qu'on lui donne souvent.

Immunité à médiation humorale : immunité* qui se transfère d'un organisme sensibilisé à un autre non sensibilisé par le sérum du sang. Son substratum est l'anticorps*.
Voir HYPERSENSIBILITE IMMEDIATE.

Immunoblastes (du grec *blastos*, germe) *:* état que prend le lymphocyte* lorsqu'il est stimulé par un antigène* ou par certaines substances dites « mitogènes* », c'est-à-dire qui le font entrer en division. Les immunoblastes sont en effet des cellules capables de se diviser, contrairement aux lymphocytes qui sont des cellules en G_0*.

Immunoblaste B (du grec *blastos*, germe) *:* état du lymphocyte B* qui a été stimulé par un antigène* et se divise pour se multiplier.

Immunoblaste T (du grec *blastos*, germe) : état du lymphocyte T* qui a été stimulé et se divise pour se multiplier.

Immunogène : qui induit des réponses immunitaires*.

Immunogénétique : science des greffes qui étudie les différences dans les constitutions génétiques* responsables des rejets, et les réactions immunitaires* qu'induisent les greffes non compatibles.

Immunologie : science qui étudie l'immunité*.

Immunoprévention : action de prévenir les cancers en stimulant les réactions immunitaires*.

Immunorésistance : état que peuvent présenter certaines cellules qui ne sont pas sensibles à des réactions immunitaires* dirigées contre leurs antigènes*.

Immunosuppresseurs : se dit des agents et facteurs qui diminuent ou suppriment les réponses immunitaires*.

Immunothérapie : méthode de traitement des cancers par intervention sur les réactions immunitaires*.

Immunothérapie active : méthode de traitement des cancers qui consiste en la stimulation des réactions immunitaires* du patient.

Immunothérapie adoptive : méthode de traitement des cancers, qui consiste en l'administration aux patients de lymphocytes* ou en la greffe de moelle osseuse*, tissu qui produit ces cellules.

Immunothérapie passive : méthode de traitement des cancers qui consiste en l'administration au patient d'anticorps* dirigés contre les antigènes* de ses cellules tumorales.

Inductibles (enzymes) : enzymes* dont le taux de production est accru par la présence d'inducteurs.

Infectieuse (du latin *infectus*, souillé) *:* qui produit une infection ou peut la transmettre. Se dit des maladies liées aux microbes.

Inflammation (du latin *inflammare*, brûler) *:* ensemble de quatre manifestations : douleur, rougeur, œdème, chaleur, qui résultent des réactions de l'organisme à certaines agressions locales* déterminées aussi bien par des microbes que par des agents physiques ou chimiques.
Ne pas confondre avec « immunité* ». Les réactions immunitaires* peuvent engendrer l'inflammation. Mais toutes les inflammations ne sont pas liées à des réactions immunitaires, et les agents qui les déterminent ne se limitent pas à des substances antigéniques*.

Influenza : grippe.

Inhibition de contact : phénomène auquel obéissent des cellules normales en culture, qui ne se divisent pas lorsque leur membrane est en contact avec celle d'autres cellules : ce phénomène explique qu'elles ne se chevauchent pas.

« *In situ* » *(cancer) :* phase préinvasive du cancer, au cours de laquelle on ne perçoit que des anomalies cellulaires sans anomalie (structurale) tissulaire.

Intermitotique : période de la vie cellulaire située entre la mitose* qui a engendré la cellule et celle qui va la faire disparaître au profit de la création de deux cellules filles.

Interstitielle : se dit de l'humeur située entre les cellules* en dehors des vaisseaux sanguins.

Intracytoplasmique : dans le cytoplasme*.

Intradermo-réaction tuberculinique : étude de la réponse immunitaire* au microbe de la tuberculose par l'examen des réactions de la peau à l'injection dans celle-ci d'un extrait de ce microbe, la tuberculine*.

Inverse (*transcriptase*) :
Voir TRANSCRIPTASE INVERSE.

« *In vitro* » *:* se dit d'expériences conduites dans des appareils de laboratoire en dehors des organismes vivants.

« *In vivo* » *:* se dit d'expériences conduites sur des organismes vivants.

Iode radioactif (131I) : élément radioactif émettant du rayonnement bêta* et du rayonnement gamma*.

Ion (du grec *ienai,* se déplacer) : atome* ou molécule* ayant fixé ou perdu un ou plusieurs électrons, et qui se trouve donc chargé électriquement, soit négativement, soit positivement.

Ionisant : qui libère des ions*.

Ionisantes (radiations) : radiations qui produisent des ions*.

Ionisation : formation d'ions* à partir d'atomes* ou de molécules*. Elle peut se produire spontanément dans des solutions de substances ou être induite par des rayonnements* appliqués sur la matière.

Ions minéraux condensés : substances minérales obtenues par condensation d'ions* tungstène ou molybdène autour d'un atome central métallique ou non métallique.

Ir : nom du gène* qui, chez la Souris, détermine la résistance immunitaire*, ou tout au moins certaines formes de celles-ci.

Iridium 192 : radio-élément émetteur de rayons bêta* et gamma*.

Irradiation (du latin *radius*, rayon) : émission de radiations*. Exposition à des radiations.

Isotopes (du grec *isos*, identique, et *topos*, position) : désigne des atomes* ayant une masse différente, c'est-à-dire un nombre de neutrons* différents, mais la même charge nucléaire, c'est-à-dire le même nombre d'électrons*, donc les mêmes propriétés chimiques. Peuvent être radioactifs* ou non.

Isotope radioactif : isotope* dont le noyau instable se stabilise en émettant un rayonnement ionisant*.

Jumeaux univitellins, ou monozygotes, ou semblables : jumeaux nés d'un seul zygote* ou ovule fécondé par un seul spermatozoïde. Ils possèdent donc les mêmes caractéristiques génétiques*.

K (cellules) :
Voir CELLULES K.

KeV = 10^3 eV = KILO-ELECTRON-VOLT (voir ELECTRON-VOLT) : unité (1000 électrons-volts) caractérisant l'énergie d'un rayonnement.

kV = KILOVOLT : unité (1000 volts) de différence de potentiel*. Ne pas confondre avec keV*. Les rayons X utilisés en radiothérapie conventionnelle sont émis sous une différence de potentiel de 200 kV, et leur énergie moyenne est de 130 keV.

Kyste : tumeur à contenu liquide. Bénigne, cette tumeur peut se transformer en cancer.

Lactase : enzyme qui détruit le sucre du lait ou lactose et le coupe en deux autres sucres, le galactose et le glucose.

Lamarck : naturaliste français (1744-1829), père de la théorie du transformisme selon laquelle les espèces se transforment avec les transformations du milieu.

Leucémies (du grec *leukos*, blanc, et *haima*, sang) : cancers de cellules de la moelle osseuse qui produisent les cellules du sang.

Leucémie aiguë lymphoïde : forme de leucémie* qui résulte de la prolifération cancéreuse des précurseurs des lymphocytes* avec perte de leur différenciation*, d'où le caractère aigu de son évolution.

Leucémie aiguë myéloïde : forme de leucémie* qui résulte de la prolifération cancéreuse des précurseurs des polynucléaires* du sang avec perte de leur différenciation, d'où le caractère aigu de son évolution.

Leucémie chronique lymphoïde : forme de leucémie* qui résulte de la prolifération cancéreuse des précurseurs des lymphocytes* et aboutit à l'accumulation de ces cellules.

Leucémie chronique myéloïde : forme de leucémie* qui résulte de la prolifération cancéreuse des précurseurs des polynucléaires* sans perte de la différenciation, d'où le caractère chronique de son évolution.

Lignée : descendance.

Lignée pure : les lignées pures sont obtenues par croisements répétés frère-sœur. Les animaux obtenus après une soixantaine de générations sont, à quelques exceptions près, aussi identiques entre eux dans leur constitution que deux jumeaux semblables.

Linéaire (accélérateur) :
Voir ACCELERATEUR.

Logarithmique (échelle) : qui utilise les logarithmes : le logarithme de 10 est 1, de 100 est 2, de 1000 est 3, etc.

Longueur d'onde : distance entre deux points consécutifs de même phase d'un mouvement ondulatoire.

Lymphatiques (ganglions) :
Voir GANGLIONS LYMPHATIQUES.

Lymphatiques (vaisseaux) : vaisseaux dans lesquels circule la lymphe au sortir des divers organes et tissus, et qui la conduisent aux ganglions*.

Lymphocytes : nom donné à une variété de cellules sanguines qui naissent dans la moelle osseuse à partir de cellules souches*. Ils comportent deux lignées, les lymphocytes B (B de *bone marrow*, moelle osseuse), différenciés pour leur fonction de production des anticorps* dans l'immunité à médiation immédiate*, et les lymphocytes T, se différenciant dans le thymus en cellules responsables de l'immunité à médiation cellulaire*.

Lymphocytoxité (test de) : test révélant la capacité des lymphocytes de tuer des cellules cancéreuses.

Lymphokines : substances libérées au cours des réactions de l'immunité à médiation cellulaire* par les lymphocytes T*. Voir FACTEUR ACTIVANT LES MACROPHAGES (ou « MACROPHAGE ACTIVATING FACTOR » ou MAF) et FACTEUR INHIBANT LES MACROPHAGES (ou « MACROPHAGE INHIBITING FACTOR » ou MIF).

Lymphosarcome : sarcome* de lymphocytes*.

Lysosomes (de l'anglais *lysis,* dissociation) : organites du cytoplasme des cellules. Ils contiennent les enzymes* capables de détruire des molécules biochimiques et des fragments de tissus ou de cellules.

Lytique (de l'anglais *lysis,* dissociation) : se dit d'une réaction ou de cellules qui détruisent les cellules ou les microbes.

M : abréviation de mitose*. Voir CYCLE CELLULAIRE.

Machinerie immunitaire : ensemble des cellules et molécules intervenant dans l'immunité*.

Macrophages (du grec *makros,* gros et *phagein,* manger) : cellules qui possèdent en commun la propriété de phagocytose* (du grec *kytos,* cellule), c'est-à-dire d'engloutir des particules ou des cellules. Les macrophages libres dérivent des monocytes* sanguins qui, lorsqu'ils sont dans les tissus, portent le nom d'histiocytes*.

« *Macrophage activating factor* » (M.A.F.) :
Voir FACTEUR ACTIVANT LES MACROPHAGES.

« *Macrophage inhibiting factor* » (M.I.F.) :
Voir FACTEUR INHIBANT LES MACROPHAGES.

Maladie résiduelle minimale : ensemble de cellules cancéreuses si peu nombreuses qu'elles ne sont pas décelables et que laisse souvent le traitement d'un cancer.

Malaria : paludisme.

Manipulation génétique : intervention sur le matériel génétique (l'A.D.N.*).

Marek (maladie de) : forme de leucémie des poules due à un virus à A.D.N.*.

Mastite sclérokystique (du grec *mastos*, sein) voir RECLUS (maladie de) : affection du sein caractérisée par la présence de kystes* et de sclérose.

Mastose (du grec *mastos*, sein) : affection bénigne des seins.

Médiation cellulaire :
Voir IMMUNITE A MEDIATION CELLULAIRE.

Médiation humorale :
Voir IMMUNITE A MEDIATION HUMORALE.

Méga-électron-volt (MeV) : 1 million d'électrons-volts*.

Mégavolt (MV) : 1 million de volts.

Mélanome (du grec *melas*, noir) : tumeur des cellules responsables de la pigmentation de la peau. Ces tumeurs peuvent être noires, d'où le nom de « tumeurs noires » malignes de la peau.

Melphalan : substance de synthèse utilisée dans la chimiothérapie des cancers.

Mercaptopurine : substance de synthèse utilisée dans la chimiothérapie des cancers.

Messager (A.R.N.*) :
Voir ACIDE RIBONUCLEIQUE MESSAGER.

Métabolique (du grec *metabolê*, changement) : se dit des processus qui transforment les substances chimiques à l'intérieur de l'organisme.

Métabolisation (du grec *métabolê*, changement) : transformation des substances chimiques à l'intérieur de l'organisme.

Métabolisme (du grec *métabolê*, changement) : transformation des substances chimiques à l'intérieur de l'organisme.

Métabolite (du grec *métabolê*, changement) : substance intermédiaire dans les métabolismes*.

Métastase (du grec *metastasis*, déplacement) : tumeur secondaire à une tumeur primitive ; elle résulte de la migration des cellules de celle-ci dans un autre organe que celui où elle a pris naissance.

Métazoaires : animaux pluricellulaires dont les cellules sont différenciées en tissus et groupées en systèmes fonctionnels et/ou organes.

Méthotrexate (ou A-METHOPTERINE) : substance de synthèse utilisée en chimiothérapie des cancers.

Méthylcholanthrène : hydrocarbure* cancérogène.

MeV :
Voir MEGA-ELECTRON-VOLT.

Microcytotoxicité : test de lymphocytotoxicité* ne mettant en jeu qu'un très petit nombre de cellules.

Microgramme : un millionième de gramme.

Micron : un millionième de mètre.

Millirem : 1 millième de rem*.

Mitochondries : organites du cytoplasme cellulaire exerçant un rôle essentiel dans les fonctions respiratoires et énergétiques de la cellule. Les mitochondries contiennent de l'A.D.N.* dont le rôle n'est pas connu.

Mitogènes : substances qui transforment les lymphocytes*, cellules en G_0*, en cellules capables de se diviser et ressemblant à des immunoblastes*.

Mitose : phase du cycle* cellulaire qui correspond aux phénomènes morphologiques de la division de la cellule mère en deux cellules filles.

Mitotique :
Voir MITOSE.

Modulation : passage d'un état physique à un autre.

Modulation antigénique : modification de la quantité d'antigènes* portés par la surface d'une cellule, en rapport avec divers processus normaux ou anormaux.

Moelle osseuse : tissu situé à l'intérieur des os et contenant les précurseurs des cellules du sang.

Molécule : la plus petite masse de matières constituée d'atomes* réunis par des liaisons chimiques.

Mongolisme : affection caractérisée par une débilité mentale et des malformations diverses, et qui est associée à la présence d'un chromosome* surnuméraire sur la 21e paire (trisomie).

Monocaténaire : se dit d'un acide ribonucléique (A.R.N.*) dont la molécule ne comporte qu'un seul brin.

Monoclonale : se dit d'une famille de cellules qui ne descend que d'une seule cellule mère.

Monocyte : variété de globules blancs du sang qui peut exercer les fonctions des macrophages*.

Monomère : se dit d'un composé constitué de molécules simples (par opposition à polymère*).

Monozygotes : se dit de jumeaux provenant d'un seul zygote* ou œuf fécondé par un seul spermatozoïde. Ils comportent donc la même constitution génétique*.

Morbidité : état de maladie. Par extension, nombre de personnes malades dans une population.

Mortalité : nombre de décès par unité de temps.

Mutagènes (du grec *mutatio*, changement, et *genos*, qui engendre) : se dit de facteurs et agents qui induisent des mutations*.

Mutagenèse :
Voir MUTAGENES.

Mutagénicité : propriété des agents mutagènes*.

Mutants : organismes changés par une mutation*.

Mutation (du grec *mutatio*, changement) : changement de propriétés, donc de la structure d'un gène*, transmissible à la descendance des cellules, ou des individus si cette mutation porte sur les cellules germinales*.

Mutationnel : qui concerne les mutations*.

Muton : unité génétique déterminée par la fraction du génome* qui peut être modifiée par une mutation.

MV
Voir MEGAVOLT.

Myélome : tumeur des lymphocytes* différenciés en plasmocytes*, cellules qui possèdent des organites capables de produire, de stocker et d'excréter les anticorps*. Cette tumeur se caractérise donc le plus souvent par une augmentation du taux d'un anticorps dans les humeurs.

Myxovirus : groupe de virus à A.R.N.* pourvus d'une enveloppe et dont certaines familles sont les agents de la grippe humaine, d'autres des oreillons, d'autres de la rougeole.

Nasopharynx : région anatomique qui englobe les régions du nez et de la gorge.

Neuroleptique : ensemble de médicaments qui induisent des états d'indifférence psychomotrice et sont utilisés dans les états d'excitation et d'agitation psychiques, notamment dans certains troubles psychotiques.

Neuromédiateur : qui transmet des messages des nerfs à certaines cellules.

Neutron : particule élémentaire du noyau de l'atome*.

Nitrate : sel de l'acide nitrique. Composé azoté.

Nitrite : sel de l'acide nitreux. Composé azoté.

Nitrosamines : dérivés N-nitrosé des amines* ; leur formation s'effectue par action des nitrites sur les amines correspondantes.

Noradrénaline : hormone de la glande médullo-surrénale, qui provoque la vasoconstriction des petites artères et des capillaires, et peut être, en pathologie, responsable d'hypertension, notamment en cas de tumeur des glandes médullo-surrénales.

Noyau : organite* essentiel de la cellule, qui contient les informations génétiques rassemblées dans les chromosomes* ; il est séparé du cytoplasme* par une membrane dans les cellules eucaryotes.

Nucléiques (acides) :
Voir ACIDES NUCLEIQUES.

Nucléosides : ensemble contenant une base* et un sucre, et qui est un composant d'un nucléotide* d'acide nucléique*. Le sucre est la désoxyribose dans l'A.D.N.* et le ribose dans l'A.R.N.* Les bases sont l'adénine, la guanine, la thymine et la cytosine dans l'A.D.N. ; les trois premières et l'uracile dans l'A.R.N.

Nucléotides : ensembles contenant une base*, un sucre (qui forment un nucléoside*) et un groupe phosphate et qui sont les composants des acides nucléiques*.

Œsophagoscopie : endoscopie* de l'œsophage.

Œstrogènes (du grec *oistros*, passion violente) : famille d'hormones femelles produites par les ovaires chez la femme et par les corticosurrénales dans les deux sexes. Leur biofabrication s'effectue à partir des hormones mâles, les androgènes. Leur action est intermittente, en rapport avec le cycle menstruel, et s'exerce sur les voies génitales, en dehors et pendant la grossesse, et sur les caractères sexuels féminins à la puberté. Ils sont utilisés en thérapeutique dans divers désordres gynécologiques et hormonaux, dans le traitement du cancer de la prostate et dans certains traitements du cancer du sein.

Oncogène (du grec *ogkos,* tumeur) : synonyme de cancérogène. Selon Huebner, ensemble des gènes* du provirus* qui code pour la « transformation » cellulaire*.

Oncornavirus (du grec *ogkos,* tumeur, de R.N.A. = A.R.N.*) : nom donné à l'ensemble des virus cancérogènes à A.R.N.

Onde : mouvement cyclique qui transmet divers phénomènes physiques, électriques (dépolarisation), vibratoires (acoustique), d'ébranlement (onde de choc).
Une onde électromagnétique est une perturbation périodique de nature électromagnétique qui se propage dans le vide.

Opérateur (gène) : région du chromosome* qui peut réagir directement ou indirectement avec un répresseur* spécifique et contrôler ainsi la fonction d'un gène* de structure.

Opéron : unité génétique* composée de gènes* adjacents, qui fonctionne de façon coordonnée sous le contrôle d'un opérateur* et d'un répresseur*.

Organites : organes de la cellule.

Or radioactif 198_{Au} *:* élément radioactif* émettant un rayonnement bêta* et un rayonnement gamma*.

Osmose : transfert par diffusion entre deux solutions de concentration différente à travers une membrane dite perméable. La pression qui en résulte est dite « pression osmotique ». Elle joue un rôle important dans les échanges entre les cellules et le liquide intercellulaire.

Ovules : cellules germinales* femelles.

Oxydant : qui a la propriété d'oxyder, c'est-à-dire de faire passer des corps à l'état d'oxydes en les combinant à l'oxygène.

Ozone : variété (dite allotropique) de l'oxygène, de formule O_3.

Papovavirus (papillome polyome vacuolisant agent) : groupe de virus à A.D.N. de petite taille, qui donnent des tumeurs diverses. Virus des papillomes qui existent dans de nombreuses espèces, y compris chez l'Homme (virus des verrues). Virus polyome* de la Souris. Virus du Singe dit SV_{40}* qui donne des tumeurs au Hamster nouveau-né et qui transforme *in vitro** des cellules humaines en culture.

Paranéoplasique : se dit d'ensembles de manifestations (ou syndromes) observées chez les cancéreux, qui ne représentent pas des manifestations directes de la présence de cellules tumorales, mais des conséquences indirectes de cette présence ou de leurs fonctions normales ou anormales.

Parsis : mazdéistes de l'Inde.

Particules : éléments de l'atome, ou du noyau (qui sont soit des neutrons*, soit des photons*) ou des orbites périphériques (et qui sont des électrons*).

Particule B : forme sous laquelle apparaît au microscope électronique le virus du cancer mammaire de la Souris.

Particule C : forme sous laquelle apparaissent au microscope électronique certains virus cancérogènes à A.R.N.*, notamment ceux qui engendrent les leucémies* et les sarcomes*.

Passive : se dit de la forme d'immunité* que l'on peut transférer par le sérum du sang, c'est-à-dire par les anticorps*. Se dit de la forme d'immunothérapie* qui fait appel à l'administration d'anticorps.

Pathologie (du grec *pathos*, souffrance, et *logos*, science) : le terme pathologie désigne en français la science des maladies. Le terme *pathology* anglais désigne l'étude microscopique des maladies, pour laquelle on emploie, en France, le terme d'« anatomie pathologique ».

Pathologique : désigne ce qui est en relation avec la maladie.

Pedigree : généalogie d'un animal de race.

Pénétrantes (*radiations*) *:* radiations qui pénètrent profondément dans les tissus.

« *Penicillium islandicum* » : variété de champignon microscopique.

Perceptible (phase) : se dit des phases de l'évolution d'un cancer pendant lesquelles il est décelable.

Phagocytose (du grec *phagein*, manger, et *kytos*, cellule) :

processus d'ingestion de matériaux solides ou semi-solides par certaines cellules, les macrophages* et les polynucléaires* du sang.

Phénacétine : drogue dérivée de l'aniline* utilisée comme antialgique.

Phénotype (du grec *phanein*, sembler, et *typos*, type) : ensemble de caractères apparents d'un individu, dont certains sont déterminés par le génotype* et d'autres par les influences du milieu.

Phénylalanine : acide aminé*.

Phénylbutazone : composé chimique utilisé en thérapeutique comme antipyrétique et anti-inflammatoire. Il est redouté par ses possibles effets inhibiteurs de la fabrication, par la moelle osseuse, de cellules sanguines et par son effet possiblement cancérogène*.

Philadelphie (chromosome) : chromosome* observé fréquemment chez les sujets atteints de leucémie myéloïde chronique* ou destinés à en présenter une, et qui se caractérise par un raccourcissement des deux bras longs du chromosome 22.

Phosphatases : enzymes* qui interviennent dans le métabolisme* des dérivés de l'acide phosphorique. Il en existe plusieurs types : la phosphatase alcaline, dont l'augmentation de l'activité dans le sérum du sang peut accompagner certaines souffrances des os ou du foie, et la phosphatase acide dont l'augmentation de l'activité dans le sérum du sang peut être provoquée par le cancer de la prostate.

Phosphore radioactif (^{32}P) : isotope* radioactif* du phosphore qui émet un rayonnement bêta*.

Photon (du grec *photos*, lumière) : particule d'énergie lumineuse dans la théorie des quanta*.

Phylogenèse : étude du développement généalogique des espèces.

Phylogénétique :
Voir PHYLOGENESE.

Placenta : organe reliant l'embryon à l'utérus de la mère pendant la grossesse.

Plasmide : organite situé dans le cytoplasme* des bactéries et contenant de l'A.D.N.*

Plasmocytes : cellules résultant de la différenciation ou d'une certaine différenciation de lymphocytes B*, qui possèdent les organites de production, de stockage et de libération des anticorps* dans les humeurs.

Plésioradiothérapie : radiothérapie de contact (voir CONTACTHERAPIE).

Poids moléculaire : poids d'une molécule-gramme d'un corps.

Poly A - poly U : polynucléotide* synthétique dont les bases sont l'adénine et l'uracile.

Polycyclique : se dit d'un corps chimique dont la molécule comporte plusieurs cycles.

Poly I - poly C : polynucléotide* synthétique dont les bases sont l'inosine et la cytidine.

Polyamines : substances biologiques (voir AMINES) dont les taux dans l'organisme peuvent varier au cours de la multiplication ou de la destruction cellulaire.

Polymérase : enzyme* qui préside au rassemblement de monomères* pour former les polymères*.

Polymères : corps chimiques résultant de l'assemblage de monomères*.

Polynucléaires : variété de globules blancs du sang produits par la moelle osseuse, exerçant diverses fonctions, notamment celle de la phagocytose*.
On distingue, selon les affinités chimiques de certains organites du cytoplasme, les polynucléaires neutrophiles, éosinophiles et basophiles.

Polynucléotides : polymère* de nucléotides*. Les liaisons entre les nucléotides sont assurées par les groupes phosphate liés aux molécules du sucre.

Polyome (virus) : virus qui induit, chez la Souris, de nombreuses variétés de tumeurs.

Polype : tumeur pédiculée, développée aux dépens d'une muqueuse.

Polypeptides : polymères* d'acides aminés*.

Polypose rectocolique : maladie familiale qui se traduit par l'apparition de polypes* plus ou moins nombreux qui peuvent se transformer en cancer.

Ponctuation : se dit des signes servant à séparer les phrases du code génétique*.

Postzygotiques : se dit des cellules qui représentent la descendance de l'œuf fécondé.

Potentialisation : phénomène d'interférence des actions de plusieurs agents qui font plus qu'additionner leurs effets.

Prébiotique : se dit des réactions rentrant dans le cadre de la chimie organique, qui ont eu lieu sur la terre avant l'apparition de la vie telle qu'elle est observée aujourd'hui.

Précambrien : se dit du premier système de l'ère primaire.

Précancéreux : se dit d'états qui prédisposent à un risque élevé de cancérisation.

Prednisone : variété d'hormone de la famille de la cortisone*.

Prézygotique : se dit d'événements qui portent sur l'ovule* ou le spermatozoïde avant la fécondation du premier par le second.

Procaryotes (du grec *karyon,* noyau) : se dit de cellules telles que les bactéries ou les algues bleues, dont les noyaux* ne sont pas séparés du cytoplasme* par une membrane.

Progestatif : hormones femelles dont la fonction essentielle est de maintenir la grossesse. Elles sont produites par l'ovaire, le placenta en cas de grossesse et, en quantités plus faibles, par diverses glandes endocrines, cortico-surrénales et même testicules.

Promotion du cancer : étape ultérieure à la transformation* d'une cellule normale en cellule maligne, qui favorise la survie et le développement de la progéniture de la cellule transformée.

Protéines : polymère* d'acides aminés*. Ce sont les substances qui, avec certains sucres, ou le plus souvent combinées à des sucres, portent les spécificités de fonctions et de structures, et notamment la singularité des tissus, des ensembles fonctionnels des organes et des individus.

Prostaglandines : substances isolées dans la prostate, en fait produites par de nombreux tissus et organes, et qui interviennent dans diverses fonctions biologiques.

Proton : particule élémentaire positive entrant dans la constitution des noyaux des atomes*. Le numéro atomique est égal au nombre de protons que contient le noyau.

Protovirus : selon Temin, copie A.R.N. du provirus A.D.N. intégré dans le génome* cellulaire et qui peut être infectieuse à l'égard d'autres cellules.

Provirus : état d'un virus à A.D.N. ou copie A.D.N. d'un virus à A.R.N. qui est incorporé au chromosome* de la cellule hôte et se transmet d'une génération de cellules à l'autre.

Puriques (bases) :
Voir BASES PURIQUES.

Pyrimidiques (bases) :
Voir BASES PYRIMIDIQUES.

Quanta (théorie des) [pluriel de *quantum**, mot latin] : théorie émise par Planck selon laquelle l'énergie rayonnante a, comme la matière, une structure discontinue n'existant que sous forme de « grains » ou quanta.

Quantum (mot latin) : quantité minimale d'énergie pouvant être émise, propagée et absorbée.

R :
Voir RŒNTGEN.

Rad (de *Rœntgen absorbed dose* ou « dose en Rœntgen absorbée ») : unité de dose absorbée d'un rayonnement ionisant équivalant à 100 ergs*.

Radiations (du latin *radium*, rayon) : rayonnements particulaires ou non, ionisants* ou non.

Radicaux libres : fraction de molécules que libère l'irradiation d'un tissu.

Radioactif (isotope) :
Voir ISOTOPE RADIOACTIF.

Radioactifs (du latin *radium*, rayon) : se dit de matériaux qui émettent des rayonnements électromagnétiques (X*, gamma*) ou corpusculaires (alpha*, bêta*), ou les deux. L'on peut faire émettre une radioactivité artificielle à des noyaux stables en les transformant en noyaux instables par des bombardements de photons* ou de particules.

Radiocurabilité : propriété caractérisant une tumeur qui peut être curable par la radiothérapie.

Radiocurable : se dit d'un cancer dont le patient qui le porte peut être guéri par la radiothérapie.

Radio-éradication : guérison par la radiothérapie d'un malade porteur de tumeur.

Radium (^{226}*Ra*) : élément radioactif* utilisé en radiothérapie. Il se désintègre en émettant un rayonnement alpha* et un rayonnement gamma*.

Radon : élément gazeux radioactif. Possède trois isotopes* naturels radioactifs*, le Radon 219, le Radon 220 et le Radon 222, tous les trois émetteurs de rayons alpha*.

Rauwolfia : plante répandue en Inde et en Indonésie. Elle contient, surtout dans ses racines, des alcaloïdes (dont la réserpine), employés comme hypotenseurs et sédatifs.

Rayonnement :
Voir RADIATIONS.

Rayons alpha : rayonnement du radium*, non dévié par un champ magnétique et constitué d'ions d'hélium*.

Rayons bêta : rayonnements constitués d'électrons* négatifs (bêta $^{-}$) ou positifs (bêta^{+}).

Rayons cosmiques : rayonnements d'origine extra-terrestre, de grande énergie, constitués en majeure partie de protons* et de particules alpha*.

Rayons gamma : rayonnements électromagnétiques* émis au cours de certaines réactions nucléaires.

Rayons X : rayonnements électromagnétiques* émis lorsqu'un électron d'un atome* passe d'un niveau d'énergie excitée à un niveau d'énergie plus bas. Ils sont émis lorsqu'un électron* est freiné dans le champ du noyau d'un atome.

Reclus (maladie de) :
Voir MASTITE SCLERO-KYSTIQUE.

Recombinaison génétique : phénomène expliquant l'apparition dans la descendance de traits qui n'existaient ensemble chez aucun des parents.

Rectosigmoïdoscopie : endoscopie* du rectum et du sigmoïde, partie terminale du côlon ou gros intestin.

Redondance : superfluité.

Réducteur : se dit des corps qui ont la propriété de désoxyder.

Régulateur (gène) : gène* déterminant le taux de bioproduction d'une substance par une cellule.

Rem (de *Rœntgen equivalent for man* ou « équivalent du Rœntgen chez l'Homme ») : unité de dose d'irradiation au niveau du tissu. Le Rem est l'unité de dose équivalente au Rad*.

Réplicatif (état) : se dit de l'A.D.N.* en état de réplication*.

Réplication : autoreproduction de l'A.D.N.* aboutissant à la formation de molécules identiques à celles du constituant originel.

Répresseur : se dit d'une protéine* qui réprime le fonctionnement d'un gène*. Cette protéine semble être capable de se combiner à la fois avec un inducteur* ou un corépresseur* et un opérateur*.

Réprimés : se dit de gènes* ou de fonctions des gènes qui ne sont pas exprimés en raison d'une répression.

Résistance : phénomène qui caractérise la non-sensibilité des cellules à la radiothérapie (radiorésistance), à la chimiothérapie (chimiorésistance) ou à l'immunothérapie (immunorésistance). On distingue la résistance primaire, qui se manifeste dès le premier contact entre les cellules et l'agent thérapeutique, et la résistance secondaire, qui apparaît au cours de l'évolution du cancer.

Réticulosarcome : sarcome* de certains macrophages* dits « cellules réticulaires ».

Rétinoblastome : cancer de la rétine, souvent héréditaire.

Rétrotranscriptase : ou TRANSCRIPTASE INVERSE ou A.D.N. POLYMERASE-A.R.N. DEPENDANTE. Enzyme qui catalyse la rétrotranscription*.

Rétrotranscription : phénomène inverse de la transcription, qui consiste en la production d'A.D.N.* à partir d'A.R.N.*.

Ribonucléique (acide) :
Voir ACIDE RIBONUCLEIQUE ou A.R.N.

Ribose : sucre entrant dans la constitution des nucléotides de l'acide ribonucléique*.

Ribosomes : organites du cytoplasme* au niveau desquels a lieu la biofabrication des protéines* par la cellule.

Rifampicine : antibiotique utilisé dans le traitement de la tuberculose et qui possède des propriétés antivirales.

Rœntgen ou R : unité d'exposition d'une dose d'irradiation.

S (phase) : désigne la phase de synthèse ou de biofabrication de l'A.D.N.* (voir CYCLE CELLULAIRE).

Sarcomatogène : qui induit des sarcomes*.

Sarcomes (du grec *sarkoma*, excroissance de chair) : cancers des cellules conjonctives ou de connexion des cellules spécifiques des divers organes.

Sarcome de Rous : sarcome* de la Poule décrit par Rous.

Saturation : deuxième phase d'ascension lente ou de plateau de la courbe de Gompertz*.

Scintigraphie : méthode visualisant un organe ou un tissu en détectant à son niveau un isotope* radioactif* qui a été administré à l'organisme et qui présente un tropisme pour cet organe ou ce tissu.

Secte : ensemble d'individus qui obéissent à la même doctrine.

Sédimentation : chute, sous l'influence de la pesanteur, de particules ou de molécules*.

Sélection génétique : mode de sélection dont le déterminant est lié à un ou plusieurs caractère(s) héréditaire(s).

Sélection naturelle (théorie de la) : théorie de Darwin* selon laquelle ne survivent que les espèces qui possèdent dans leurs génomes* les moyens de s'adapter aux changements du milieu.

« *Self* » : terme anglais qui signifie « auto » et qui désigne, dans l'expression des immunologistes, le « moi biologique », singulièrement dans sa constitution génétique*.

Sérum : partie liquide du sang qui apparaît après la coagulation de celui-ci.

Silicate : sel de l'acide silicique, dérivé de la silice.

Simienne (du latin *simius*, singe) *:* qui se rapporte au Singe.

Simplex : variété de virus herpès*.

Smegma (du grec *smêgma*, savon) *:* substance ressemblant à du savon qui s'accumule au niveau du sillon balanopréputial chez l'homme et entre le clitoris et les petites lèvres chez la femme. Il est probablement un produit de desquamation des cellules superficielles des organes génitaux.

Socio-écologie : science qui étudie les relations entre les individus, singulièrement de l'espèce humaine, et les autres éléments du milieu dans lequel ils vivent.

Somatiques (cellules) : cellules du soma, qui sont des cellules de l'organisme autres que les cellules germinales*. Ainsi les mutations somatiques, non héréditaires, s'opposent-elles aux cellules germinales, héréditaires d'organisme à organisme.

Source isotopique : source contenant un isotope*.

Spéculum : instrument permettant de maintenir béantes, pour les examiner, certaines cavités naturelles.

Spermatocide (du grec *sperma*, semence) : qui tue les spermatozoïdes.

Spermatozoïdes (du grec *sperma*, semence) : cellule germinale mâle différenciée.

Spondylarthrite ankylosante (du grec *spondylos*, vertèbre ; *arthron*, articulation : *ankyle*, frein) : maladie rhumatismale caractérisée par une ankylose progressive, douloureuse, de l'ensemble de la colonne vertébrale.

Stéroïde : se dit d'un ensemble de substances dérivées du phénanthrène et parmi lesquelles se placent les hormones de la cortico-surrénale et les hormones sexuelles.

Stimulines : hormones hypophysaires qui stimulent les fonctions et la prolifération des cellules d'autres glandes endocrines, donc la production des hormones que celles-ci secrètent.

Stress (mot anglais) : agression contre un organisme vivant.

Strontium 90 : isotope* radioactif* émettant des rayons bêta* purs.

Structure (gène de) : gène déterminant les séquences des polypeptides* dans une protéine*, par l'intermédiaire de la transcription* et de la traduction*.

Sucres : terme commun pour désigner une famille de substances chimiques naturelles ou de synthèse composées de carbone, d'hydrogène et d'oxygène, appelées autrefois hydrates de carbone, aujourd'hui glucide*.

Suppresseur (gène) : gène* capable d'inverser, dans d'autres gènes, l'effet phénotypique* d'un type de mutation*.

Suppressives (cellules) : cellules appartenant aux lignées lymphocytaire* ou monocytaire*, dont la prolifération freine la prolifération des cellules engagées dans les réactions immunitaires*. Elles jouent également un rôle dans la limitation de celles-ci, donc dans l'homéostasie* immunitaire, et dans certains états d'immunodépression.

Surveillance immunitaire : propriété (supposée par MacFarlane Burnett) de l'organisme, qui le « protégerait » contre les cancers par ses réactions immunitaires*.

SV40 (de « *simian virus* 40 ») : virus du singe qui cancérise le hamster nouveau-né et transforme des cellules en culture.

Swaziland : protectorat britannique enclavé dans la République Sud-africaine.

Syndrome 13q : affection pouvant s'exprimer par de nombreuses anomalies congénitales, associées à des anomalies du chromosome* n° 13.

Synthèse : fabrication de substances soit par les chimistes (synthèse artificielle), soit par les êtres vivants (biosynthèse).

Système nerveux sympathique : système nerveux de la vie végétative (qui comporte deux systèmes antagonistes, sympathique et parasympathique).

Systémique : concerne l'organisme total ou certains de ses systèmes.

Systémique (adjuvant) : agent qui module les réactions immunitaires* à l'échelle de l'organisme entier.

Téléonomie : finalité apparente de l'adaptation biologique résultant du fonctionnement efficace de sélection naturelle.

Téléradiothérapie (du latin *tele*, loin, et *radium*, rayon) : radiothérapie réalisée avec des rayons émis par une source extérieure à l'organisme et située à une certaine distance de celui-ci.

Tératome : tumeur formée au moins partiellement de tissus, apparemment embryonnaires, et supposée née à partir de restes embryonnaires.

Thermographie : méthode de mesure de la chaleur rayonnée par diverses parties de l'organisme à travers la peau.

Thymosine : hormone extraite du thymus, qui semble jouer un rôle important dans la différenciation* des lymphocytes* au niveau du thymus*.

Thymus : organe de la machinerie immunitaire*, dit « lymphoïde primaire », car les réactions immunitaires ne s'accomplissent pas à son niveau. Sa fonction essentielle consiste en la différenciation* de certains lymphocytes* en lymphocytes (T) spécialisés dans l'immunité à médiation cellulaire*.

Tissus conjonctifs : tissus de connexion entre les cellules spécifiques des organes.

T. N. M. : classification codée pour l'inventaire topographique des tumeurs, dans la terminologie de laquelle T = tumeur, N = ganglion (de l'anglais *lymph node*) et M = métastase.

Tolérance immunitaire : état de non-réponse immunitaire* spécifique à l'égard d'un antigène*, provoquée par l'exposition de l'organisme à cet antigène dans certaines conditions.

Traduction : processus par lequel l'information génétique* portée par les séquences des bases* présentes dans une molécule d'A.R.N.* détermine l'ordre des acides aminés* dans une protéine*, lequel ordre détermine leur spécificité de structure et de fonction. Ne pas confondre avec transcription*.

Tranquillisants : médicaments qui comprennent les neuroleptiques* et les anxiolytiques qui suppriment l'angoisse.

Transcriptase inverse ou A.D.N. POLYMERASE-A.R.N. DEPENDANTE ou RETROTRANSCRIPTASE*.

Transcription : phénomène au cours duquel l'A.R.N.* est fabriqué à partir d'une copie A.D.N.*

Transduction : transfert de gènes bactériens d'une bactérie à une autre par des virus de bactéries ou bactériophages.

Transfert (A.R.N.)
Voir A.R.N. DE TRANSFERT.

Transformation : événement produit par les cancérogènes au niveau d'une cellule normale, qui la transforme en cellule « cancéreuse » en induisant à son niveau une modification transmissible de celle-ci à ses cellules filles.

Triplet : assemblage de trois des quatre bases que contient la molécule d'A.D.N.* pour coder la formation d'un acide aminé* particulier.

Trisomie 21 : état caractérisé par la présence d'un chromosome surnuméraire de la 21e paire. Est associée au mongolisme*.

Tryptophane : acide aminé* indispensable à la vie.

Tuberculine : substance protéinique extraite du bacille de la tuberculose et qui détermine les réactions immunitaires* spécifiques que l'on met en évidence au cours de cette maladie (notamment par la cuti-réaction ou l'intradermo-réaction tuberculiniques).

Tumeurs bénignes : formations tumorales qui n'entraînent pas la mort des sujets qui les portent. Elles se différencient des tumeurs malignes par divers caractères que l'on trouvera décrits dans *La Cancérologie (à l'usage du praticien et de l'étudiant)*, 1 vol., Paris, 1976, Expansion Scientifique Française.

Tumeurs solides : ensemble des tumeurs qui évoluent toujours pendant une première phase en un seul site, contrairement aux « tumeurs liquides » qui peuvent se disséminer d'emblée.

Ultrafiltrats : filtres composés de membranes dont le diamètre des pores assure la sélection des matériaux que l'on veut séparer de matériaux de taille plus importante qui sont retenus. Les filtres pour ultrafiltration ne laissent en général passer que les molécules et les virus, et retiennent les cellules.

Ultraviolets : radiations* de longueur d'onde située entre 114 et 3 900 angströms, non ionisantes*.

Verticale (transmission) : transmission de cancérogènes, singulièrement viraux, des parents aux enfants. S'oppose à la transmission horizontale*.

Vinyle (chlorure de) :
Voir CHLORURE DE VINYLE.

Virion : particule virale infectieuse portant tous les éléments du virus.

Virogène : selon Huebner, ensemble des gènes du provirus* qui codent pour la formation du virus.

Virus : agent non visible au microscope lumineux, mais visible au microscope électronique. Il comporte un matériel génétique sous forme d'acides nucléiques* (A.D.N.* ou A.R.N.*) et des protéines*, dont certaines sont liées à leurs acides nucléiques* et d'autres sont des enzymes* qui peuvent catalyser certaines réactions. Ils doivent néanmoins, pour se reproduire, faire appel à différents organites* des cellules.

Virus à A.D.N. : virus dont l'acide nucléique* est l'A.D.N.*.

Virus à A.R.N. : virus dont l'acide nucléique* est l'A.R.N.*.

Virus à A.R.N. type C : groupe de virus à A.R.N., cancérogènes, qui apparaissent au microscope électronique sous la forme de particules type C*. Ils sont responsables des leucémies* et des sarcomes*.

Virus d'Epstein-Barr : virus de la famille herpès, différent de ceux de l'herpès génital ou de l'herpès labial, dont le rôle est démontré à l'origine de l'affection bénigne qu'est la mononucléose infectieuse ; il est l'objet d'une forte suspicion à l'origine de deux tumeurs malignes, le lymphosarcome de Burkitt*, notamment dans sa forme africaine, et certains cancers du pharynx, notamment en Extrême-Orient.

Volt : unité de tension (ou différence de potentiel* électrique) qui existe entre deux points d'un conducteur.

WMSSV (Wooly Monkey Simian Sarcoma Virus) : virus du sarcome simien du Singe laineux. Donne des sarcomes* chez le marmouset. Virus A.R.N.* du groupe leucémie-sarcome.

Xénotropiques (virus) (du grec *xenos*, étranger, et *tropicos*, qui tourne) : virus qui peuvent cancériser des cellules d'une espèce étrangère à celle qui les produit naturellement et chez laquelle ils ne sont pas cancérogènes.

Xerodermapigmentosum (du grec *xeros*, sec, et *derma*, peau) : affection de la peau héréditaire, qui évolue, sous l'effet des rayons ultra-violets du soleil, vers un cancer cutané multiple. Elle pourrait être liée à un déficit des réparases, enzymes* de réparation (de l'A.D.N.*).

Xérographie : méthode radiographique utilisant, à la place d'un film photographique habituel, une plaque d'aluminium recouverte d'une couche de sélénium ionisée. Elle présente des avantages par rapport à la radiographie conventionnelle du sein, dite mammographie, car elle permet d'obtenir une image positive dont les contrastes sont supérieurs à ceux de l'image négative de cette mammographie.

Yaba : virus du Singe. Groupe des pox virus. Gros virus à A.D.N.*. Donne toujours des tumeurs bénignes régressives (plasmocytomes* et histiocytomes* bénins).

Yttrium : substance radioactive* émettrice de rayonnements bêta* et gamma* et qui résulte de la fission du strontium 90. Il est employé en radiothérapie interstitielle*.

Zygote : produit de l'union d'un ovule* et d'un spermatozoïde. Il est donc l'œuf fécondé.

ACHEVÉ D'IMPRIMER LE 10 FÉVRIER 1977
SUR LES PRESSES DE L'IMPRIMERIE AUBIN
A LIGUGÉ
POUR LE COMPTE DES ÉDITIONS STOCK
14, RUE DE L'ANCIENNE-COMÉDIE
PARIS-6e

Imprimé en France

Dépôt légal : 1er trimestre 1977
N° d'Edition : 3367. — N° d'Impression : L 9587
54-31-2313-01
ISBN 2-234-00652-X

H/54-2313-2